Schriftensammlung Erich Blechschmidt
Gesicht, Kopf, Nervensystem

»Offenbar läßt sich der Organismus
nur von mehreren Standpunkten aus
perspektivisch richtig sehen.«

Erich Blechschmidt

Schriftensammlung

Erich Blechschmidt

Gesicht, Kopf, Nervensystem

Konzept, Auswahl und Bearbeitung von Konrad Obermeier

Mit über 160 Abbildungen

KIENER

München 2015

Hinweis für den Benutzer

Die Erkenntnisse in der Medizin unterliegen einem laufenden Wandel durch Forschung und klinische Erfahrung. Der Verfasser dieses Werkes hat große Sorgfalt darauf verwendet, dass die in diesem Werk gemachten Angaben dem Wissensstand seiner Zeit entsprechen. Das entbindet den Nutzer dieses Werkes aber nicht von der Pflicht, anhand weiterer schriftlicher Informationsquellen zu überprüfen, ob die dort gemachten Angaben von den Angaben in diesem Buch abweichen und seine therapeutischen Maßnahmen in eigener Verantwortung zu treffen.

Bibliografische Information der Deutschen Nationalbibliothek

Die Deutsche Nationalbibliothek verzeichnet diese Publikation in der Deutschen Nationalbibliografie; detaillierte bibliografische Daten sind im Internet über http://www.d-nb.de abrufbar.

1. Auflage 2015

15 16 17 18 5 4 3 2 1

Herstellung: Kadja Gericke, Arnstorf
Druck und Bindung: Vereinigte Druckereibetriebe Laupp & Göbel, Nehren
Fotos/Zeichnungen: Schriften Blechschmidt
Umschlaggestaltung: SpieszDesign, Neu-Ulm

ISBN 978-3-943324-11-2

www.kiener-verlag.de

Inhalt

Worte zum Geleit

Ludwig von Bertalanffy

„Problems of Life" (1952)

The antithesis between *structure* and *function, morphology* and *physiology,* is based upon a static conception of the organism. In a machine there is a fixed arrangement that can be set in motion but can also be at rest. In a similar way the pre-established structure of, say the heart is distinguished from its function, namely, rhythmical contraction. Actually, this separation between a pre-established structure and processes occurring in this structure does not apply to the living organism. For the organism is the expression of an everlasting, orderly process, though, on the other hand, this process is sustained by underlying structures and organized forms. What is described in morphology as organic forms and structures, is in reality a momentary cross-section through a spatio-temporal pattern.

What are called structures are slow processes of long duration, functions are quick processes of short duration. If we say that a function such as the contraction of a muscle is performed by a structure, it means that a quick and short process wave is superimposed on a long-lasting and slow running wave.

Kevin Frank

Rolfing Faculty, Movement educator

As an educator in the field of perception and movement, one looks to the natural world for evidence that substantiates the experience of healing as a spontaneous and creative act. When we consider Eric Blechschmidt's extraordinary accomplishment in mapping the metabolic fields of embryological development, we gain another window on creation, at the biological level. Creation occurs continuously inside our body: our cells metabolize; they take in nourishment and excrete waste, and, by so doing, drive convective streams that in turn lead to a variety of pressure and tension gradients throughout our body.

Those students of movement who take up the practice of enlivening and attending to inherent motion and inherent stillness within, encounter this cellular dance-directly. And this encounter is a benediction; it seems to occur within the body but is not limited to the body. Rather, this inherent movement feels vast and, with its perception, one finds reassurance, a sense of being gently held by something we could call matrix. Blechschmidt may or may not have perceived matrix as a living experience in his own body; we cannot know. He, nonetheless, offers his hard won and creatively synthesized research findings as a kind gift. They quietly confirm what we may have the good fortune to stumble upon as we inquire into movement intelligence that is our birthright.

Donald E. Ingber

Mechanical control of tissue morphogenesis during embryological development

Twenty years ago, we proposed a model of developmental control based on tensegrity architecture, in which tissue pattern formation in the embryo is controlled through mechanical interactions between cells and extracellular matrix (ECM) which place the tissue in a state of isometric tension (prestress). The model proposed that local changes in the mechanical compliance of the ECM, for example, due to regional variations in basement membrane degradation beneath growing epithelium, may result in local stretching of the ECM and associated adherent cells ... Cell growth and function would be controlled locally though physical distortion of the associated cells, or changes in cytoskeletal tension. Importantly, experimental studies have demonstrated that cultured cells can be switched between different fates, including growth, differentiation, apoptosis, directional motility and different stem cell lineages, by modulating cell shape. Experiments in whole embryonic organ rudiments also have confirmed the tight correlation between basement membrane thinning, cell tension generation and new bud and branch formation during tissue morphogenesis and that this process can be inhibited or accelerated by dissipating or enhancing cytoskeletal tension, respectively. Taken together, this work confirms that mechanical forces generated in the cytoskeleton of individual cells and exerted on ECM scaffolds, play a critical role in the sculpting of the embryo.

Michael Kücken
Mathematiker und Rolfer
„Fingerprint Formation" | Journal of Theoretical Biology 235 (2005)

Haut und Nervensystem gehen aus aus ektodermalen Geweben hervor. Die zeitgenössische Osteopathie hat in den letzten Jahren manuelle Techniken vorgestellt und weiterentwickelt (z. B. Barral), mit deren Hilfe ein Zugang zu Problemfeldern durch direkte Manipulation von Hautbezirken oder peripheren Nerven versucht wird.

Wir fügen im Folgenden einen kleinen Verweis auf die bestehende Relevanz der Gedanken von Blechschmidt in diesem Feld bei. Kücken und Newell entwickelten ein mathematisches Modell, mit dessen Hilfe die Entstehung charakteristischer Muster von Fingerabdrücken beschrieben werden kann. Sie kommen in Ihrer wissenschaftlichen Arbeit zu der Schlussfolgerung, dass nicht nur genetische, sondern auch biochemische und *mechanische* Prozesse in den (embryonalen) Fingerspitzen zu einer Musterentwicklung beitragen. Der Artikel „Fingerprint Formation" wurde von Kücken und Newell im Journal of Theoretical Biology 235 (2005) veröffentlicht, die folgende Zusammenfassung wurde uns freundlicherweise von Michael Kücken zur Verfügung gestellt.

Mechanical tensions and the development of fingerprint patterns
August 10, 2011

Erich Blechschmidt pioneered the idea that genes and their interactions are not the single driving force in morphogenesis of the embryo. Another important factor for embbryogenesis are mechanical forces that transmit information and trigger genetic responses which then induce patterning of the embryo. A classical example for the action of mechanical forces is given by the development of fingerprints. Human fingerprints form at the interface between the epidermis (the upper epithelial layer of the skin) and the dermis (the lower mesenchymal layer of the skin) where the pattern is observed at about the 10th week of pregnancy.

For a long time it has been suspected that the direction of the pattern is determined by forces and tensions. This is mainly due to observations that the shape of the fingertip correlates with the pattern type that develops on the same fingertip. In embryos the fingertip is covered by bulges which are called the volar pads. If the volar pad is large and pronouced a whorl pattern arises, if the pattern is less pronounced and a bit asymmetric loop patterns form and in the case of small pads arches will arise.

In a mathematical model by Kücken and Newell possible sources for these tensions were identified: boundary forces due to differential growth of different skin cell layers and forces due to geometric changes of the fingertip during development. Model calculations showed that the predicted pattern types and the timing of patterning correspond well to observations.

But how does the stress distribution manifest itself in a pattern? This question is still not completely answered. The tensions could be strong enough to enforce folds in the lowest epidermis layer. Another option involves mechanosensory cells of the skin that may be able to detect the forces and organize the pattern. In any case it is shown that not only mechanical tension but also substances excreted by the nervous system are involved in creating the pattern.

Whatever answer to these question will finally emerge it is certain that fingerprint formation cannot be understood only by the action of certain genes. Instead, genetic, biochemical and mechanical processes present in the fingertip all collaborate to create the pattern.

Figure: The most frequently occurring fingertip patterns: whorl, loop and arch.

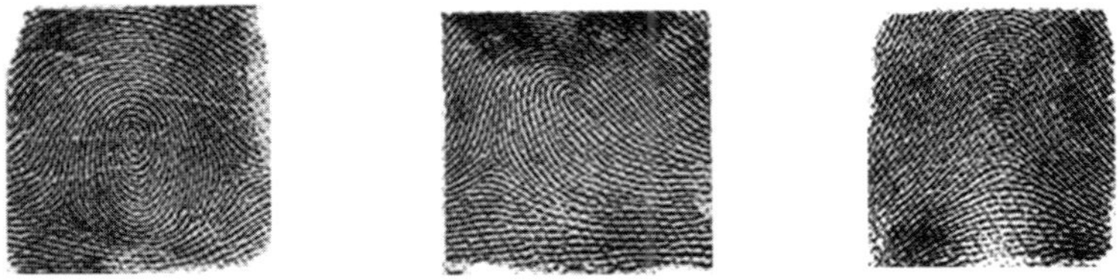

whorl loop arch

Hugh Milne, D.O.
Milne Institute Inc.

Sigmund Freud pointed out that the first six years of life are the most important formative period in the soul's journey. The great British educator, A.S.Neil, said the first six minutes of life were what mattered the most. The psychiatrist, Stanislov Grof, divided the time from conception until the first day of life into four stages, and chronicled the importance of each stage. What Erich Blechschmidt contibuted was the most comprehensive and sensitive explanation of the dynamics involved in the formation of the human embryo. The interactions between tension and pressure that operate in utero also operate throughout life, and are used by therapists to deepen the effectiveness of their work every day. It is an important field of study, one that cries out for a readily understandable text that will support health professionals from many fields in understanding this vitally important stage of life.

In my experience, after forty two years of working with people, fifty percent of what manifests in the treatment room has its origins in the first nine months of life, from conception to birth. If we can understand this process in a deeper way, we will all have the chance to become better therapists.

Tom Myers
Author of „Anatomy Trains"

We are on the threshold of a new chapter in „the humane use of human beings". After two centuries of leadership by biochemical medicine, culminating in the mapping and use of the human genome, we are stepping rapidly into the century of „spatial medicine" – the systematic exploration of our biomechanical selves. How we develop, move through time, orient in the world, perceive the space around us and within us, and how our bodies manage the forces placed upon it by gravity, our own volition, and interaction with the environment – these are issues for which the biochemical explanation is insufficient and unsatisfying.

The work of Erich Blechschmidt is a towering pioneer effort in this essential task of understanding the truth and essence of the biomechanical or biokinetic understanding of our inner world. Whether this or that fact within the Blechschmidt oeuvre is eventually confirmed or refuted makes no difference to the enlightening and liberating effect that his work has had, should have, and will have on the fields of manual therapy, rehabilitation, sports science, developmental biology, and physical education.

Embryology is, by definition, the study of how we start developing, and how we view it, has implications for everything we attempt further down the line of development, healing, and education. To grasp the colossal implications of his work will take a century, but even beginning to see somatic process in this biokinetic point of view transforms everyone who makes the effort to understand it.

Graham Scarr
Osteopath
From my reading of a couple of Blechschmidt's books, tension and compression within tissues interact in different ways to contribute to the final embryological form, and it is the interactions of these two forces that are also key to tensegrity. His work preceeded modern understanding of the cyto-skeleton in linking chemical with mechanical signals to change cell function, but seems inextricably linked with tensegrity. What I am most interested in is if any work has been done in specifically relating Blechschmidt's assessments with chemical signalling and the cytoskeleton, or is this still for the future?

Robert Schleip
Fascia Research Group, Division of Neurophysiology,
Universität Ulm
Das körperweite Faszien-Netzwerk wurde lange Zeit als sog. Aschenputtel-Organ in der muskuloskeletalen Medizin vernachlässigt. Neuere Erkenntnisse lassen jedoch wichtige Funktionen der Faszien erkennen, so z. B bei der muskulären Kraftübertragung, der Körperwahrnehmung , beim Muskelkater und anderen Weichteilschmerzen, sowie eine enge Vernetzung der Faszien mit dem vegetativen Nervensystem.

Unsere Arbeitsgruppe an der Universität Ulm widmet sich hierbei der Erforschung der faszialen Tonusregulierung. Bei diesem spannenden Gebiet zeigte sich immer wieder, dass das Verhalten der faszialen Bindegewebszellen in erster Linie vom lokalen Umfeld der physikalischen Gestaltungskräfte geprägt wird.

Erich Blechschmidts detaillierte Denkmodelle zu dieser mechanosensiblen Selbstregulierung haben uns hier mehr als einmal weiter geholfen, die komplexen Wechselwirkungen detaillierter zu verstehen. Wir vermuten daher, dass auch etliche andere noch offene Fragen in der Faszienforschung von einer Einbeziehung der pionierhaften Erkenntnisse Blechschmidts profitieren werden.

Einführung

Konrad Obermeier

Der Anatom und Embryologe *Erich Blechschmidt* erstellte in seiner äußerst produktiven wissenschaftlichen Laufbahn zwischen 1931 und 1978 die Grundlagenarbeit für eine biodynamisch orientierte Anatomie. Die Liste der unter seinem Namen veröffentlichten Arbeiten umfasst mehr als 150 Fachartikel und Publikationen. Im Mittelpunkt seiner Forschungsarbeit stand das Studium der Morphologie: Die dynamische Entwicklung der Form des menschlichen Körpers und die bei dieser Gestaltfindung aktiven Kräfte sind für ihn das zentralen Anliegen der Anatomie schlechthin.

Wir haben im vorliegenden Band eine themenorientierte Auswahl von Originalarbeiten von *Blechschmidt* und seinen Mitarbeitern zusammengestellt. Die ausgewählten Beiträge waren ursprünglich als wissenschaftliche Fachartikel oder Sonderveröffentlichungen an verschiedenen Stellen publiziert worden (Quellenangaben s. S. 275).

Inhaltlich stehen im Folgenden die Entwicklung von kranialen Strukturen und die Differenzierung des Nervensystems im Vordergrund. Wir haben hinreichend Material ausgewählt, um einen umfassenden Überblick zu diesem Themenbereich möglich zu machen. Zudem kommen in den – zum Teil gekürzten, zum Teil bearbeiteten – Texten auch viele Einzelergebnisse zum Vorschein. Es wird so möglich, hoffen wir, sich anhand von originalen Quellen auch mit sehr speziellen Teilaspekten der menschlichen Entwicklung beschäftigen zu können.

> Mit dem vorliegenden Buch wollen wir einen Beitrag zum wachsenden Interesse an der Embryologie auf dem Gebiet der manuellen Medizin leisten. Das Feld der cranialen Osteopathie, der craniosacralen Therapie, der manuellen Arbeit mit Neugeborenen und Kleinkindern, der Arbeit mit Schock und Trauma, der osteopathischen Biodynamik – um nur einige zu nennen – entwickelt sich und schöpft aus der zunehmend differenzierten Praxis neue Fragestellungen. Die konsequent morphologische Sichtweise von *Blechschmidt* kann in diesen Praxisfeldern nicht nur inspirieren, sondern durchaus zu neuen Antworten führen. Voraussetzung dazu ist eine umfassende Zugänglichkeit seiner originalen Arbeiten und Schriften. Wir möchten mit dem vorliegenden Band einen ersten Schritt in diese Richtung tun.

In den letzten 30 Jahren wurden die Erkenntnisse in Genetik, Mikrobiologie und Physiologie durch moderne Techniken und Methoden explosionsartig erweitert. Das vertiefte Verständnis nicht-linearer dynamischer Systeme und viele neue Forschungsansätze eröffnen einen erweiterten Blick in biologische Grundsatzfragen zu Wachstum, Stoffwechsel, Informationsverarbeitung oder Entwicklung. Da mag es anachronistisch erscheinen, sich Originalarbeiten aus der Mitte des 20. Jahrhunderts zuzuwenden. Und doch, so glauben wir, sind diese Artikel nicht nur reich an Information, sondern haben nach wie vor das Potential zu echter Inspiration. Denn sie können dazu beitragen unser Verständnis genau der grundlegenden dynamischen Prozesse zu vertiefen und zu erweitern, die den menschlichen Körper in seiner Form hervorbringen, erhalten und verändern.

Blechschmidt war auf dem Gebiet der Embryologie und Anatomie mit seinem morphologischen Ansatz ein Einzelgänger. Es gab Mitte des 20. Jahrhunderts jedoch auch andere einflussreiche Zeitgenossen, wie zum Beispiel *Ludwig von Bertalanffy, Conrad Waddington, D'Arcy Thompson* oder *John Maynard Smith,* die sich ebenfalls mit der Bedeutung von nicht-linearen, dynamischen Systemen in der Biologie auseinandersetzten. In diesem größeren Kontext leistet *Blechschmidt* einen kaum rezipierten, originalen und noch immer potenziell fruchtbaren Beitrag zum zeitgenössischen wissenschaftlichen Dialog zwischen „holistisch-dynamischer Chaostheorie" und „reduktionistischer Genetik".

Nachdem *Watson und Crick* ihr bis heute gültiges Modell der DNS-Doppelhelix vorgestellt hatten, entwickelte sich in der Mitte des letzten Jahrhunderts die Genetik schnell zum bedeutendsten und hoffnungsträchtigsten Feld innerhalb der Biologie. Spätestens mit dem Abschluss des „human genome project", kehrte jedoch eine gewisse Ernüchterung ein. Die Menge erhobener Daten war enorm, der Zuwachs an Wissen eher gering. Unterwegs musste die Hoffnung auf direkte und schnelle Anwendbarkeit genetischer Manipulation in der medizinischen Therapie aufgegeben werden. (Hier drängen sich Parallelen zur gegenwärtigen „Neuromythologie" – dem modernen Glauben an die zukünftigen Ergebnisse der Hirnforschung – geradezu auf.)

Blechschmidt hat bereits sehr früh und auch sehr beharrlich auf mehrere gedankliche Fallgruben hingewiesen, die es zu umgehen gilt, wenn man sich mit Entwicklung und Differenzierung eines biologischen Organismus befasst. Zuallererst und immer wieder: im Zellkern ist kein „Bauplan" des Organismus zu finden.

> *„Die Gestalt eines Organismus differenziert sich unmittelbar mit biodynamischen Kräften, aber nicht mit chemisch-genetischer Information."*
>
> Erich Blechschmidt, Ontogenese des Menschen, S.14;
> Kiener Verlag, München 2012

Tatsächlich, so schließt *Blechschmidt* aus seinen wissenschaftlichen Befunden, legen Gene entscheidende Parameter für den Organismus als ein dynamisches System fest. Dieses dynamische System bringt in einer Wechselwirkung zwischen stabiler genetischer Information und wandelbar-instabilen epigenetischen Feldern den Organismus hervor. Die einzelne Zelle wie auch der ganze Organismus hat also Systemcharakter.

> *„Jede Zelle hat Kern und Cytoplasma, und das eine geht nicht aus dem anderen hervor."*
>
> Erich Blechschmidt: Der Systemcharakter der Zelle, S.532;
> in: Scheidewege, Heft 4, Jahrgang 8, 1978, Klett-Cotta Stuttgart

Blechschmidt wird nicht müde, immer wieder darauf hinzuweisen, dass genetische, biochemische und biomechanische Faktoren nur gemeinsam die biologischen Prozesse von Entwicklung, Wachstum und Differenzierung gestalten können. Form und Struktur, Muster und Funktion entwickeln sich in einer kontinuierlichen Kooperation zwischen Organismus und Umwelt. *Blechschmidt* will aufklären, nach welchen Regeln und Prinzipien sich diese nicht-linearen, dynamischen Prozesse in der Ontogenese organisieren. Seiner Ansicht nach sind es insbesondere die Wechselwirkungen zwischen genetischer Determiniertheit und extra-genetischem Feld, die – quantitativ und qualitativ – zu fortschreitend komplexer Ordnung führen.

Sein engagierter und unermüdlicher Feldzug gegen das „biogenetische Grundgesetz" von *Ernst Haeckel* ist heute nur noch im historischen Kontext verständlich. Die für ihn dahinter stehende Einsicht, dass die Evolution einer Tierart – im Sinne *Darwins* – und die Ontogenese eines Individuums – im Sinne der Embryologie – grundsätzlich verschiedene Arten von Entwicklung sind, sollten wir als wissenschaftliche Realität heutzutage auch gedanklich verstanden haben.

Der Hinweis auf die Sackgasse einer teleologischen Erklärung von biologischer Struktur und Funktion wird von *Blechschmidt* immer wieder angesprochen. Dies zu verstehen, ist eine zentrale Voraussetzung dafür, um dynamische Prozesse in der Biologie nicht von „hinten her" zu erklären. Jeder biologische Organismus lebt in der Gegenwart, ein Embryo plant keine Zukunft, sondern entwickelt sich. Beispielhaft gesagt: das Auge entwickelt sich nicht, um – später – sehen zu können. Das Auge entwickelt sich, weil es sich entwickelt. Die Frage für *Blechschmidt* ist nicht: „warum" entwickelt sich das Auge (Antwort: um zu sehen), sondern: „wie" entwickelt sich das Auge als raum-zeitlicher Prozess. Wir sollten diese grundlegenden gedanklichen Voraussetzungen zum Verständnis von Entwicklung und Differenzierung nicht aus dem Auge verlieren.

So verstanden ist menschliche Entwicklung – Ontogenese – weder aus der Genetik, noch aus der Evolution und auch nicht aus einem Zweck oder von seinem anatomischen Ergebnis her zu beschreiben, geschweige denn zu verstehen. Vielmehr durchläuft jede anatomische Struktur eine Entwicklungsbewegung auf einem Weg, den der Organismus sowohl im Raum als auch in der Zeit zurücklegt. Es ist genau diese Sichtweise, die das Werk von *Erich Blechschmidt* für uns so modern und relevant erscheinen lässt: denn der Therapeut im Bereich der manuellen Medizin leistet mit jeder Berührung immer (auch) einen dynamischen Beitrag zur Entwicklung des Einzelnen in und aus der Lebendigkeit des epigenetischen Feldes. Ich glaube nicht, dass wir schon verstanden haben, was das in seiner ganzen Konsequenz bedeuten kann.

Like so many before us – Baldwin, Darwin, Gesell, Piaget, Werner – we approach the mystery of human development with the conviction that the acquisition of mental life is continuous with all biological growth of form and function.

Thelen and Smith: A Dynamic Systems Approach to the Development of Cognition and Action; MIT press paperback, 1996, Seite XIII

Hinweis: Technische Hinweise, etwa auf verwendete Färbetechnik, sowie zeitbezogene Vermerke, wie beispielsweise „zur Zeit im Druck“, wurden weggelassen. Einige der vorliegenden Beiträge wurden leicht gekürzt; an verschiedenen Stellen wurde die manchmal sperrig-wissenschaftliche Sprachgestaltung von *Erich Blechschmidt* vereinfacht. Es wurde dabei große Sorgfalt darauf verwendet, weder Gehalt noch Sinn der Texte zu verändern. Wir wollen damit einzig dem interessierten Leser den Zugang zu den zum Teil durchaus speziellen Texten vereinfachen.

Anmerkung des Herausgebers

Die Herausgabe der vorliegenden Originalarbeiten geht zurück auf viele Gespräche, die ich mit Frau Traute Blechschmidt in den Jahren 2000 bis 2011 in der Oberen Schneeburgstraße 13 a und im Restaurant „zum Schiff“ in der Baseler Landstraße in Freiburg führen durfte. Traute Blechschmidt, die mittlerweile verstorbene Witwe von Erich Blechschmidt, unterstützte mein – wie Sie sagte – „mutiges“ Vorhaben mit dem Kiener Verlag und autorisierte mich explizit als Herausgeber. Ich bin Frau Blechschmidt gegenüber für die vielen informativen, anregenden und unterhaltsamen Unterhaltungen zu großem Dank verpflichtet und bedauere es sehr, dass wir Ihr den nun endlich vorliegenden ersten Band der noch gemeinsam unter dem Arbeitstitel „Journalbände Blechschmidt“ konzipierten Buchreihe nicht mehr überreichen können.

Konrad Obermeier,
Januar 2015

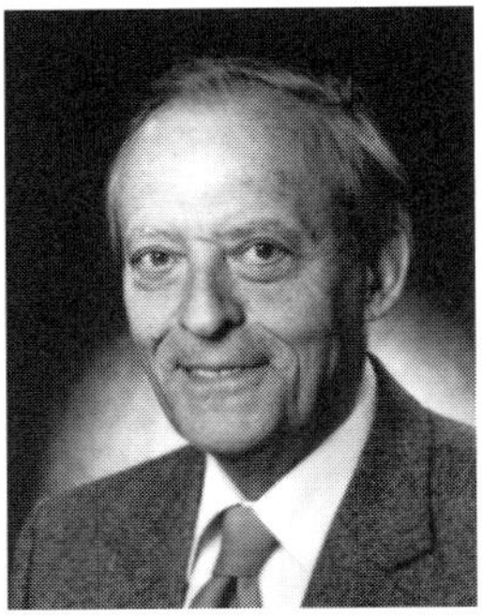

Erich Blechschmidt

Prof. Dr. med. Erich Blechschmidt war von 1942–1973 Direktor des Anatomischen Instituts der Universität Göttingen. Sein Forschungsgebiet war die Humanembryologie, vor allem die Morphogenese der frühen vorgeburtlichen Stadien des Menschen.

Um die Lage-, Form- und Strukturveränderungen der Embryonen zu zeigen, ließ er Kunststoffmodelle herstellen, die die heute nach ihm benannte „Humanembryologische Dokumentationssammlung Blechschmidt“ bilden. Die Sammlung ist im Anatomischen Institut der Universität Göttingen auch der Öffentlichkeit zugänglich.

Blechschmidt widerlegte auf Grund seiner Forschungen das von Ernst Haeckel aufgestellte Biogenetische Grundgesetz, nach dem die Entwicklung des menschlichen Embryo die stammesgeschichtliche Entwicklung nachvollziehe. Vielmehr ist der menschliche Embryo von der Befruchtung an individualspezifi sch menschlich und die Änderungen seines Erscheinungsbildes können im Sinne einer Gestaltungs-Anatomie als Folge kinetischer und dynamischer Merkmale beschrieben werden.

Die von Blechschmidt gefundenen Regeln und Prinzipien der Entwicklung sind auch für das Verständnis der Physiologie und für die Therapie medizinischer Krankheiten von Bedeutung.

I Gesicht

Konrad Obermeier

Zur Einführung stellen wir im ersten Teil drei sehr kurze Texte an den Beginn unserer Zusammenstellung. Die **Gesichtsbildung** wird mehrfach in ähnlicher Weise, aber von verschiedenen Blickwinkeln aus betrachtet:

- Elementarprozesse der Gesichtsbildung
- Das Antlitz des menschlichen Embryo
- Die Physiognomie in der Embryonalzeit des Menschen

Wir erhalten so einen ersten orientierenden Zugang zum Verständnis der frühen Bildung von Gesicht und Kopf. Diese Texte sind mehr beschreibend als wissenschaftlich. Sie benennen in einfachen Worten die größeren Zusammenhänge sowie die an diesen Entwicklungen beteiligten Gestaltungskräfte. Die Erläuterungen zu den Bildern sind teilweise sehr umfangreich und detailliert. Es werden viele Aspekte benannt und beschreibend skizziert, die uns in den folgenden Texten immer wieder begegnen werden.

Die Artikel sind reichlich mit Bildern versehen und führen uns den ungemein faszinierenden Prozess der Entwicklung des menschlichen Gesichts im wahrsten Sinne des Wortes vor Augen. Es ist durchaus lohnenswert die Abbildungen für einen längeren Moment einfach nur zu betrachten und auf sich wirken zu lassen. Im Verlauf von nur wenigen Wochen verändern sich Formen und Proportionen in geradezu dramatischer Weise. Das spezifisch Menschliche kommt in seiner Ursprünglichkeit schrittweise zum Vorschein.

Ein Gesicht zu erkennen – hier sozusagen das Gesicht in seiner Urform – ist im täglichen Leben von enormer Bedeutung für unsere Entscheidungsfindung auf sozialer, psychischer und emotionaler Ebene. Gesichtserkennung basiert auf sehr speziellen Aspekten unserer visuellen Wahrnehmung und die Gesichtserkennung besetzt mehr Raum in unserem Gehirn als jede andere figürlich repräsentierte Form (siehe dazu exemplarisch: *Eric R. Kandel:* „The age of insight"). Wenn wir uns zur Einstimmung ein bisschen Zeit nehmen, die Gesichtswerdung hier einfach auch nur zu betrachten, so können wir vielleicht unserem eigenen Nervensystem schon ein bisschen bei der Arbeit zusehen.

Etwas umfangreicher sind die vier anschließenden Texte:

- Die Entstehung eines Os frontale
- Die Entwicklungsbewegungen der menschlichen Augenblase
- Die Entwicklung der Nase
- Die Entstehung des Unterkiefers

Sie beschreiben vier für das menschliche Gesicht bestimmende topografische Strukturen. So detailliert manchmal die Beschreibungen dieser Teilaspekte auch sein mögen, immer wieder verweist *Blechschmidt* auf zentrale Themen seiner Forschungsarbeit: Differenzierung und Wachstum ist einerseits ein lokales Ereignis, das man – wie unter einer Lupe – an speziellen Orten genau beschreiben kann. Andererseits ist der ganze Organismus immer der übergeordnete Kontext und in seiner Gesamtheit an der Entwicklung jeder einzelnen Struktur beteiligt. Und es gibt Gesetzmäßigkeiten, wie die innere Verbundenheit von Form-, Lage- und Strukturentwicklung oder die stets beobachtbare Differenzierungsrichtung, bei der Entwicklungen regelmäßig von außen nach innen fortschreiten. Alle sieben Texte wurden von *Blechschmidt* verfasst.

1 Elementarprozesse der Gesichtsbildung

Erich Blechschmidt

Das Gesicht des Erwachsenen ist lang. Die Nasenspitze zeigt im Unterschied zu der ursprünglichen Form des Gesichts während der Embryonalzeit nach unten. Seitlich von der Nase liegt in der Tiefe der Nasolabialfurche, ein schon früh entwickeltes Zugsystem. Die Embryologie hat gezeigt, dass in den ersten Entwicklungsmonaten das für den Menschen charakteristische Gesicht gerade umgekehrt, besonders breit, viel breiter als hoch ist. Erst im Verlauf der Genese wird es allmählich lang. Erst dadurch nimmt die Nase die für den Erwachsenen kennzeichnende Stellung ein.

Das Gesicht eines etwa 16 mm großen menschlichen Embryos ist von dem weit bis auf den riesigen Herzwulst herunter gekippten Oberkopf verdeckt (Abb. 1). Es bildet zunächst einen zwischen der vornüber gebeugten Stirn und dem Herzwulst quer stehenden, verbreiterten Bezirk. Betrachtet man die Gesichtsregion eines Embryo dieser Größe nach Wegnahme des Herzwulstes, so erkennt man, dass alle ihre noch mehr oder weniger faltenförmigen Teile, sowohl in Augen- als auch in Nasenhöhe und im Bereich des noch sehr kleinen Kinns, von dieser Breitquetschung betroffen sind.

Von besonderem Interesse ist hier das Mittelgesicht. Es bildet in der Nasen-Oberkiefer-Region, zwischen den Augen und dem Kinn, eine flache Arkade. Die ihr seitlich aufliegenden Augen drängen die lateralen Bogenteile nach unten; das winzige, dem Herzwulst oben aufliegende Kinn drückt den mittleren Bogenteil nach oben: Das Kinn ist das Hypomochlion des Mittelgesichts. Die Bogenenden hängen seitlich am Herzwulst herab, unter das Niveau des Kinns. Das ganze Mesenchym der Arkade, ihr Binnengewebe, ist durch die Kompression engmaschig geworden: Ein großer Teil der (flüssigen) Zwischenzellsubstanz wurde während der Krümmung des Embryo ausgepresst. Das subepitheliale Mesenchym der Arkade hat sich von der Glabella über den Jochbogen am Kiefergelenk vorbei bis zum Zungenbein maulkorbartig gestrafft. Das Binnengewebe, das der gestrafften Schicht innen anliegt, hat sich zum vorknorpligen Nasenskelett verdichtet. Der Vorknorpel hat zum Teil schon begonnen, das

Wasser, das er verloren hat, zu ersetzen und sich durch Quellungswachstum in Knorpel umzubilden.

Entfernt man die oberflächliche Gesichtswand und legt dadurch hinter den Nasenlöchern das noch ungeteilte Lumen des Kopfdarms frei, so sieht man, dass das Gewebsbett der beiden Augen sich konvex in das Kopfdarmlumen vorwölbt. Diese Vorwölbungen sind interessanterweise die Anlagen der Gaumenfortsätze. Im zweiten Entwicklungsmonat nimmt das Gesicht an Tiefe zu. Dabei wird das Mesenchym des Kopfdarmdaches durch das Stemmkörperwachstum des knorpligen Nasen-Kiefer-Skeletts, der sogenannten Nasenkapsel, nach vorne ausgezogen. Das Nasen-Oberkiefer-Skelett wird mit dem Unterkieferskelett durch einen „Maulkorb" eng zusammengehalten.

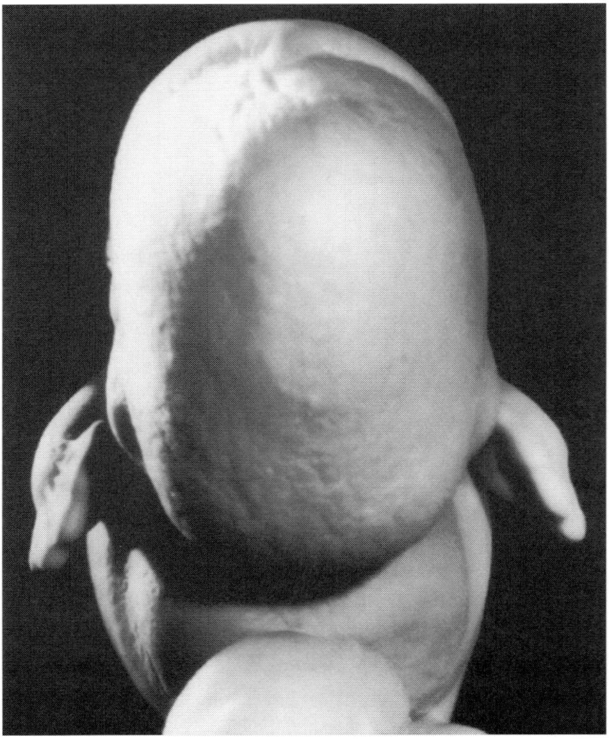

Abb. 1 Der Kopf ist noch nicht aufgerichtet beim 16 mm großen menschlichen Embryo. Die Gesichtsanlage ist noch ein schmaler Quergurt zwischen Gehirnwulst und Herzwulst, die beim Menschen besonders groß sind.

Das durch den Zug begradigte Mesenchym der Gaumenfortsätze konvergiert nach vorn und bildet einen Schlitzverschluss. Durch ihn hindurch sieht man von unten auf die Schädelbasis. In der dabei sichtbar werdenden Zone entsteht die Anlage des Nasenseptums: gestrafftes Mesenchym des Kopfdarmdachs. Das Mesenchym war zunächst entsprechend der Krümmung des Kopfdarms von hinten (Epipharynxdach) nach vorn (Innenseite der Oberlippe) konkav. Es wurde dann durch das Hochkippen der Nasenspitze – eine Entwicklungsbewegung, die durch die Expansion des Herzwulstes bedingt ist – begradigt.

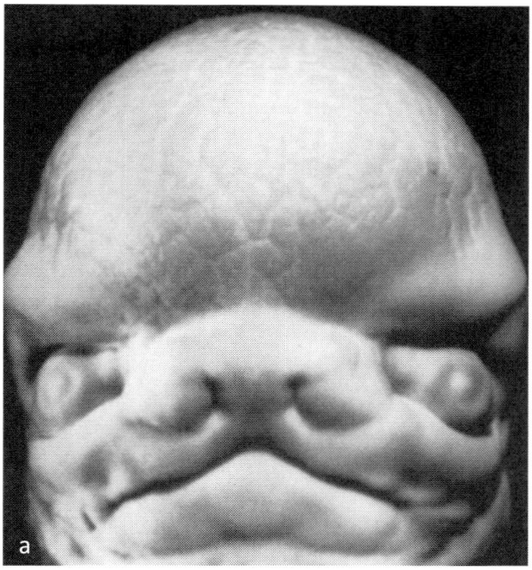

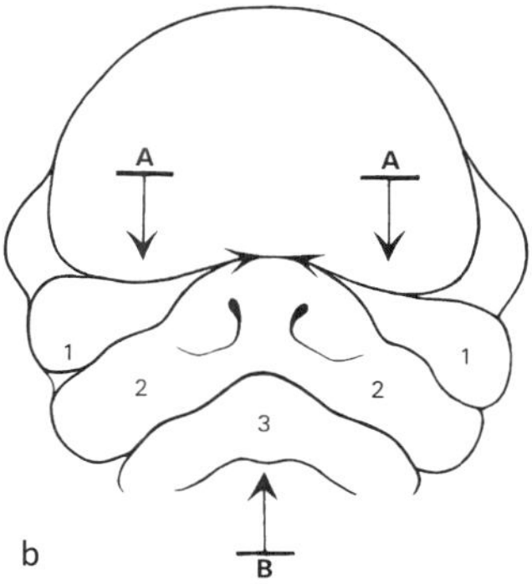

Abb. 2a Legt man durch Wegnahme des Herzwulstes das Gesicht eines 16 mm großen Embryo frei, so stellt sich die ursprüngliche Form des Gesichtes dar. Seine Hauptteile sind die Augenregion, die Nasen-Jochbein-Region sowie die noch sehr kurze, das Kinn tragende Unterkieferregion. Das Mittelstück des Gesichts ist zwischen den beiden Augen und dem Kinn flach-arkadenförmig gebogen.

Abb. 2b Die Wirkung der Zerebralisation und der Kardialisation auf die Gestaltung des embryonalen Gesichts.

A: Wachstumsdruck der beiden Großhirnhemisphären; B: Wachstumsdruck des Herzens.

1. Augenregion; 2. Nasen-Jochbogen-Region; 3. Unterkieferregion. Doppelpfeil: Haltefunktion des Ligamentum interorbitale. Dieses Ligament ist dadurch entstanden, dass das Mesenchym über der Nasenwurzel durch das Vorwachsen des Großhirns zusammengedrückt wurde. Es ist nach maximaler Dehnung durch das Größenwachstum des Kopfes jetzt schon so zugfest, dass die Haut der Augengegend dem Zug nachgibt und die Querfalten der Augenlider bildet. Das allmähliche Kurzbleiben des Ligamentum interorbitale im Verhältnis zur übrigen bindegewebigen Gehirnkapsel bedingt die Ausrichtung des menschlichen Blicks nach vorn.

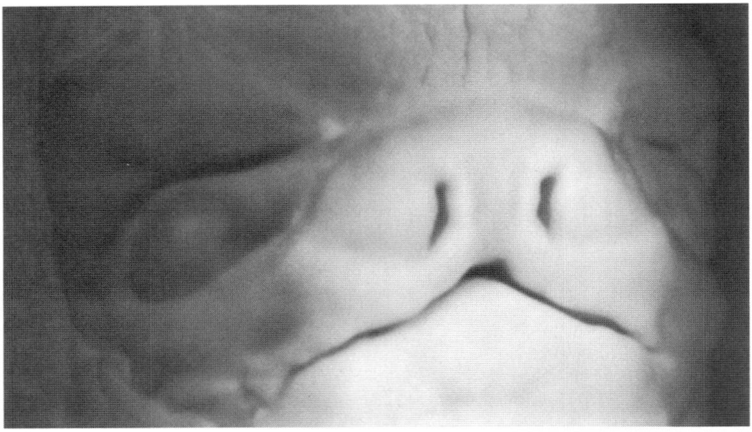

Abb. 3a Das Kinn – und damit die Nasenspitze – wird um die Mitte des zweiten Monats nach oben gedrängt.

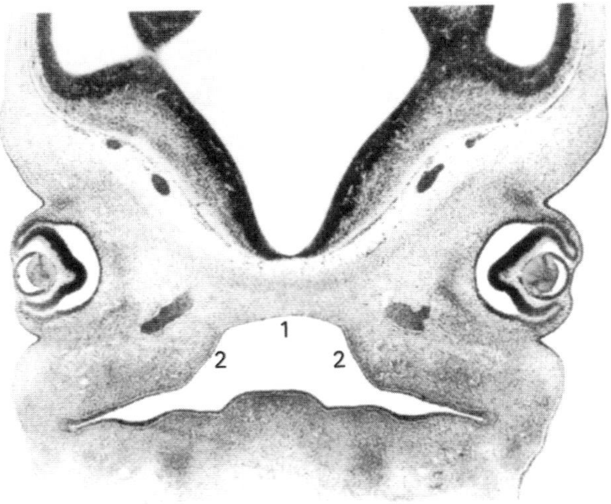

Abb. 3b Entfernt man bei einem Embryo der zuvor gezeigten Altersgruppe das Vordergesicht, das vor der Zunge die beiden Nasenlöcher trägt, so sieht man das Bett der beiden Augen tief in die Kopfdarmhöhle hineinragen. Diese Reliefbildungen sind die Gaumenfortsätze. Sie nehmen allmählich durch ihr Epithel an Oberfläche zu. 1. Anlage des retrolabialen Teils des Septum nasi; 2. Anlage der Gaumenfortsätze.

Nachdem seine höchstmögliche Dehnung erreicht ist, wird das Binnengewebe an dem zunächst noch freien Septumrand ligamentartig zugfest. Gleichzeitig wird das angrenzende Gewebe in der Tiefe der Nasenwurzel, entlang der faserigen Septumanlage, gestaucht. In diesem Stauchungs- oder Kontusionsfeld wird das Gewebe stärker als in der Umgebung ausgequetscht. Es differenziert sich unter normalen Stoffwechselvoraussetzungen regelmäßig zu Vorknorpel.

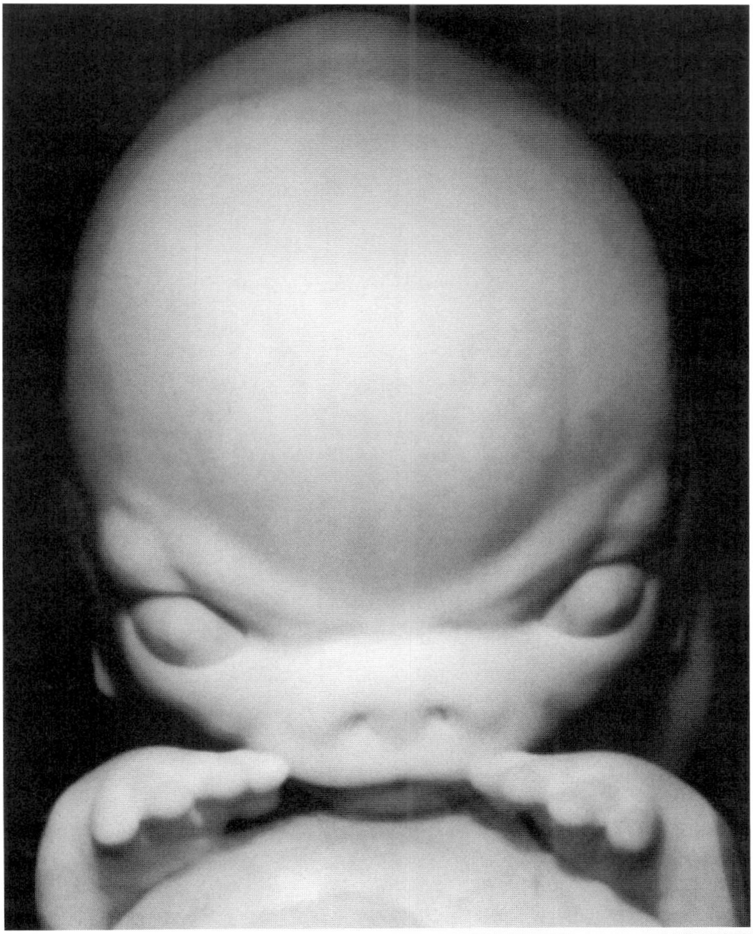

Abb. 4 Noch bei einem 21 mm großen menschlichen Embryo hat das Kinn engen Kontakt mit dem Herzwulst, während bereits in der Halsregion der Descensus der Eingeweide beginnt. Die Knickfurche zwischen Stirn und Nasenwurzel (die Interorbitalkerbe) ist noch immer tief.

Der Vorknorpel wandelt sich im dritten Monat reaktiv durch Quellung in Knorpel um. Alle diese Vorgänge sind Beispiele allgemeingültiger Regeln der entwicklungsdynamischen Skelettdifferenzierung.

Das im zweiten Monat vorknorplig gewordene Nasenseptum wird durch sein Quellungswachstum länger als das gestraffte bindegewebige Septum. Dies erfolgt entgegen der ehemaligen Kontusion in einer Distusionsrichtung. Durch das ungleiche Längenwachstum der beiden Septumanteile kippt im dritten und vierten Entwicklungsmonat die Nasenspitze nach unten.

Die Septumbildung und die Entwicklung der Gaumenfortsätze führt in dieser Phase zu der Unterteilung des Kopfdarmlumens in das Cavum nasi sinistrum et dextrum und zur Abtrennung dieser Räume von einem jetzt erst selbständigen Mundraum.

Der ganze Unterteilungsvorgang ist eine Folge des Ascensus des Gehirns einerseits und des Descensus der Eingeweide andererseits: Je mehr das Gehirn sich von den descendierenden Eingeweiden, vor allem den Halseingeweiden, entfernt, desto mehr nimmt der Abstand zwischen der Falx cerebri oben und

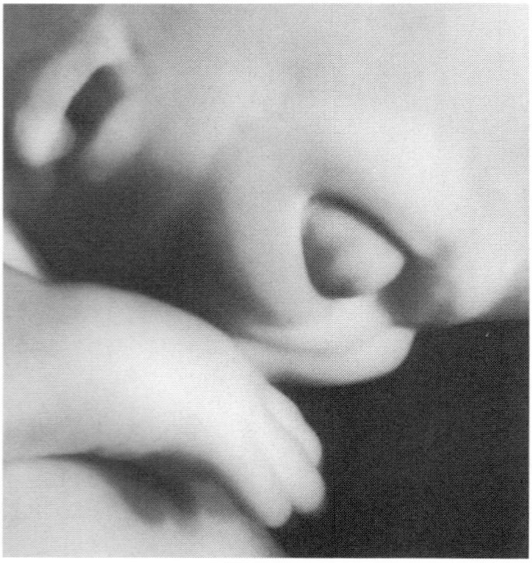

Abb. 5a Von der Seite betrachtet ist bei dem abgebildeten 21 mm großen Embryo die Nasenspitze noch hochgekippt.

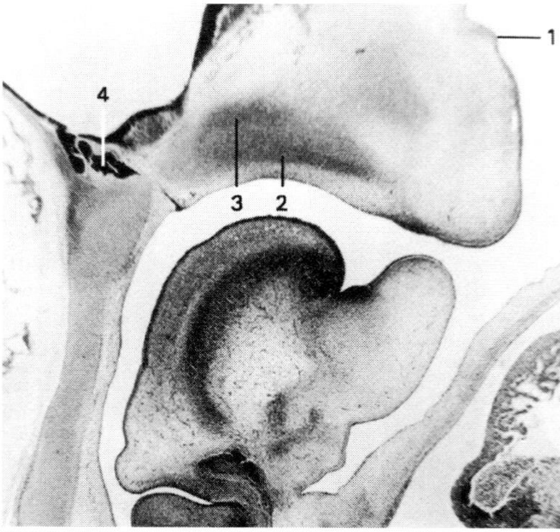

Abb. 5b Dieser Medianschnitt zeigt, dass das Hochkippen der Nasenspitze am Dach des Kopfdarms zur Entstehung eines bindegewebigen Septums der inneren Nase geführt hat. 1. Nasenspitze, nach oben gekippt; 2. bindegewebiges Nasenseptum, gestrafft; 3. vorknorpliges Nasenseptum, gestaucht; 4. Hypophyse.

dem Os hyoideum unten zu. Dadurch wird die bindegewebige Nasenkapsel beziehungsweise der ganze „Maulkorb" in die Länge gezogen, das Gesicht wird allmählich in der dann später für den Erwachsenen typischen Form schmal, die Gaumenfortsätze rücken aneinander. Es entsteht die Gaumennaht.

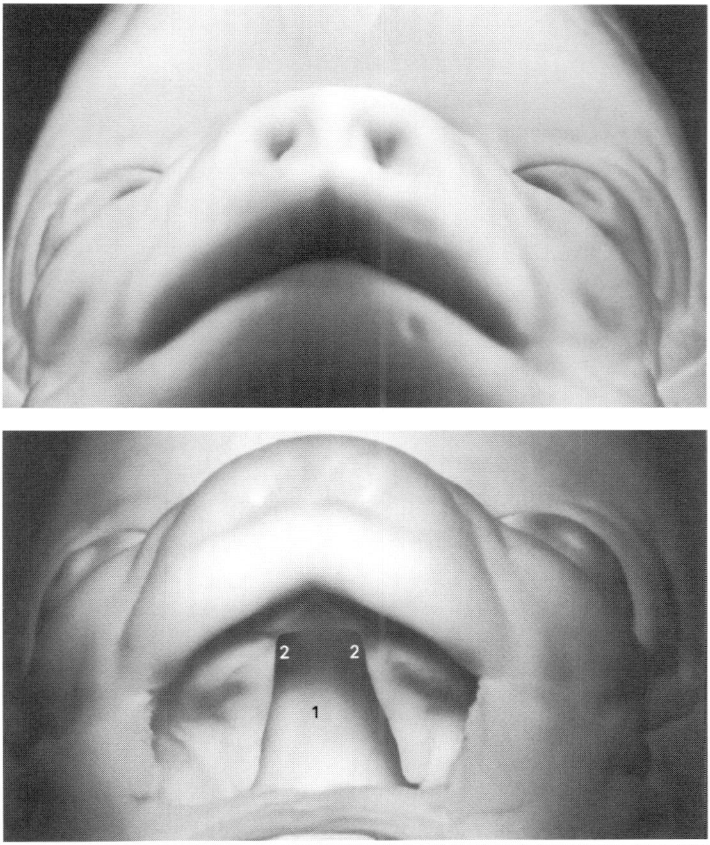

Abb. 6 Entfernt man bei einem etwa 20 mm großen Embryo zwischen Mund und Hals den Unterkiefer, so findet man, dass die beiden Gaumenwülste entsprechend ihrer durch das Epithel hervorgebrachten Oberflächenvergrößerung einen Schlitzverschluss bilden (a). Durch den Schlitz sieht man von unten auf die Schädelbasis. In dieser Zone entsteht die Anlage des Nasenseptums. Sie erstreckt sich vom Epipharynxdach bis zur Innenseite der Oberlippe. Ihr unterer Rand ist noch nicht begradigt; er verläuft von vorn nach hinten konkav. 1. Retrolabialer Abschnitt des Septum nasi; 2. linke beziehungsweise rechte „primäre Choane" (b).

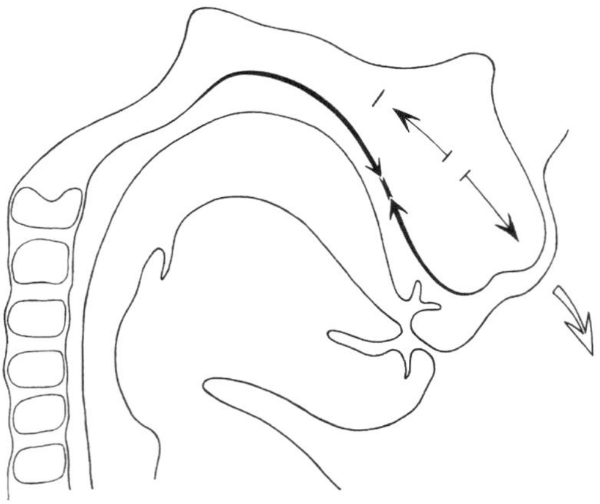

Abb. 7 Die Verhältnisse in der nächsten Phase zeigt dieser zeichnerisch verdeutlichte Medianschnitt von einem 39 mm großen Embryo. Das bindegewebige Nasenseptum (konvergenter Doppelpfeil →←) funktioniert jetzt nach der Straffung bis zur maximalen Dehnungsfähigkeit als Halteapparat des knorpligen Septums. Der Knorpel hat nach dem Wasserverlust den der Vorknorpel erfuhr, begonnen, durch sein Quellungswachstum nunmehr als Stemmkörper zu funktionieren (divergenter Doppelpfeil ←||→). Die Nasenspitze kippt jetzt nach unten.

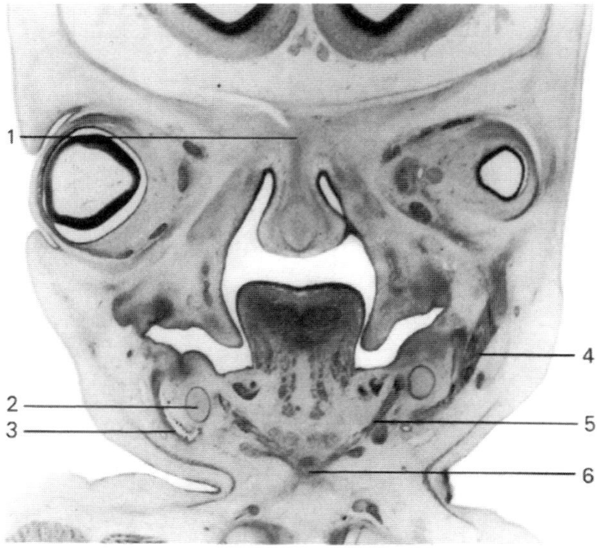

Abb. 8 Die Aufrichtung hat bei diesem 27 mm großen Embryo zugenommen. Die Entfernung zwischen der Crista galli und dem noch knorpligen Zungenbein ist größer geworden. Das Gesicht ist jetzt schon länglich. Der Unterrand des Septum nasi ist in dorsoventraler Richtung begradigt. Das Septum selbst ragt jetzt, ähnlich wie die Gaumenfortsätze, kulissenartig in das Kopfdarmlumen. 1. Perichondrium der Crista galli (Insertionsgebiet der Falx cerebri); 2. Unterkieferknorpel (Meckel-Knorpel); 3. Unterkieferknochen (Os mandibulare); 4. und 5. M. masseter und M. mylohyoideus (muskuläre Teile der „Maulkorbgurte"); 6. Zungenbein (Os hyoideum).

Die hier beschriebenen kinetisch-dynamischen Vorgänge sind Elementarprozesse der Gesichtsbildung. Sie sind der Rahmen für das chemische Geschehen, die embryonalen Stoffwechselvorgänge, und nicht umgekehrt. Rein mechanische Differenzierungen und rein chemische Entwicklungsvorgänge kommen nicht vor.

Das heißt im besonderen: Es könnte geschehen, dass eine von den vielen „Uhren" des Organismus einmal Verspätung hat, und es könnte ferner geschehen, dass eben diese Uhr ihre Verspätung nicht aufzuholen vermag: In diesem Falle würde bei dem betreffenden Fetus eine Hemmungsfehlbildung entstehen.

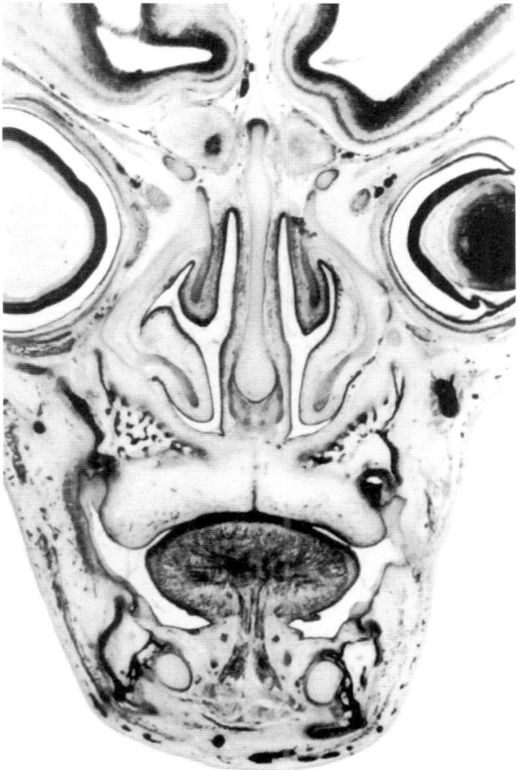

Abb. 9 Dieser 40 mm große Embryo hat sich weit aufgerichtet. Die Entfernung zwischen der Crista galli und dem Zungenbein hat zugenommen. Dem Zug der Falx cerebri wirkt derjenige des Ligamentum thyreohyoideum entgegen.

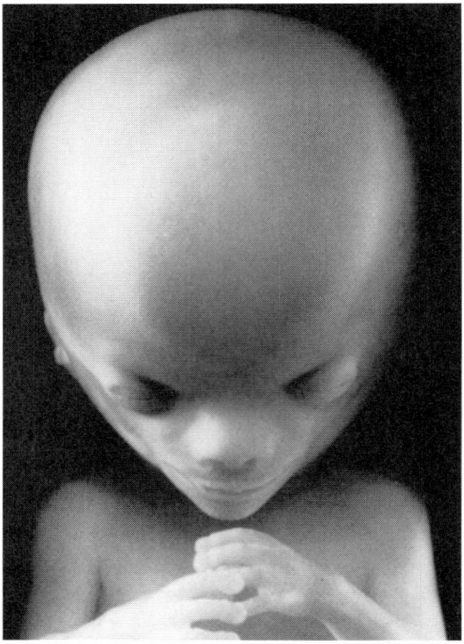

Abb. 10 Die endgültige Proportionierung des menschlichen Gesichts wird bei diesem 43 mm großen Embryo infolge der weiter vorgeschrittenen Aufrichtung deutlich.

Quellennachweis

Alle Abbildungen nach Originalpräparaten und Schnittserienrekonstruktionen: Sammlung Professor Blechschmidt; Zeichnungen: E. von Bischoffshausen

2 Das Antlitz des menschlichen Embryo

Die Entstehung des Gesichtsausdrucks

Erich Blechschmidt

Theologen und Juristen, Philosophen und Mediziner haben sich zu allen Zeiten und in allen Kulturen mit der Frage beschäftigt, wann der Mensch „Mensch" ist oder wird. So ist es nicht verwunderlich, dass die Stellung des ungeborenen Menschen bezüglich seines „Menschseins" oder „Menschwerdens" nicht nur sehr unterschiedlich beurteilt wurde, sondern auch immer wieder als fragwürdig galt.

»Die zeitgenössischen Diskussionen zur Stammzellforschung und embryonalen Präimplantationsdiagnostik bestätigen diese Aussage Blechschmidts immer noch. Die Definition der „Menschwerdung" ist deutlich kulturell bedingt! Einen substanziellen Beitrag zu dieser ethischen Fragestellung lieferte 2006 Michael William mit seiner Dissertation: „Mensch von Anfang an? Eine historische Studie zum Lebensbeginn im Judentum, Christentum und Islam". (Verlag Herder, Freiburg i. Br.)«
(K. Obermeier)

Da der Kulturmensch mit seinem Selbstverständnis nicht nur ein Gesicht hat, sondern auch ein „Antlitz" – Ausdruck einer seelisch-geistigen Besonderheit –, scheint die Frage nicht unberechtigt, ob nicht auch das Ungeborene bereits in den frühesten Phasen seiner Entwicklung – als Ausdruck seines spezifischen Erbes – mehr als nur „Gesicht" besitzt.

Es wäre zu oberflächlich und viel zu einseitig gesehen, wollte man das menschliche Antlitz in seiner wechselnden Gestalt nur als Ausdruck von Bewegungen verstehen. Sie interessiert uns im folgenden deshalb, weil wir bei einer besonderen Gruppe von Bewegungen, nämlich den Entwicklungsbewegungen, Aussagen über besonders frühe und besonders elementare Leistungen des Menschen machen können. Zwischen dem Ausdruck des menschlichen Gesichts und seiner Gestaltung im Verlauf der Entwicklung besteht ein Zusammenhang, dessen genauere Kenntnis uns einen Zugang zu einem tieferen Verständnis des

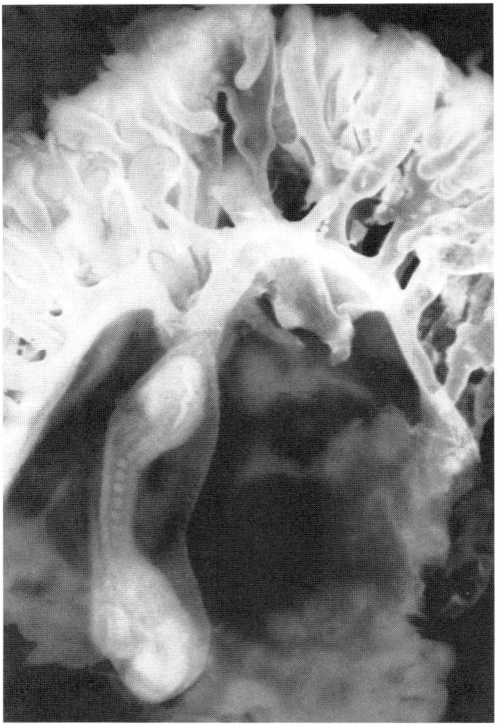

Abb. 1 Ausschnitt aus einem menschlichen Ei (etwa 25 Tage alt).
Der ca. 3,8 mm große menschliche Embryo ist durch das Amnion hindurch sichtbar. Man sieht in der Halsregion lokal bedingte Segmentierung. Der Rumpf ist noch winzig. Er ist erst als Rumpfknospe angelegt. Die für den Erwachsenen charakteristische Halslordose ist – vorwegnehmend – schon jetzt vorgezeichnet. Unten ist das Amnion durch den Haftstiel am Chorion befestigt. An der Außenseite des Chorion sind die für die Frühentwicklung charakteristischen breitstieligen Zotten (Villi choriales) erkennbar. Die Blutgefäße in den Zotten haben durch die Technik der Präparation ihr Blut verloren und erscheinen deshalb fast ganz durchsichtig. Originalpräparat.

Ausdrucksgehalts des menschlichen Antlitzes möglich macht. Kein Wechsel des Gesichtsausdrucks ist so lapidar und auch so formenreich wie der zur Zeit der frühen Embryonalentwicklung.

Es gibt kein Mienenspiel, das nicht durch dieses frühe „Mienenspiel“ des wachsenden Embryo längst vorbereitet wäre.

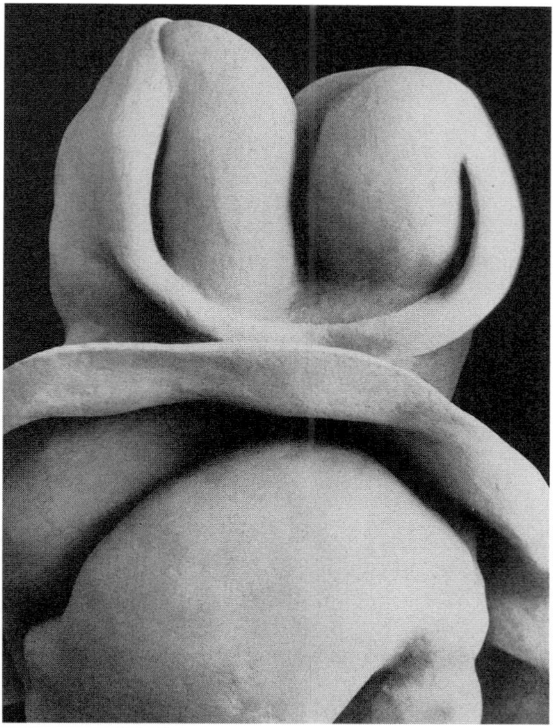

Abb. 2 Teilbild des ca. 3,8 mm großen Embryo (Abb. 1). Schnittserienrekonstruktion. Der Nabel ist eine Grenze für den Lebensraum des kleinen Embryo. Man beachte das riesige schleifenförmige Herz am Nabelrand. Der erst wenig über das Herz gebeugte Kopf, der in diesem Stadium noch vor allem aus Gehirn- und Augenanlagen besteht, hat noch einen offenen Neuroporus. Man sieht von vorn in die ersten Gehirnventrikel (Anlagen der Sehventrikel), die später den für die Sehtüchtigkeit wichtigen Spaltraum zwischen Retina und Pigmentepithel bilden.

Ähnlich wie frühe Sprachen formenreicher, farbiger, lebendiger sind als moderne abgeschliffene Sprachen, deren Wortbedeutungen oft nur noch aus dem Zusammenhang spezieller Texte verstehbar sind, so ist auch das frühe menschliche Antlitz typischer als später. Nie hat das frühe menschliche Antlitz solche Ursprünglichkeit, solchen Formenreichtum, nie hat seine Prägung so unvergleichliche Einmaligkeit wie in der Entwicklungszeit des Embryo. Nie ist das typisch Menschliche im Antlitz so echt und seine Eigenart so unverkennbar wie in der Embryonalzeit.

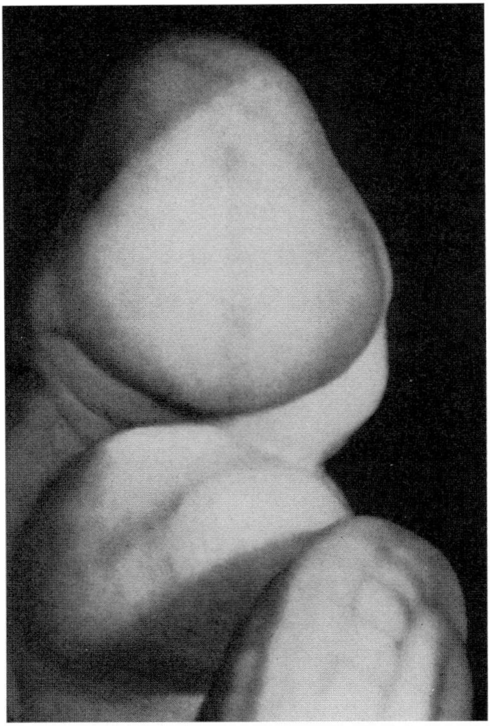

Abb. 3 Ein 3,4 mm großer menschlicher Embryo (ca. 28 Tage*).
Infolge seiner Krümmung (Einrollung) ist der Embryo in seinem größten Durchmesser kleiner als der jüngere in Abb. 1. Wieder gegebene Embryo. Der Neuroporus ist jetzt geschlossen. Die Verbreiterung der Stirn kommt durch die seitlichen Augenblasen zustande. Durch die Krümmung des Embryo sind zwischen dem Gehirn und dem noch schleifenförmigen Herz circulär zur Längsachse des Kopfs ausgerichtete „Beugefalten" (die sog. Visceralbögen) sichtbar. Der I. Visceralbogen stellt als Unterkiefergurt die Anlage des Unterkiefers dar. Er enthält bereits die Anlage des Unterkieferskeletts. Der II. Visceralbogen enthält die Anlage des Zungenbeins. Er besteht, ähnlich wie der gurtartige Unterkiefer, an seiner Kontaktseite mit dem Fruchtwasser aus Grenzgewebe (Epithel), jedoch in seinem Inneren aus Binnengewebe (Mesenchym), das gurtartig gestrafft ist. Das gestraffte Binnengewebe dient den Anlagen von Arterien und Nerven als Leitstruktur. Die Bildung des Gesichts steht durch die Krümmung des Embryo im engen Zusammenhang mit dem Wachstum des Gehirns einerseits und dem Wachstum des Herzens andererseits. Wie die Physiognomiker sagten, ist das Gesicht ein Werk von Gehirn und Herz.

* Die Größe der Embryonen ist nur bei Mitberücksichtigung ihrer jeweiligen Form und Struktur zur Klassifizierung der Stadien geeignet. Jüngere Embryonen, die sich noch nicht eingerollt (gekrümmt) haben, besitzen einen größeren Hauptdurchmesser als ältere, die sich schon stark gekrümmt haben. Altersangaben sind nur schätzungsweise möglich (siehe hierzu: Blechschmidt, E.: Die vorgeburtlichen Entwicklungsstadien des Menschen, Karger-Basel, 1961, S. 631 ff.).

Abb. 4 Derselbe Embryo wie zuvor.
Der Unterkiefergurt zeichnet bereits die Biegung vor, die später das Unterkieferskelett im Bereich des Angulus mandibulae bildet. An der Biegungsstelle umgreift der Unterkiefergurt die noch flach wulstförmige Anlage des Oberkiefers. Zwischen dem Zungengurt und dem Herzwulst liegt, kraniokaudal in zwei verschieden große Teilabschnitte unterteilt, der Kehlkopfgurt. Er ist dorsal breiter als ventral. Im Inneren dieses Gurts wird der Schildknorpel gebildet. Die gurtförmigen Bögen stehen mit der Krümmung des wachsenden Embryo in engem Zusammenhang. Die Furche, die den Herzwulst unten begrenzt, ist durch die Zwerchfellanlage hervorgebracht, die an der Anlage der Lendenwirbelsäule zugfest verankert ist. Die Einsenkung am dorsalen Auslauf der Zwerchfellfurche ist die Anlage der Achselgrube (Hochstand des embryonalen Zwerchfells!). Der sog. Abstieg (Descensus) des Zwerchfells und des durch das Pericard mit ihm verbundenen Herzens relativ zum Kopf erfolgt erst, wenn die Wirbelsäule zwischen dem lumbalen Ursprung des Zwerchfells und der Schädelbasis in die Länge wächst. Siehe die nachfolgenden Abbildungen.

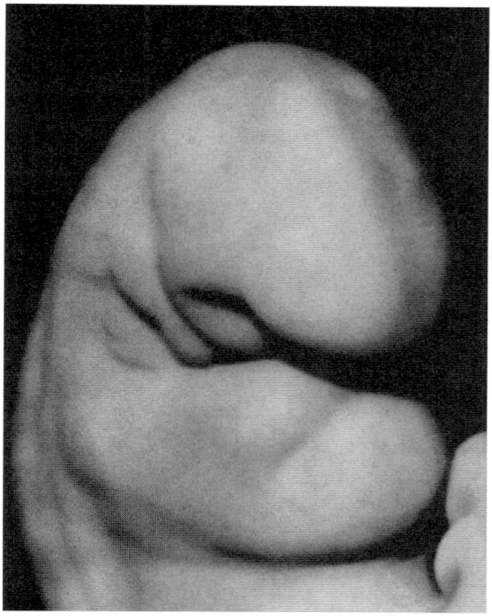

Abb. 5 Gesicht eines 9,8 mm großen menschlichen Embryo (etwa 30 Tage).
Der Herzwulst wurde entfernt, so dass die Knickungen der Beugefalten zwischen dem Kopf und dem Herzwulst freiliegen. Die Anlage der Stirn wird nicht mehr von den Augenblasen, sondern von zwei neuen lateralen Blindsäcken des Vorderhirns, Anlagen der Großhirnhemisphären, gebildet. Die Oberhaut (Ektoderm) wird am Grund der Nasengrube von dem Binnengewebe zwischen Augenblase und Großhirnhemisphäre festgehalten, so dass nur die Ränder der Nasenlöcher frei nach außen vorwachsen können. Im Boden der Riechgrube sind keine Zellvermehrungen nachweisbar, wohl aber an ihrem Rand. Am Grund der angelegten Nasenlöcher ist die Körperwand noch nicht geschwunden. Die inneren Nasenlöcher (Choanen) sind noch nicht entstanden.

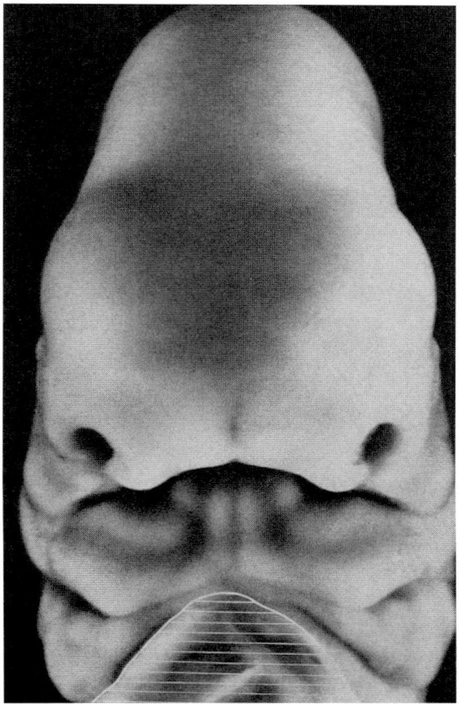

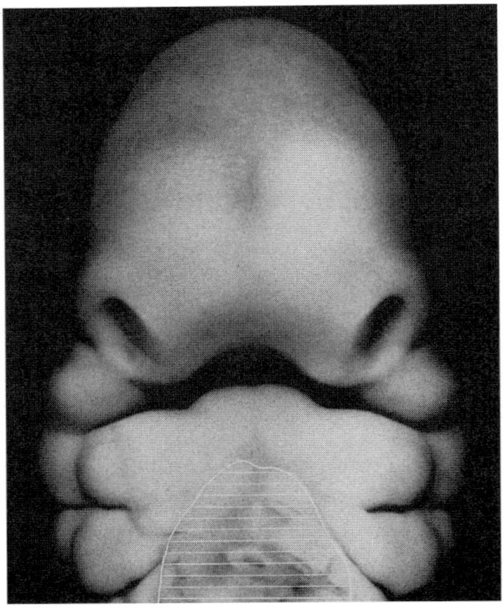

Abb. 6 Gesicht eines 9,9 mm großen menschlichen Embryo (etwa 32 Tage).
Die Mundwinkel sind schärfer als zuvor. Laterokaudal vom Nasenloch liegen rinnenförmige Stellen zwischen den Gesichtswülsten. Hier kann die Körperwand einreißen, so dass eine Lippenspalte bzw. eine schräge Gesichtsspalte entsteht. Die Gesichtsspalten kommen also nicht etwa, wie früher angenommen wurde, durch Ausbleiben eines Zusammenwachsens von Gesichtsfortsätzen zustande. Gesichtsfortsätze im Sinne fingerförmiger Auswüchse aus der Stirn und Kieferregion kommen beim Menschen nicht vor.

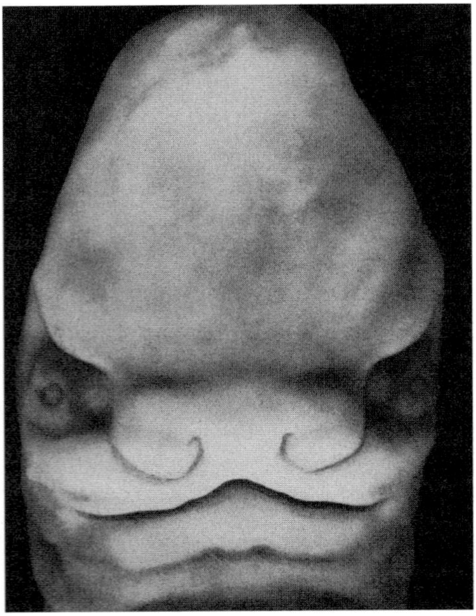

Abb. 7 Gesicht eines 12 mm großen menschlichen Embryo (6. Woche).
Die Lippenfurche ist verschwunden. Der Naseneingang ist noch durch eine Rinne mit dem medialen Augenwinkel verbunden (Anlage des Ductus nasolacrimalis). Durch das Vorwachsen des Gehirns über die Nase beginnt sich eine Querfurche zwischen Stirn und Nase zu bilden (Abb. 8 und 9). Durch das exzentrisch in Richtung des geringsten Widerstandes wachsende Gehirn werden über den Augen Wülste hervorgebracht (Anlage der Brauen).

Abb. 8 Gesicht eines 16,2 mm großen Embryo (noch immer 6. Woche).
Die Nase lässt jetzt Nasenrücken, Nasenspitze und Nasenflügel deutlicher unterscheiden als zuvor. Die Wülste über den Augen, an denen später die Brauen entstehen, sind kräftiger. Deutliche Augenlider fehlen noch. Der ganze Oberkiefer hat noch Bogenform. In seinem Inneren entsteht erst jetzt als „Hängematte des Auges" die bindegewebige Anlage des Jochbogenskeletts (Anlage des Os zygomaticum).
Die Querrichtung der Gesichtsfalten kommt daher, dass das Gehirn während der Krümmung des Embryo sich dem Herzen genähert hat. Erst bei der Aufrichtung des Embryo wird das Gesicht lang (Abb. 17).

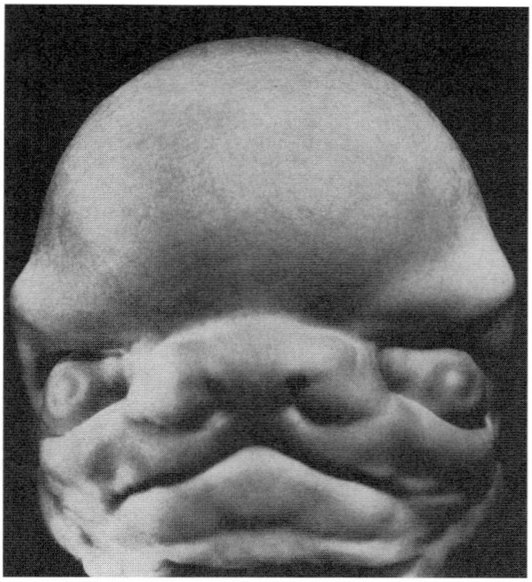

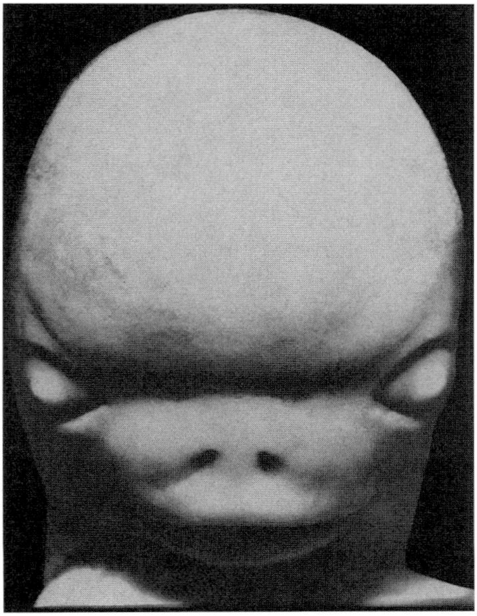

Abb. 9 Gesicht eines 18 mm großen menschlichen Embryo.
Während sich die Stirn durch das excentrische Wachstum des Gehirns über das Gesicht vorwölbt, strafft sich das Binnengewebe zwischen den Augen quer (Stirn-Nasen-Furche) und hält jetzt als Ligamentum interorbitale (1961) die Augen über dem Nasenrücken eng beieinander. Das Ligament bildet später die Ligamenta palpebralia. Die frühe Gestaltungsfunktion (Haltefunktion) des Ligaments bewirkt, dass das Breitenwachstum des Kopfs im Bereich des Gesichts in Höhe der Augen geringer bleibt, als im Schläfenbereich. Dadurch stellen sich die Augen nach vorn (Abb. 10 und 17).

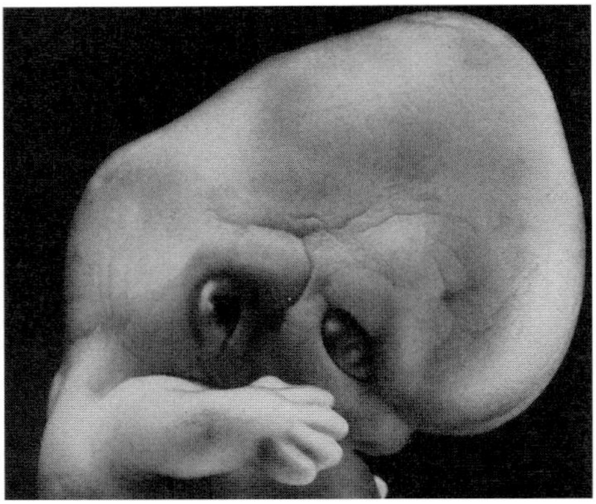

Abb. 10 Gesicht eines ca. 18,2 mm großen menschlichen Embryo (ebenfalls 6. Woche).
Noch immer ist das Gesicht ein kurzer Körperteil zwischen Hirn und Herz (Text zu Abb. 3). Dicht vor dem Gesicht hat der Embryo seine Hand bereits griffbereit in die Anlage des Blickfelds ausgestreckt. Die Hand liegt schon in der Nähe der Mundregion. Diese Entwicklung stellt ein Teilsymptom eines beginnenden Greifens dar. Es ist eine Folge dieser Entwicklung, wenn dann später ein Säugling unter Kontrolle seiner Augen ergriffene Gegenstände zum Munde führt. Man beachte die schon typische Lageverschiedenheit von Daumen und Zeigefinger. Die Spätentwicklung verdeutlicht nur noch, was im Prinzip schon frühembryonal lebendig war.

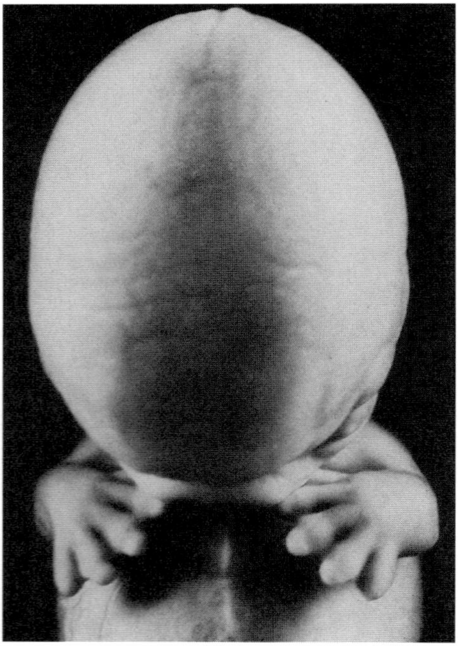

Abb. 11 Gesicht eines 20 mm großen menschlichen Embryo, ebenfalls 6. Woche.
Das Stemmkörperwachstum der knorpligen Wirbelsäule hat zugenommen. Die Wirbelsäule ist schneller gewachsen als die Rückenmuskulatur. Der Embryo hat sich dadurch aufgerichtet. Das Skelett hat dabei aktiv, die Muskulatur dabei passiv funktioniert. Alle Muskelkontraktionen sind regelmäßig erst sekundäre Leistungen. Mit dem Wachstum der Wirbelsäule ist auch der Abstand zwischen Nabel und Hals größer geworden: Zwischen Nabel und Hals hat sich das Mesenchym in der Brustwand zu einem longitudinalen Strang gestrafft, der weiß durch die Oberhaut durchschimmert (desmale Anlage des Brustbeins). Mit dem Hochwachsen der knorpligen Schädelbasis im Bereich des Occiput und dem ventralen Vorwachsen der Rippen haben sich zwischen diesen Skelettformationen die Mm. sternocleidomastoidei in einem Dehnungsfeld entwickelt.

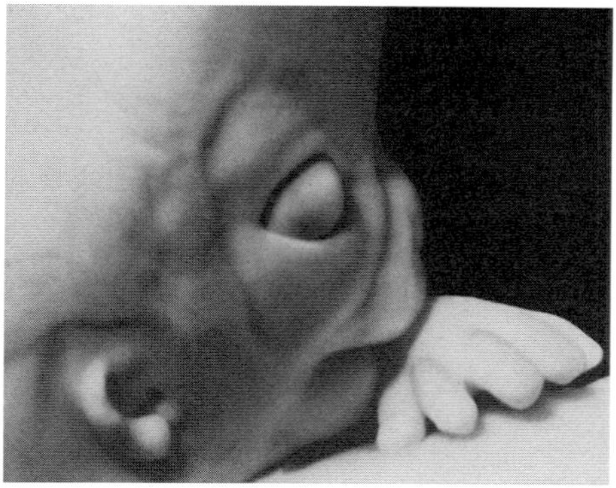

Abb. 12 Gesicht eines ebenfalls ca. 20 mm großen menschlichen Embryo, etwas älter als zuvor.

Nase und Unterkiefer haben sich durch eine Furche (Nasolabialfurche) scharf gegen Augen und Wangen abgesetzt, weil hier unter der Oberhaut eine Straffung des embryonalen Binnengewebes entstand. Diese Straffung ist durch Knorpel im Inneren der Nasenwand hervorgebracht. Der Nasenrücken ist noch kurz, die Anlage der Nasenspitze noch stumpf, der Naseneingang noch hoch. Das Hauptzuwachsgebiet der Nase liegt ebenso wie das der Augenlider und der Ohrmuschel an den freien Rändern (appositionelles Wachstum): An den freien Oberflächen stehen die Zellgrenzen des Epithels senkrecht zur freien Oberfläche. Infolgedessen sind sie an gewölbten Flächen gegeneinander geneigt. An der Nasenspitze wird dadurch ein Epithelkeil gebildet. Dieser Keil wird mehr und mehr von dem tieferliegenden Binnengewebe in Richtung gegen das Fruchtwasser abgehoben. Ursächlich dafür ist das distalwärts wachsenden Epithel der seitlich angrenzenden Oberhaut. So wächst die Nase zunächst ähnlich wie die Ohrmuschel und die Extremitäten als häutiges Organ appositionell und wird dadurch länger.

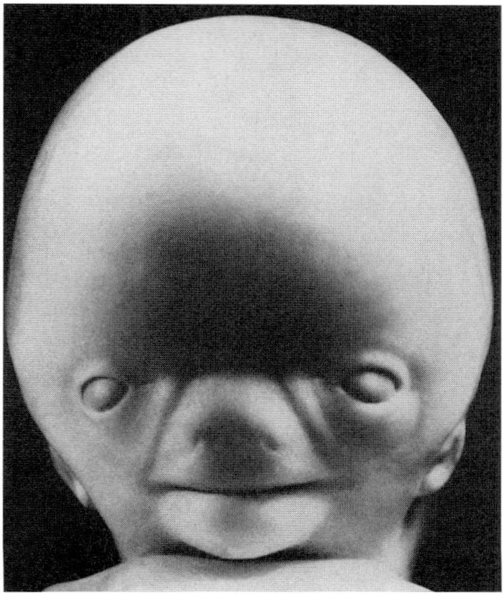

Abb. 13 Gesicht eines 27,3 mm großen menschlichen Embryo (etwa 45 Tage).

Die Nasolabialfurche wird jetzt von einer Nasolabialfalte begrenzt. In der lateralen Gesichtsgegend ist die Cornea zum Teil von den Augenlidern überwachsen. Die Augen scheinen dadurch kleiner als zuvor. Die Ohrmuscheln sind durch das circulär gestraffte Corium des Halses, das den „Kragen" des Embryo bildet, unterhalb des Kinns miteinander verklammert.

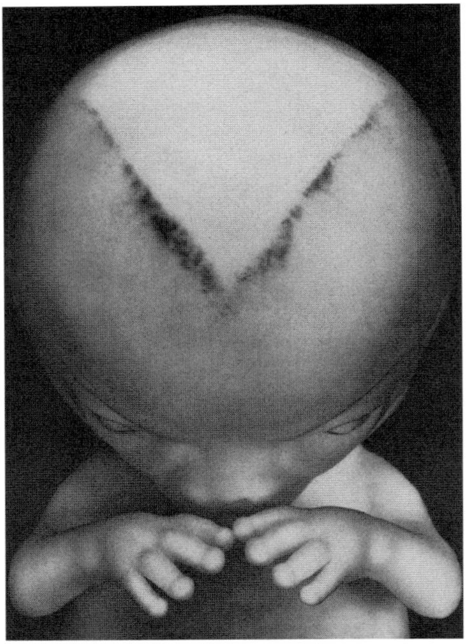

Abb. 14 Gesicht eines 29 mm großen menschlichen Embryo (etwa 8 Wochen).
Der Embryo „spielt bereits mit seinen Fingern". Im Kopfgebiet ist das exzentrische Wachstum des Gehirns antibasal (vor allem oben) so intensiv, dass die Gefäßversorgung der Haut mit dem Wachstum des Gehirns nicht Schritt hält und eine v-förmige Gefäßgrenze besteht. Die Kopfbreite ist noch größer als die Schulterbreite.

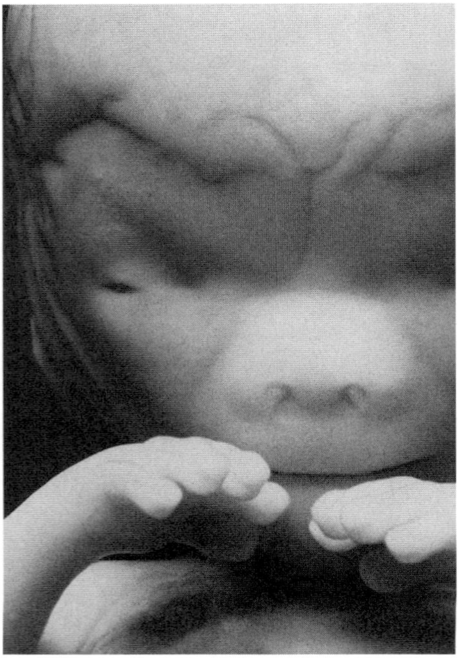

Abb. 15 Gesicht eines 30 mm großen menschlichen Embryo (etwa 8 Wochen).
Das Flächenwachstum der Oberhaut hat an den Lidrändern so wenig Widerstand gefunden, dass die Lidspalte durch beschleunigtes Flächenwachstum der Haut verkleinert worden ist. Im Inneren der Nasenlöcher ist das Flächenwachstum der Oberhaut gedrosselt, so dass hier ihr Dickenwachstum kompensatorisch stärker wurde. Die Nasenlöcher sind durch dieses lokale Dickenwachstum des Epithels „verstopft". Über der Orbita sind in einem halbmondförmigen Bereich geringen Flächenwachstums, den sog. Brauen, die ersten Haarkeime gebildet.

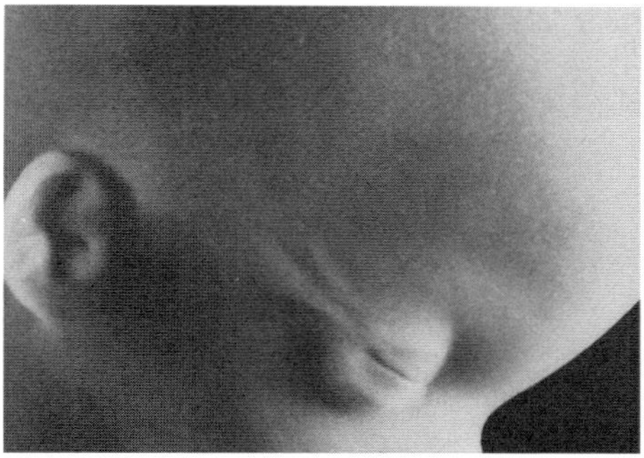

Abb. 16 Gesicht eines 43 mm großen menschlichen Embryo (Anfang 3. Monat).
Analog den Brauen ist jetzt auch die übrige Kopfbehaarung im Entstehen. Die Behaarung ist noch eine innere Behaarung. Die Haarkeime wachsen noch in die Tiefe, also noch nicht wie später nach außen.

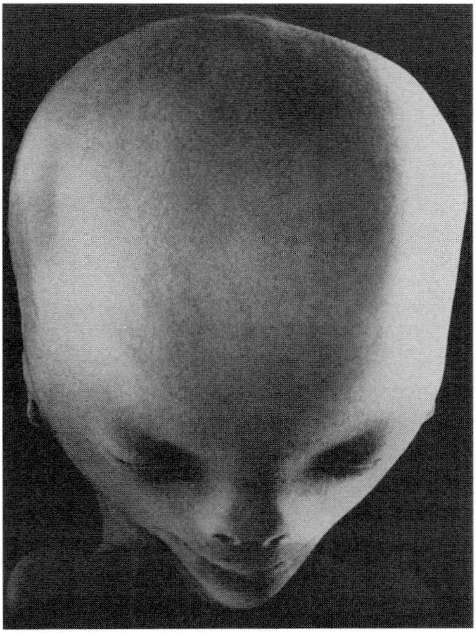

Abb. 17 Gesicht eines ca. 58 mm großen menschlichen Embryo (Mitte des 3. Monats).
Das Gesicht ist länger und schmaler geworden, da der Abstand zwischen Gehirn und Herz infolge der Aufrichtung des Embryo zugenommen hat. Das Volumen des Rumpfes ist noch immer kleiner als das des Kopfes. Die Stirn ist das Resultat des excentrischen Wachstums des Gehirns während seiner Verankerung an der Schädelbasis durch besondere Duragurte (1961). Nie wieder ist die Cerebralisation von so elementarer Bedeutung wie in dieser frühen Entwicklung.

Quellenverzeichnis

Blechschmidt, E. Die embryologische Forschungssammlung in der Göttinger Anatomie. Museumskunde. Walter de Gruyter. Berlin. 1965/1.

3 Die Physiognomie in der Embryonalzeit des Menschen

Erich Blechschmidt

Einen Teil von dem, was der Kliniker auf physiologischem Gebiet sucht, findet er in der Morphologie: Grundfunktionen, elementare Gesetzmäßigkeiten organischer Leistungen und Zusammenhänge, die mit der herkömmlichen Untersuchungstechnik nicht gefunden wurden.

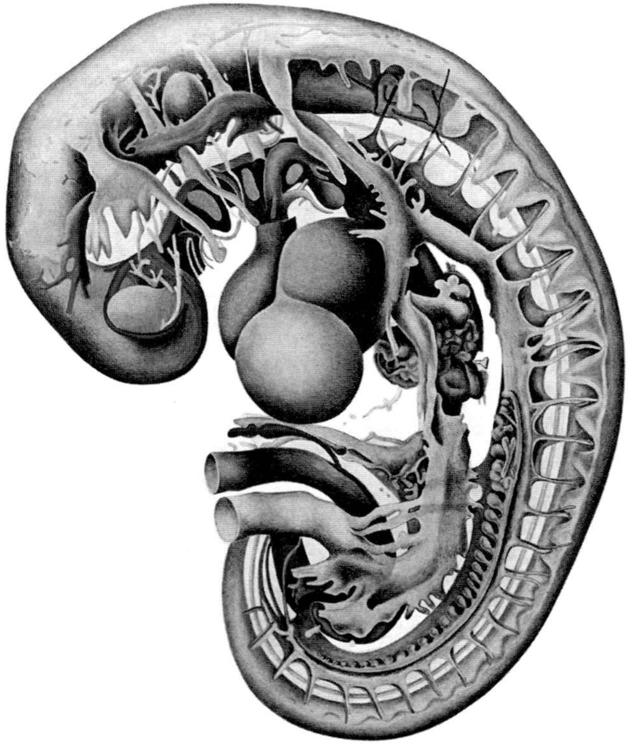

Abb. 1 Schnittserien-Rekonstruktion eines menschlichen Embryo etwa Ende des I. oder Anfang des II. Entwicklungsmonats.
Größte Höhe ca. 4,2 mm. Von Nerven sind nur Trigeminus und Fazialis nahe der Ohrblase schon stärker entwickelt. Im Descensusgebiet der Eingeweide sieht man bereits den Vagus.

Unter dem verständlicherweise ständigen Druck der Aufgaben der Klinik ist die Anatomie nicht nur Zergliederungskunst oder gar nur Zergliederungstechnik, sondern ein Beitrag zur Praxis. Heute besteht die Frage, wie die bisher vermeintlichen Grundbegriffe der **klassischen Anatomie** für die Physiologie und für die Klinik zweckmäßiger als bisher zu fassen sind.

Schon zu Beginn des letzten Jahrhunderts hat ein Anatom, der heute als Begründer der Entwicklungsphysiologie gilt, Wilhelm Roux (1850–1924), eben diese Anatomie unter einem ganz anderen Gesichtspunkt betrachtet, als es bis dahin in der sogenannten **deskriptiven Anatomie** üblich war, nämlich als Veranlassung zum Experiment.

Die experimentelle Ermittlung von Gestaltungsursachen in einem dinglich materiellen Sinn hat jedoch mehrere Schwierigkeiten. Einmal ist **kausale Morphologie** am Menschen selbst experimentell kaum realisierbar. Und was noch wichtiger ist: Aussagen über Ursachen im wirklich sachlich-materiellen Sinn sind systematisch gar nicht möglich, solange nicht sehr genaue Kenntnisse über die Art und Weise der Körperbildung vorliegen. Eine kausale Morphologie ist ohne vorangehende **modale Morphologie** nicht realisierbar. Aber gerade die Art und Weise (der Modus) der Körperbildung war bisher noch nicht untersucht, ja gar nicht untersuchbar. Denn dicht aufeinander folgende Stadien, mit denen die tatsächlich ablaufenden Entwicklungsbewegungen beim Menschen hätten ermittelt werden können, waren exakt topografisch-anatomisch gar nicht feststellbar. Damit fehlte der kausalen Morphologie, so verständlich ihr Ziel war, doch die Grundlage.

Ohne tragfähige Grundlage wurde die wichtige Frage, was die Ursachen der Differenzierung seien, entwicklungsphysiologisch und humangenetisch zu einem unlösbaren Problem. Das weiß jeder, der irgendwo Fragen der Genwirkungen, der Induktion von Differenzierungsvorgängen oder überhaupt Anstrengungen zur Klärung von Fragen der Differenzierung beachtet hat. Tatsächlich wissen wir heute noch nicht einmal, warum die Augen seitlich unter der Stirn liegen oder warum die Nase mitten im Gesicht sitzt. Ja, es ist sogar bisher unaufgeklärt, ob der Mensch normalerweise eine einzige Nase oder, wie wir noch sehen werden, in gleicher Zahl wie Augen in Wirklichkeit zwei Nasen hat.

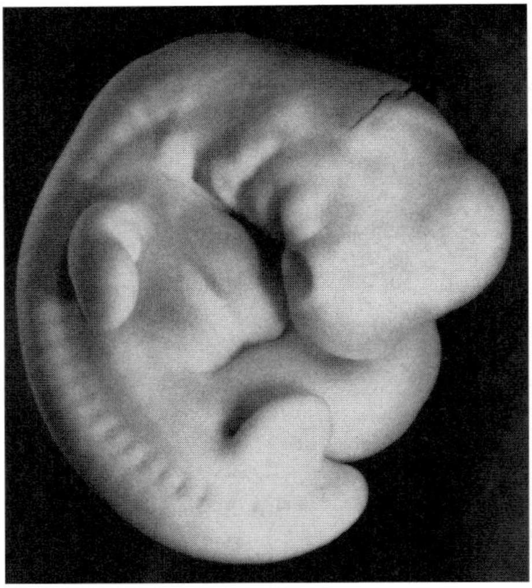

Abb. 2 Anlage eines Menschen etwa in der 5. Woche.
Größte Höhe ca. 7,7 mm.

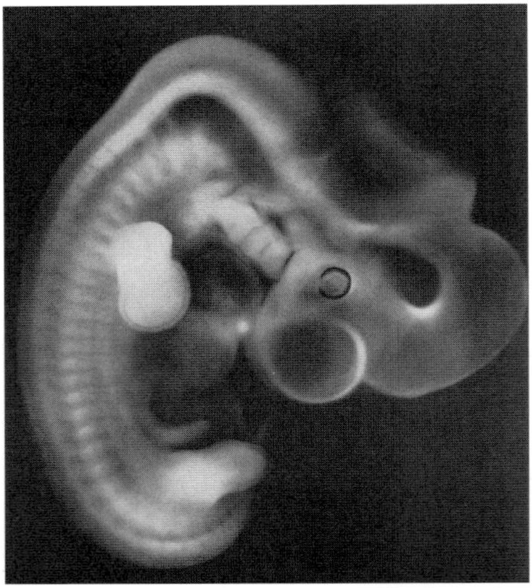

Abb. 3 rechts: Anlage eines Menschen, ebenfalls noch in der 5. Woche.
Größte Höhe ca. 8,8 mm. Schon deutlich paarige Großhirnblasen. Die früher sogenannte Milchleiste lässt sich als embryonale Brustwand mit knorpeligen Rippen und Intercostalnerven erkennen.

Untersuchen wir einen ungefähr 4 mm großen menschlichen Embryo zu Anfang des II. Entwicklungsmonats, so finden wir noch keine Nase, also weder ein einziges noch ein paarig entwickeltes Sinnesorgan in der Nasenregion (Abb. 1). Untersuchen wir einen ungefähr 7 mm großen Embryo (Abb. 2) oder zum Beispiel einen etwa 8 mm großen Embryo (Abb. 3 und 4), so zeigt sich hier, daß es eine linke und eine rechte, also zwei sog. Anlagen von Nasen gibt. Vergleichen wir damit die Gesichtsregion eines ca. 17 mm großen Embryo (Abb. 5), so kann die Existenz einer einzigen Nase in dem aus der makroskopischen Anatomie gebrauchten Sinn nicht zweifelhaft sein.

Hier haben wir es mit anatomischen Fragen zu tun, die in entwicklungsdynamischer Hinsicht lösbar sind. Sie betreffen ein nicht nur fachwissenschaftliches Problem, sondern allgemeiner das Thema: Was ist Physiognomie?

Sicher ist, dass an der Gestaltung des Gesichts und an der Entstehung seines Ausdrucks sehr früh Leistungen des Embryo beteiligt sind. Dazu die Entwicklung des Embryo gleichsam durchsichtig zu machen, erscheint als

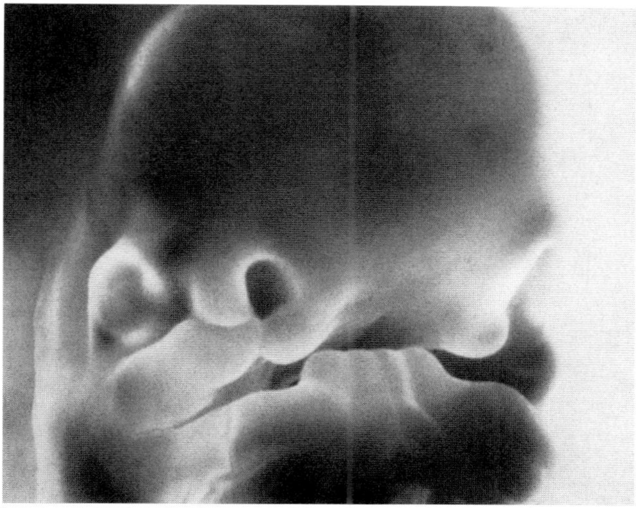

Abb. 4 Teilpräparat desselben, ca. 8,8 mm großen menschlichen Embryo wie auf Abb. 3: Gesichtsregion. Die im Licht stehende Vorwölbung links im Bild ist das rechte Auge, das linke ist im Foto nicht sichtbar.

ein physiognomisches Problem. Es zu beantworten bedeutet, eine Methode zu finden, die sowohl feinste Einzelheiten als auch ihren organischen Zusammenhang zeigt. Nur so läßt sich, wenn überhaupt, herausfinden, auf welche Art und Weise, also wie sich die Gestaltung vollzieht.

An der typischen d. h. im folgenden an der für die Gesichts- und Kopfregion charakteristischen Gestaltung eines menschlichen Embryo sind in erster Linie nicht die Knochen und nicht die Muskeln und dann noch das Fettgewebe maßgeblich beteiligt, sondern in der Hauptsache zunächst das Gehirn, d. h. im menschlichen Embryo sein wachsendes menschliches Gehirn. Dessen Gestaltungskraft ist wirksam, bevor es Knochen und längst bevor es Muskeln gibt (Abb. 1). Dieses Gehirn funktioniert im etwa 2–4 mm großen menschlichen Embryo als kräftigster Teil des Neuralrohrs, als Hauptgestaltungsapparat des Kopfes. Schon während des Übergangs vom ersten zum zweiten Entwicklungsmonat arbeitet es als ein entwicklungsdynamischer Motor, d. h. mit Stoffwechselkräften gegen den Wachstumswiderstand des früh von Blutgefäßen durchzogenen embryonalen Binnengewebes (Mesenchym). In diesem stauen sich zwischen den Zellen Abbaustoffe mit Wasser, Stoffwechselprodukte, die eine dem Flächenwachstum des Ektoderm an Intensität entsprechende Wachstumsgeschwindigkeit des Binnengewebes unmöglich machen. Das Ektoderm und vor allem das vom Ektoderm abstammende Neuralrohr haben, wie die intensive Gefäßversorgung des Neuralrohrs entlang seiner Gewebsgrenzmembran, Basalmembran, beweist, eine besonders energieaufwendige, also aktive Gestaltungsfunktion gegenüber dem angrenzenden Binnengewebe (Mesenchym). In dieser Eigenschaft grenzt das soeben geschlossene Neuralrohr einerseits an die zellfreie Flüssigkeit, die ursprünglich mit dem Fruchtwasser kommunizierende Ventrikelflüssigkeit und andererseits an eine örtlich schon früh verschieden zellreiche Interzellularsubstanz, das zerfließliche Mesenchym. Knöcherne oder auch knorplige Interzellularsubstanz fehlen noch in dem abgebildeten ca. 4 mm menschlichen Embryo zu Anfang des zweiten Entwicklungsmonats.

Wie funktioniert hier beim Übergang des ersten zum zweiten Entwicklungsmonat die Anlage des Gehirns? Sie hat an ihrem freien Ende im Anlagegebiet der Stirn eine besonders dünne Hautschicht als Wachstumswiderstand zu überwinden, eine Schicht, die präparatorisch nachweisbar dem Neuralrohr weniger Wachstumswiderstand bietet als die Haut in der Rückenregion: Nur in der Stirnregion wölbt das Neuralrohr die Haut weit über den Mund des Embryo vor, indem es nach vorn wächst und gleichzeitig nach unten kippt (Abb. 1). Damit verstärkt sich die durch die Vorentwicklung entstandene exzentrische Lage des Gehirns.

Am Neuralrohr entlang verlängern sich, abhängig von den Vorgängen in seinem Stoffwechselfeld, die **Aortenanlagen,** indem sie den hohen Nahrungs- und Sauerstoffverbrauch des wachsenden Gehirns durch ständig neue Blutzufuhr kompensieren und so den Stoffwechsel in der Gehirnregion aufrecht erhalten. Dabei verzweigt sich entlang dem vordersten Teil des Gehirns die vom Herzen kommende Aorta an der wachsenden Gehirnanlage sowohl links als auch rechts jeweils zweidimensional (dichotomisch). Diese zweizinkige Gefäßgabel bleibt Ende des ersten und zu Beginn des zweiten Entwicklungsmonats bei 2–4 mm großen Embryonen im Vergleich zu der schnell wachsenden Gehirnanlage kurz.

Dies entspricht einer allgemeinen Regel arterieller Gefäße, dass sie im Bereich sowohl des Gefäßstammes als auch der hinreichend groß gewordenen

Gefäßsprossen kurz bleiben und auf Kosten ihrer Länge breitkalibrig werden. Die Folge des Kurzbleibens der Gefäße ist, dass die Vorderhirnwand, durch die Gefäßgabel zugfest verankert, nun das Mesenchym, das die Enden der Gefäßgabel miteinander verbindet, strafft. Wie regelmäßig im arteriellen Gefäßsystem, führt damit die dichotomische Gefäßverzweigung im weiteren Verlauf der Vaskularisation zur Bildung einer **Gefäßschlinge.** Durch das Loch dieser Schlinge wölbt sich das Gehirn in Form der Augenblase (Abb. 1). Die Wölbung zeigt nachweislich in Richtung des geringsten Widerstandes (1967).

Jetzt erst bilden sich peripher antibasal am Gehirn durch Stauung von Abbauprodukten entlang der großen Kurvatur des Vorderhirns die ersten **Venen** des Kopfes. Sie entstehen nicht durch Sprossung, sondern durch allmähliches Zusammenfließen mikroskopisch kleiner Flüssigkeitstropfen am Scheitel des embryonalen Vorderhirns (Prosencephalon). Auch hier bleiben die vergrößerten, allmählich zu Gefäßstämmen herangewachsenen Blutgefäße (in diesem Fall Venen) im Vergleich zu dem in die Länge wachsenden Gehirn kurz und unterstützen nun die Haltefunktion der Aorten am Gehirn (Abb. 1).

Dadurch nimmt die Krümmung des Embryo schon im zweiten Entwicklungsmonats schnell zu. Auch die Stämme der ersten großen Venen, die sog. **Cardinalvenen,** verbinden sich zu einer Schlinge. Die Hauptebene dieser Schlinge steht quer zur Längsachse des ihr anliegenden Teils des Gehirns (Abb. 1). Auch diese Schlinge entwickelt mehr und mehr Haltefunktion und behindert dadurch örtlich das Flächenwachstum des Gehirns. Die Behinderung des Flächenwachstums zeigt sich vor allem am Scheitel des Prosencephalon, weit vorn median entlang dem Entstehungsgebiet einer Medianvene (Sinus sagittalis superior), sowie am Übergang der linken in die rechte V. cardinalis, d. h. im Anlagegebiet des Confluens sinuum (Abb. 1, linker Rand der Figur). Die örtlich im Flächenwachstum behinderten Zonen bilden damit ein dreiteiliges Vorderhirn (die linke und rechte Großhirnhemisphäre und das dazwischenliegende Zwischenhirn [Abb. 3]).

Untersucht man in diesem Entwicklungsalter zu Anfang des zweiten Entwicklungsmonats das Binnengewebe (Mesenchym), das zwischen den paarigen Augenblasen und den paarigen Großhirnblasen liegt, so zeigt sich sowohl an

Flachschnitten als auch an Querschnittpräparaten der Kopfanlage, dass hier die Gewebsmaschen des Mesenchym wasserarm und damit ähnlich wie die embryonale Falx cerebri aponeurotica zugfest sind. Dieses verfestigte Binnengewebe inseriert distal an der Haut jeweils zwischen Augenblase und Großhirnhemisphäre. Es hält hier die Haut lokal fest. Die so zurückgehaltene und damit im Flächenwachstum behinderte Haut ist die Anlage der Nasenlöcher, die Tiefreliefanlage der Nase (Abb. 2 und 4). Sie ist entwicklungsdynamisch notwendig paarig. Ihre Lage ist durch die Bilateralsymmetrie der lateralen Blindsäcke des Gehirns bestimmt. Gleichzeitig mit den aktiven Gestaltungsfunktionen der wachsenden Gehirnanlage und den zugehörigen passiven Gestaltungsfunktionen des Gehirnbettes bildet die Anlage der Falx cerebi aponeurotica eine tiefe Einziehung über der Mitte der Mundanlage. Sie ist eine Prädilektionsstelle für eine mediane Spaltbildung im Obergesicht.

Zwischen der als Grube gebildeten Nasenanlage und der allmählich mit der Linsengrube versehenen Augenanlage einerseits und der Mundspalte andererseits entwickeln sich bei einem etwa 6–8 mm großen menschlichen Embryo für die seitliche Nasengegend typische Kerben, jeweils von etwa Y-förmigem Aussehen. Auch sie sind Prädilektionsstellen von Spalten, in diesem Fall vor allem die Prädilektionsstellen der Lippenspalte und der sogenannten schrägen Gesichtsspalte.

Die Kerben beruhen entwicklungsdynamisch darauf, dass die paarigen Nasen- und Augenanlagen während der Zunahme des oberen Kopfumfangs von der Mundspalte weg in Richtung zur Konvexität des Kopfes abrücken. Dabei strafft sich lokal das Binnengewebe des Embryo (Mesenchym) in Form kleiner Stränge. An diesen entlang zieht sich die Oberhaut in Form der beiden Y-förmigen Kerben ein. Die stärkste und gleichzeitig längste der Einziehungen ist die Anlage des Tränen-Nasen-Gangs. Hier wird normalerweise die Oberhaut unter dem Wachstumswiderstand des angrenzenden Binnengewebes zunächst zu einer Rinnenbildung veranlasst. Die Rinne vertieft sich allmählich und schließt sich zum Rohr. Das Rohr mündet entwicklungsdynamisch notwendig vorn und gleichzeitig unten in den Nasenraum, der durch Umrandung der anfänglich schildförmigen, plakodenförmigen Nasengruben entsteht (napfförmige Nasenanlage, Abb. 4).

Alle diese Differenzierungen engen die ursprünglichen Entwicklungsmöglichkeiten einzelner Zellverbände ein, sind aber erst Anfänge noch viel einschneidenderer Differenzierungsvorgänge.

Abgesehen von den genannten Halteapparaten ist noch ein besonderes System von Verankerungen des embryonalen Gehirns nachweisbar, das durch die ersten Nerven entsteht (Abb. 3). Ihre Gestaltungsfunktion hängt von der Krümmung des Embryo (und diese von dem Kurzbleiben der Aortae dorsales entlang dem Neuralohr) ab. Die Krümmung ist entwicklungskinetisch eng mit der schnellen Vergrößerung des deszendierenden Herzens verknüpft und beeinflusst dadurch die Gesichtsentwicklung:

Zwischen Gehirn und Herz verbreitert sich der ganze Kopfdarm weit nach lateral (weißes Feld in Abb. 3 zwischen Gehirn und Herz). Durch die Verbreiterung wird seitlich vom Kopfentoderm die Kopf-Hals-Wand, die später das Lumen des Pharynx umschließt, zirkulär zur Längsachse des Kopfdarms gestrafft. Die Straffung veranlasst, dass vom arteriellen Ende des Herzens (Aorta ventralis) und von den Aortae dorsales Gefäße aussprossen und aufeinander zuwachsen. Dadurch werden Gefäßverbindungen hergestellt, die Kurzschlüsse bilden und schnell an Kaliber zunehmen. Sie stellen allmählich zwischen der Aorta ventralis und den beiden Aortae dorsales Anastomosen her, die sogenannten Visceralbogenarterien. Ihr schon zu Ende des ersten Entwicklungsmonats kräftiges Gefäßkaliber bedingt die Faltung der Kopf-Hals-Wand, die sogenannten Visceralbögen.

Die Gefäßfalten der Kopf-Hals-Wand enthalten Gewebe, das sich an dem benachbarten Gehirn verankert und damit Leitstrukturen für die großen Gehirnnerven bildet, die ersten Nerven des Embryo, die beiden Gesichtsnerven N. trigeminus (V) und N. facialis (VII). Durch den Zug der Verankerung entsteht die Pons und antibasal von ihr ein zunehmend breiteres Dach des IV. Ventrikels, je mehr sich der Herzwulst verbreitert und das Herz deszendiert.

Nur die relativ freien Teile des Neuralrohrs wölben von nun an die Haut und damit die häutige (desmale) Anlage des Schädels weit konvex nach außen (Scheitelbeuge und Nackenbeuge, Abb. 5). Alle übrigen Teile sind sehr eingeengt durch die Vorgänge in der Peripherie, d. h. im besonderen beim Gehirn durch die weitere Gesichtsbildung des Embryo.

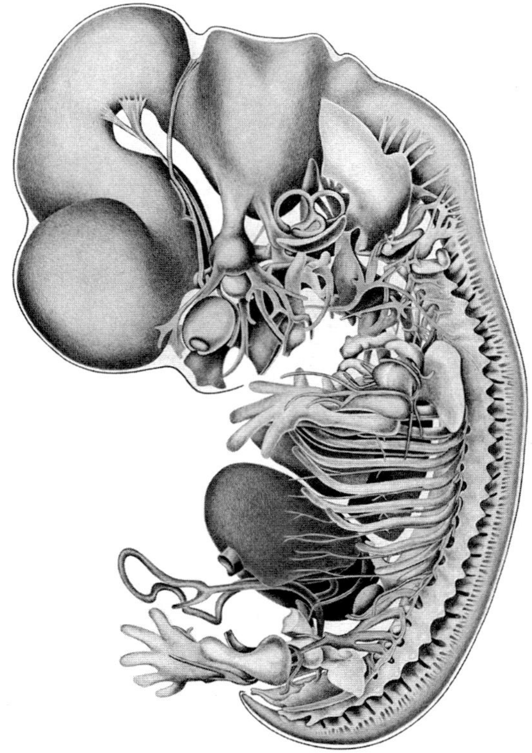

Abb. 5 Schnittserien = Rekonstruktion eines menschlichen Embryo aus der Mitte des II. Entwicklungsmonats. Größe ca.:17,5 mm. Gewicht des Embryo noch nicht ganz 1 g, mehr als das Zweimillionenfache des einzelligen Keims. Das Blutgefäßsystem sowie die Muskeln sind nicht dargestellt.

Es gibt keine Lebensperiode des Menschen, in der sich der Gesichtsausdruck so schnell und so extrem verändert wie in der Zeit der frühen Embryonalentwicklung. Das Gesicht wird das Zentrum des Bewegungsapparates.

Diese Gesichtsentwicklung bedeutet für das Gehirn eine wichtige Randbedingung für seine ganze weitere Entwicklung. Durch sie wird mit der zunehmenden Aufrichtung des Rumpfes die jetzt erst differenziertere Gehirnentwicklung eingeleitet. Erst sie ermöglicht allmählich durch die Komplizierung der Entwicklungsdynamik die besondere Verhaltensweise des Erwachsenen. Mit ihr ändert sich das Erscheinungsbild des Gehirns und des ganzen Menschen durch weitere Umwandlung.

Literaturhinweise

Blechschmidt, Erich: Die vorgeburtlichen Entwicklungsstadien des Menschen. Karger, Basel – New York, 1961.

Blechschmidt, Erich: Der menschliche Embryo. Schattauer, Stuttgart, 1964.

Blechschmidt, Erich: Das Antlitz des menschlichen Embryo. Waage, 1965.

Blechschmidt, Erich: Die Entwicklungsbewegungen der menschlichen Augenblase. Ophthalmol. 153, : 291–308 (1967).

Blechschmidt, Erich: Vom Ei zum Embryo. Die Gestaltungskraft des menschlichen Keims. Deutsche Verlagsanstalt, Stuttgart, 1968.

4 Die Entstehung eines Os frontale

Erich Blechschmidt

Die **klassische Anatomie** hat sich entschieden gewandelt, nämlich zu einer **Gestaltanatomie** oder, allgemeiner gesagt, zu einer **kinetischen Morphologie.** Diese kinetische Morphologie gibt uns die Grundlagen zum Kennenlernen der Kräfte, die sich in den Entwicklungsbewegungen – der formalen Differenzierung – ausdrücken. Die chemischen Faktoren, die an diesem Kräftespiel spezifisch teilhaben, brauchen bei dieser Beschreibung zunächst noch nicht analysiert zu werden.

Hier nun ein Beispiel: das kinetische Feld einer Knochenentstehung, die Entwicklungsbewegungen, die zur Entstehung eines Os frontale führen. Schon

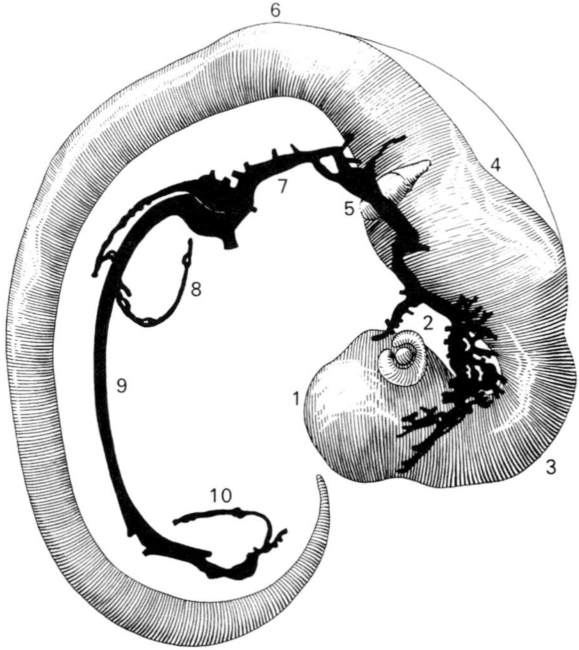

Abb. 1 Bei dem 6,3 mm großen Embryo ist das Neuralrohr mehr in die Länge gewachsen als die Blutgefäße. Repräsentativ für das Gefäßsystem sind hier die Venen dargestellt (schwarz). 1. Großhirnhemisphäre; 2. Auge; 3. Mesencephalon; 4. IV. Ventrikel; 5. Ohrblase; 6. Nackenbeuge; 7. obere Körperwandvene (V. cardinalis superior); 8. Randvene der Armanlage; 9. untere Körperwandvene (V. mesonephritica); 10. Randvene der Beinanlage.

im ersten Entwicklungsmonat vergrößert sich das Neuralrohr vor allem im Kopfgebiet schneller als sein mesenchymales Bett, das ihm vom Herzen her die Nahrung vermittelt. Das wachsende Neuralrohr ist beim jungen Embryo der kräftigste Nahrungsschlucker im Kopfbereich. Zeichen für dieses molekulare Geschehen ist das frühe Entstehen von Gefäßen und Gefäßsprossen in Richtung eines „Stoffwechselgefälles“. Die Gehirnanlage ist in ein dicht vaskularisiertes Mesenchym eingebettet. In dem Bett bleiben, einer allgemein geltenden Regel entsprechend, die allmählich entstehenden Gefäßstämme gegenüber dem von ihnen mit jungen Gefäßsprossen versorgten Gewebe kurz. Das bedeutet für das Wachstum des Neuralrohrs, im besonderen für die frühe wachsende Gehirnanlage: Sie nimmt gegenüber den kurz bleibenden, von basal an das Gehirn heranführenden Arterien und Venenanlagen in stärkerem Maß an Länge zu. Aus dieser Bewegung lassen sich bei Mitberücksichtigung weniger Daten, die aus Lebendbeobachtungen gewonnen werden können (über die elastische Formfestigkeit des lebenden Embryos), die Verteilungen der Wachstumskräfte ziemlich genau abschätzen. Damit machen wir den Schritt von der Entwicklungskinetik zur Entwicklungsdynamik.

Dementsprechend sehen wir den 6,3 mm großen menschlichen Embryo, dessen Gehirn durch die großen Gefäßstämme gezügelt wird, gekrümmt. Die Stirn hängt infolge der Krümmung vor der Mundspalte weit bis an die Nabelschnur herunter. Der Wachstumszug der großen Blutgefäße ist eine Komponente der Entwicklungsdynamik, die zum Beispiel bei einem 10 mm großen Embryo zu ziehharmonikaähnlichen Faltungen und Ausladungen des Gehirns führt. Diese Faltung macht das Ektoderm nicht mit, seine Basalmembran legt sich ziemlich straff gespannt über die seitlich extrem ausladenden Hirnteile – die Anlagen der großen und kleinen Hemisphären. Zwischen dem Ektoderm und den tiefliegenden Hirnteilen – den Einwärtsfaltungen des oberen Neuralrohrs – ist das Mesenchym verdickt. Nur an diesen Stellen ist Platz für eine kräftige Gefäßentwicklung. Die Gefäße bilden lokal fächerförmige Plexus. Die Fächer sind jeweils mit den nachbarlichen Gefäßfächern durch arkadenförmige Brücken von Mesenchymsträngen verbunden, und zwar regelmäßig dort, wo die Fächer an der Konvexität des Kopfes mit ihren peripheren Ausläufern nahe aneinander kommen. Zwischen den Arkaden entstehen die Fontanellen.

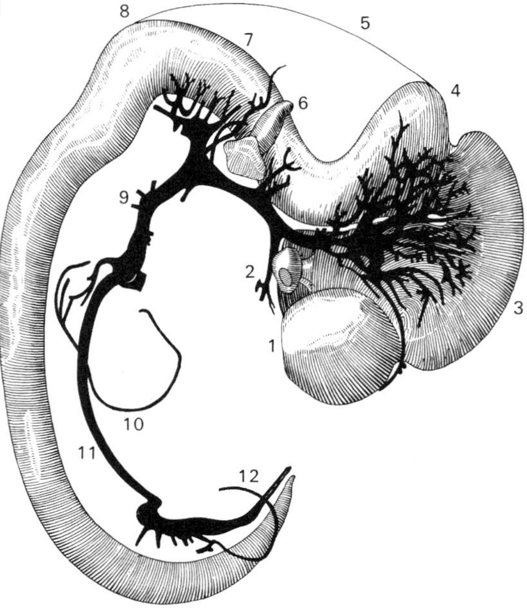

Abb. 2 Nach der Verankerung über dem Auge durch die Aortenanlagen und vor dem Ohr durch den N. facialis (V), vor allem im Viszeralbogen I, hat sich die Gehirnanlage omegaförmig gebogen und dadurch ein Vorderhirn, Mittelhirn und Hinterhirn (Prosencephalon, Mesencephalon und Opisthencephalon) gebildet. Das Opisthencephalon, jetzt schon als Rhombencephalon erscheinend, reicht im Brückengebiet weit lateralwärts, ebenso jede Großhirnhemisphäre.

1. Großhirnhemisphäre; 2. Auge; 3. Mesenzephalon; 4. Kleinhirn; 5. Dach des IV. Ventrikels; 6. Ohrblase; 7. Medulla oblongata; 8. Nackenbeuge; 9. obere Körperwandvene (V. cardinalis superior); 10. Randvene der Armanlage; 11. untere Körperwandvene (V. mesonephritica); 12. Randvene der Beinanlage.

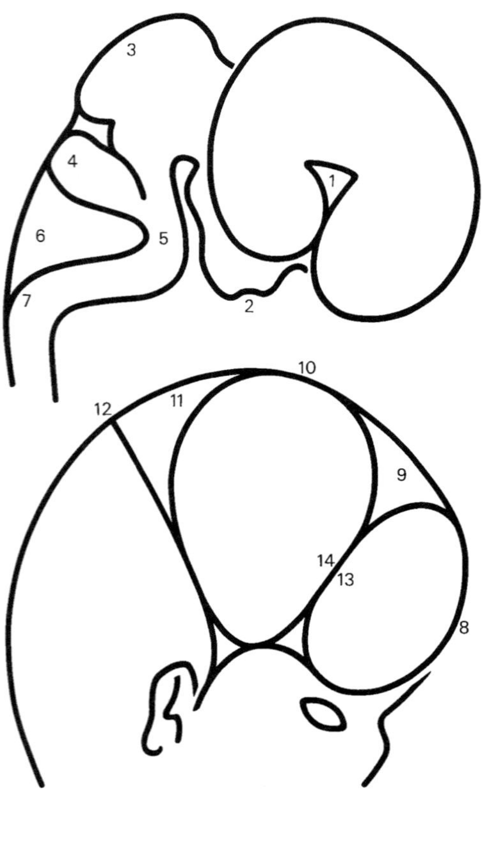

Abb. 3 Die Hoch- und Tiefreliefs eines 29 mm großen Embryo. Oben: die entsprechenden Verstärkungsringe der Dura (Duragurte). Sie sind mit ihren Okzipitalpolen dem Hirnstamm lateralwärts ausgewichen. Dadurch ist bei 1 eine Konkavität – die Anlage der Insel – entstanden. Da das Ektoderm die Einbuchtungen überspannt, ist der Abstand zwischen Ektoderm und Gehirn bei der Insel größer als an den Polen. Durch diese lokale Verdickung des Mesenchyms hat sich der ursprünglich einfache Duragurt der Großhirnhemisphäre in einen frontalen und einen parietalen Gurt unterteilt. Das mesenchymale Gewebe zwischen dem Ektoderm und der Insel hat sich vaskularisiert und gestrafft.

1. Insel ; 2. Zwischenhirn (Dienzephalon); 3. Mesenzephalon; 4. Kleinhirn (Zerebellum); 5. Pons; 6. IV. Ventrikel; 7. Nackenbeuge; 8. bilateraler frontaler Verstärkungsgurt der Dura (ringförmig); 9. große Fontanelle; 10. bilateraler parietaler Verstärkungsgurt der Dura (ringförmig); 11. kleine Fontanelle; 12. okzipitaler Verstärkungsgurt der Dura (unpaar). Zwischen 13 und 14 liegt in der Tiefe die Insel. Alle ringförmigen Gurte liegen in Senken zwischen den Tubera frontalia und parietalia und dem Tuber occipitale (spätere Tuberositas occipitalis externa).

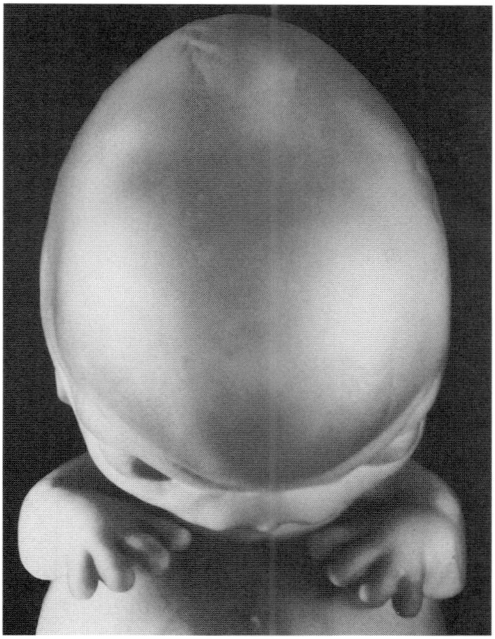

Abb. 4 Noch häutige Kopfwand eines 21 mm großen Embryo. Die Scheitelzone der beiden Duragurte erscheint dunkel.

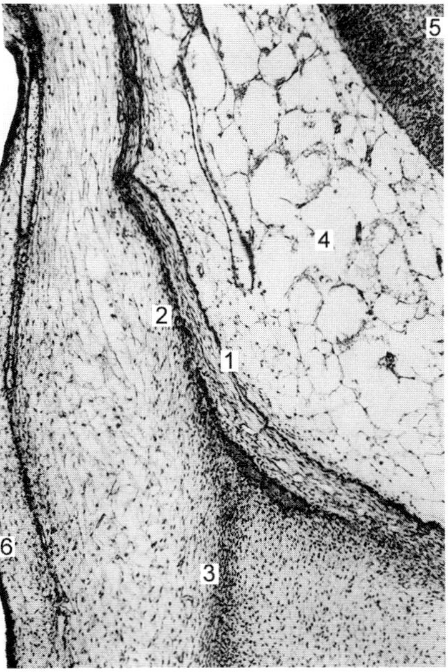

Abb. 5 Frontalschnitt der rechten Supraorbitalregion eines 27 mm großen Embryo.
Bei 1 inneres Blatt der Dura; bei 2 äußeres Blatt der Dura ; 3. Fascia temporalis im Übergang in das Septum orbitale; 4. Arachnoidea; 5. Gehirn ; 6. Haut der Stirn-Schläfen-Gegend. Die Dura ist durch die Bindegewebszüge – die gemeinsame Anlage der Fascia temporalis und des Septum orbitale – bei 2 geknickt. In der Knickstelle ist das Gewebe ausgepreßt. In diesem Verdichtungsgebiet ist bereits ein Os frontale erkennbar. Die tiefe Schicht der Dura ist von der oberflächlichen abgelöst und hat sich mehr parallel zur Gehirnoberfläche eingestellt. Im Ablösungsgebiet sind Venen entstanden, welche die abgepreßte Flüssigkeit ableiten können. Vergrößerung: 427 x.

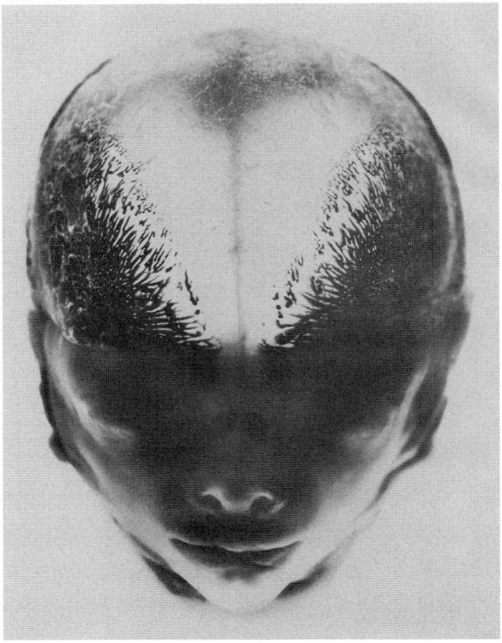

Abb. 6 Bei diesem 80 mm großen Embryo sieht man bereits kräftige fächerförmige Ossa frontalia über den beiden Orbitalrändern. Foto im durchfallenden Licht.

Diese Mesenchymbrücken machen eine charakteristische Entwicklung durch. Sie bilden im zweiten Entwicklungsmonat fünf ringförmige Verstärkungen der Dura: und zwar erstens bilaterale Verstärkungen zwischen den Stirnpolen des Großhirns und der Insel sowie zweitens bilaterale Ringe zwischen der Insel und dem Okzipitalhirn und drittens eine unpaare Verstärkung zwischen dem Hinterhirn (Rhombenzephalon) und den Großhirnhemisphären.
Diese Duragurte sind die Vorläufer der Schädelnähte. Die Schädelnähte entstehen nicht etwa als Folge der Schädelknochenentwicklung.
Sie sind vielmehr eine entwicklungskinetische und damit entwicklungsdynamische Voraussetzung für die Entstehung dieser Knochen. Etwas basal vom Zentrum jeder der fünf umgürteten Zonen entstehen im zweiten Entwicklungsmonat das paarige Stirnbein sowie die paarigen Ossa parietalia und das unpaare knöcherne Okziput.

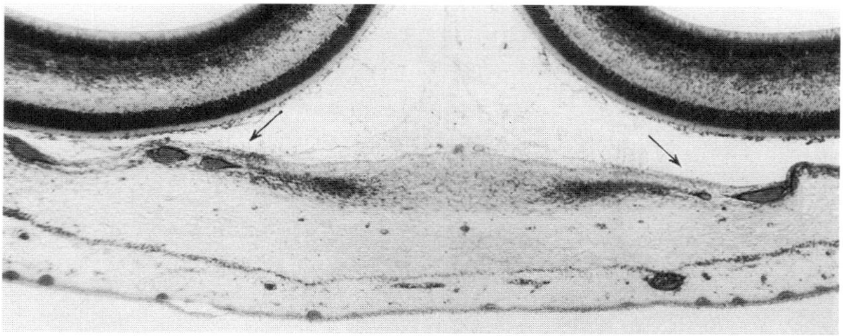

Abb. 7 Horizontalschnitt in der Stirnregion eines 50 mm großen Embryo. Zwei Knochentrabekel (schräg angeschnitten) sind durch Pfeile markiert.
1. Linke beziehungsweise rechte Großhirnhemisphäre; 2. Dura; 3. Kopfhaut. Vergrößerung: 46 x.

Die Entwicklungskinetik bzw. Entwicklungsdynamik, am Beispiel des Os frontale beobachtet, verläuft folgendermaßen:

- Durch das an Umfang zunehmende Gehirn und die Vermehrung der es umschließenden Arachnoidealflüssigkeit strafft sich das mesenchymale Gewebsbett des embryonalen Gehirns, hier vor allem die verhältnismäßig wasserarme Dura.
- Das lokal durch Duragurte verstärkte Gewebe wird allmählich zu einer ballonförmigen, relativ zugfesten, stellenweise eingeschnürten Gehirnkapsel.
- Diese wird während der Ausbildung des Kieferwinkels, zur Zeit des Längenwachstums des Gesichts, in der seitlichen Gesichtsregion verzogen.
- Das in der Regio temporalis gelegene mesenchymale Binnengewebe strafft sich allmählich und übt im Bereich der Fascia temporalis einen Zug auf die Dura aus.
- Dadurch entsteht eine charakteristische Knickung: die Anlage des Orbitalrandes.
- Die embryonale Dura spaltet sich hier in zwei Schichten, eine äußere und eine innere. Die äußere gibt dem Zug der Fascia temporalis nach, die innere folgt dem im Laufe des Wachstums nach oben strebenden Gehirn.
- Zwischen den beiden Duraschichten entsteht ein mit zunehmendem Zug immer schmaler werdender Zwickel.

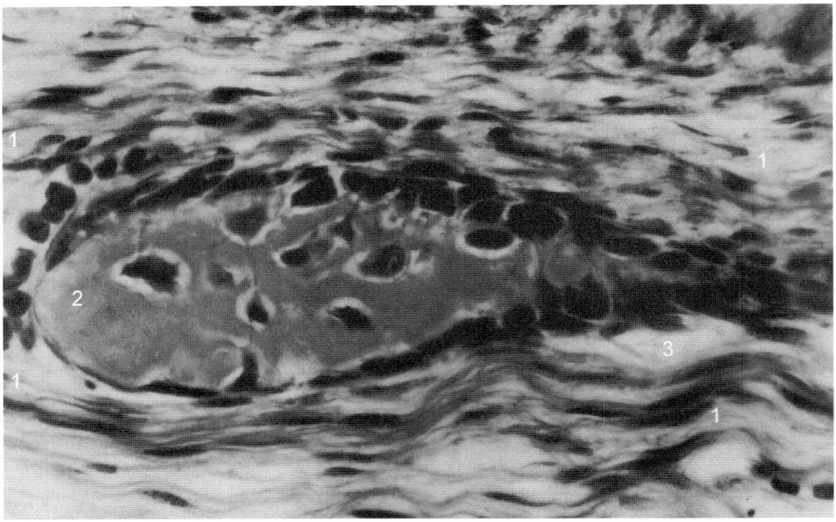

Abb. 8 Einer der markierten Knochentrabekel des Os frontale dextrum der Abb. 7. Man sieht eine typische Stromlinienform des Trabekels. Sie ist dadurch entstanden, dass das junge Os frontale vom wachsenden Gehirn lateralwärts gedrängt wurde, während zwischen den beiden Stirnbeinen das Gewebe, das die Duragurte einbettete, kurz blieb. Im Abscherungsgebiet zwischen dem Knochengewebe und der Dura haben sich die Mesenchymzellen zu Knochenbildungszellen entwickelt. Die Dura – jetzt Periost – ist dem Knochentrabekel fest angepreßt und gleichzeitig in dieser Schnittebene relativ zu ihm im Detraktionsfeld medialwärts am Knochen entlang gestreift. Bei 1 Dura; 2 Osteozyten; bei 3 Osteoblasten. Vergrößerung: 853 x.

- Mit zunehmender Verschärfung des Orbitalrandes, das heißt mit der Verschmälerung des Durazwickels während des weiteren Hirnwachstums, wird die Zwischenzellsubstanz in dem Zwickel verdichtet: Es entsteht die Knochenanlage des Os frontale.
- Die aus der Verdichtungszone abgepresste Flüssigkeit wird durch Venen abgeleitet. Sie sind im Ablösungsgebiet zwischen der äußeren und inneren Schicht der Duraanlage sichtbar.

Die beschriebenen Entwicklungsbewegungen kommen in vivo, wie wir indirekt nachweisen können, durch Bewegungen submikroskopisch kleiner Teilchen (Molekularbewegungen) zustande. Sie sind etwa den – makroskopischen – Teilchenbewegungen vergleichbar, die man bei einem sich dehnenden Gummiballon beobachten könnte, den man vor dem Aufblasen mit einem kleinen runden

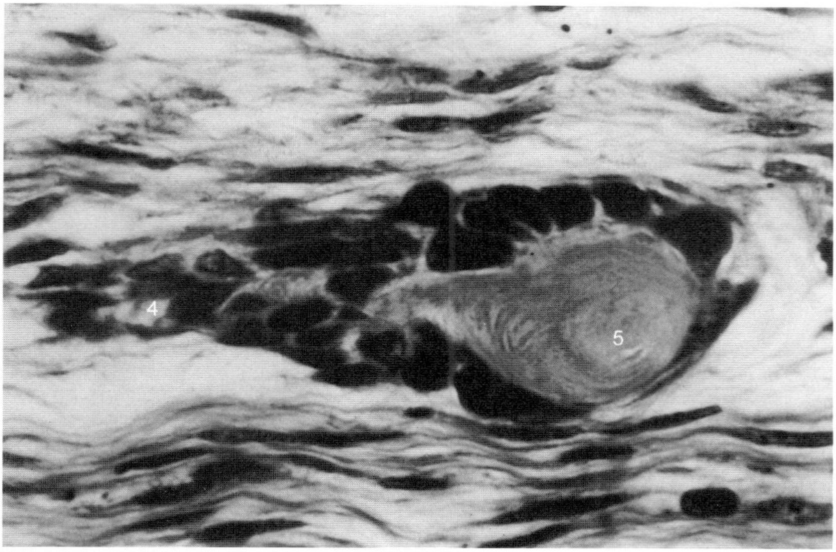

Abb. 9 Ein Trabekel des Os frontale sinistrum aus dem gleichen Schnitt wie oben. Der Trabekel ist wieder schräg geschnitten. Man kann die Schichtung der angebauten Knochengrundsubstanz erkennen. Wieder Stromlinienform.
4 Osteoblasten; 5 exzentrisch geschichtete Knochengrundsubstanz. Vergrößerung: 1500 x.

Heftpflaster beklebt hat. Ein Teil des Klebstoffes breitet sich ähnlich radiär aus wie ein wachsendes Os frontale oder parietale oder occipitale. Entlang dem primären Verdichtungsherd bildet sich während der weiteren Expansion des Gehirns neuer Knochen auf der vorhandenen knöchernen Grundlage.

Histologische Schnitte zeigen entsprechend, dass die von den hart gewordenen Teilen des Knochenkerns radiär ausstrahlenden Trabekel kometenschweifförmig von lokal modifizierten Mesenchymzellen (Osteoblasten) besetzt sind. In ihrem Entwicklungsareal wird neues Knochengewebe gebildet. Schrägschnitte durch die osteoblastenbesetzten Knochentrabekel haben eine der Entwicklungskinetik dieser Strukturen entsprechende Stromlinienform. Die kinetischen Felder, in denen solche Differenzierungen entstehen, sind Abstreifzonen (wir sagen Detraktionsfelder).

Die für die Knochenentstehung typischen entwicklungskinetischen beziehungsweise entwicklungsdynamischen Vorgänge haben sich auch in den übrigen knöchernen Skeletierungsgebieten nachweisen lassen.

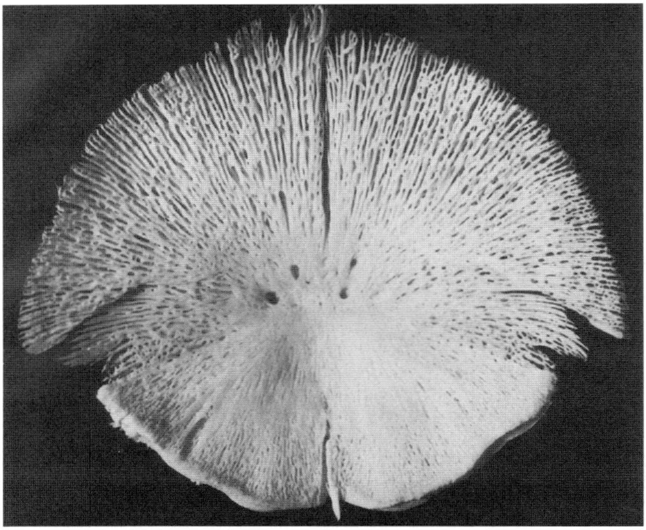

Abb. 10 Os occipitale – jetzt ca. 30 mm groß.
Der Kern des Skeletstücks ist so hart geworden, daß das Wachstum im Knocheninneren stillgelegt ist. Der umgebende mesenchymale Weichteilmantel der hier durch Mazeration entfernt wurde, hatte sich durch sein inzeptionelles (inneres) Wachstum relativ zum Zentrum des Verknöcherungsherdes wieder radiär vergrößert. In dem Detraktionsfeld sind die Knochentrabekel wieder typisch strahlenförmig ausgerichtet.

Quellennachweis

Alle Abbildungen nach Originalpräparaten und Schnittserienrekonstruktionen: Sammlung des Anatomischen Instituts Göttingen; Zeichnungen: E. von Bischoffshausen.

5 Die Entwicklungsbewegungen der menschlichen Augenblase
Ihre Bedeutung für die frühe Gesichtsbildung

Erich Blechschmidt

Schrifttum

> Die Entwicklungsvorgänge sind so kompliziert, dass wir zunächst versuchen müssen, das Einfache kennenzulernen. Die der Untersuchung am sichersten zugängliche Lebenserscheinung ist die jeweilige Gestalt. Erst ihre Kenntnis erlaubt uns die Ermittlung der Gestaltänderungen im Verlauf der Entwicklung als exakte Bestimmung der Gestalt. Bei Mitberücksichtigung submikroskopischer Vorgänge gewinnen wir hier Einblick in die Entwicklungsbewegungen. Sie sind in vivo Bewegungen gegen Widerstände, also Zeichen von Arbeit und lebendigen Leistungen.

Die Differenzierung der menschlichen Augenblase ist, unter dem Gesichtspunkt der Entwicklungskinetik gesehen, wie wir zeigen werden, eine Teilerscheinung ihres Flächenwachstums. Hierüber lagen bisher noch keine Untersuchungen vor. Das humanembryologische Untersuchungsmaterial, die erforderlichen Schnittserien mit den notwendigen Schnittserienrekonstruktionen fehlten. Der Begriff Flächenwachstum war kein Thema topografischer oder gar topogenetischer Untersuchungen. Für regional und intraregional vergleichende Untersuchungen entwicklungskinetisch eng zusammen gehöriger Stadien von Organbildungen und Differenzierungen wurde keine Veranlassung gesehen. Dennoch können solche Untersuchungen geeignet erscheinen, die heute zahlreichen Bemühungen um die Klärung der Histogenese z. B. des Pigmentepithels oder der Retina zu unterstützen, zu erweitern und für Fragen der Funktionsentwicklung des menschlichen Auges zu Rate zu ziehen.

Material und Methode

Das Untersuchungsmaterial wurde unter dem Gesichtspunkt ausgewählt, ontogenetisch zusammengehörige Stadien bei gleicher Vergrößerung zu vergleichen. Um die Entwicklungsbewegungen der Augenblasen mit denen der Gewebe in ihrer Nachbarschaft und im besonderen die Materialbewegungen der verschiedenen Größenordnungen im Inneren der Augenblasen vergleichen zu können, wurden 3–10 mm große menschliche Embryonen untersucht. Die Entwicklungsbewegungen sind hier besonders charakteristisch.

Allgemeine Gesichtspunkte

Die differenten Gewebe in der Kopfregion des Embryo als Momentbilder verschiedener Gestaltungsfunktionen.

Es lassen sich in der Frühentwicklung zwei Gewebsarten unterscheiden: Grenzgewebe und Binnengewebe. Das Grenzgewebe grenzt den Organismus regelmäßig scharf gegen eine Flüssigkeit ab. Es stellt eine meist nur schmale Zwischenschicht zwischen ihr und dem Binnengewebe, ein Diathel, dar. Das Binnengewebe dagegen liegt mehr im Inneren des Körpers. Es ist in diesem Sinne ein Synthel, das am Diathel haftet. Die Zellen des Grenzgewebes haben einseitig ein völlig freies Stoffwechselfeld, sind also nicht an mehreren Seiten von gestauter Interzellularsubstanz (Grundsubstanz) umgeben wie die Zellen des Binnengewebes. Sie sind auch nicht wie die frei schwimmenden Blutzellen allseitig von einem flüssigen Stoffwechselfeld umgeben.

Das erste Binnengewebe findet sich schon im Ei zu Beginn der zweiten Entwicklungswoche als sog. Mesoblast. Das an zweiter Stelle entstehende Binnengewebe erscheint im Inneren der scheibenförmigen Anlage des menschlichen Embryo (Entocystscheibe) etwa am 15. Tag und bildet das sog. mittlere Keimblatt, das Gewebe, das wegen seiner blattähnlichen, häutig-lamellaren Form Meso**derm** genannt wird.

Erst das Binnengewebe des Embryo, das gegen Ende des ersten Entwicklungsmonats als Mesenchym erscheint, hat nicht mehr Häutchenform.

> Es scheint zwischen den lokal verschiedenen Faltungen des Ektoderm und Entoderm „zwischengegossen". Es hat, ähnlich wie eine Flüssigkeit, keine typische Eigenform. Es ist plastisch weich. Seine örtlich wechselnde Gestalt wird während des Flächenwachstums des Embryo vom Grenzgewebe geprägt. Dadurch hat das Mesenchym relativ zu dem aktiv (in vivo unter Energieaufwand und Sauerstoffverbrauch) prägenden Grenzgewebe entwicklungsdynamisch mehr passive Funktion.

Aus diesem Mesenchym gehen allmählich in der Fetalzeit u. a. die verschiedenen Arten des Bindegewebes sowie der Skeletstücke und der Muskulatur hervor, also Gewebe, deren Zellen und Interzellularsubstanz allmählich so große Mannigfaltigkeit besitzen, dass die lokalen Varianten, Arten und Unterarten kaum mehr zu zählen sind.

Ein morphologisch wichtiger Unterschied zwischen Grenzgewebe und Binnengewebe ist, dass den Entwicklungsderivaten des Binnengewebes im Gegensatz zum Grenzgewebe die Fähigkeit zum Flächenwachstum fehlt. Reaktionsflächen, wie sie das Grenzgewebe bei der körperlichen Begrenzung des Embryo hervorzubringen vermag, kommen in dem allseits vom Grenzgewebe (Ektoderm bzw. Entoderm) umschlossenen Binnengewebe nicht vor.

> Als Leitstruktur für die Blutgefäßbildung vermittelt das Mesenchym dem Neuralrohr, dem kräftigsten Grenzgewebe der Kopfanlage, seine Nahrung und damit die Energie für seine Gestaltungsfunktionen. Die Energie verbraucht das Neuralrohr als erster (aktiver) Gestaltungsapparat der Kopfanlage. Nirgends in der embryonalen Kopfanlage ist die Kapillarisierung anfangs dichter als im Kontaktgebiet des Mesenchyms mit der Gehirnanlage, also im Bereich ihrer jungen Pia.

Verglichen mit dem anfangs schnellen Flächenwachstum des Grenzgewebes, bestimmt das junge Binnengewebe während der Oberflächenvergrößerung des wachsenden Embryo durch seinen Wachstumswiderstand gegen die Entwicklungsbewegungen des Grenzgewebes dessen Wachstumsarbeit. Die hier erkennbaren kinetischen bzw. in vivo dynamischen Wachstumsunterschiede interessieren uns im folgenden für die Frage, wie die für die menschliche Gesichtsbildung typischen Lagebeziehungen zwischen Auge, Großhirn und Nase entstehen.

Wenn wir bei menschlichen Embryonen regional und intraregional vergleichend histologisch die Lage, Form und Struktur der menschlichen Augenblase untersuchen, um uns dadurch die Entwicklungsbewegungen in der ganzen Kopfregion deutlich zu machen, haben wir Gelegenheit, Leistungen des Nervensystems kennenzulernen, die mit keinen anderen Methoden nachweisbar sind. Dies ist die besondere Aufgabe der nachstehenden Untersuchung.

Ergebnisse

Solange die Augenblase nur ein Blindsack des Neuralrohrs ist, besteht sie aus einer mikroskopisch dünnen Lage gleichförmiger Zellen. Diese Zellen bilden als Abkömmlinge des Neuralrohrs das Rückenmark, das Gehirn und die Augenblasen.

Das überall anfangs gleichartige Cytoplasma bildet die Anlage der Perikaryen und Fortsätze, die, allmählich örtlich verschieden, nur nahe der embryonalen Pia, die Ernährung für das Neuralrohr vermittelnd, weiße Substanz entstehen lassen. Dadurch jedoch, dass die Augenblasen, wie wir sehen werden, sich schon früh zwischen Gehirn und Oberhaut lagern, erwerben sie die Fähigkeit, eine Zwischenposition zwischen beiden einzunehmen, indem sie hier zu einem „hautförmigen Gehirn" werden. Sie zeigen dabei cytoarchitektonische Bildungen und Beziehungen zwischen den zum Pigmentepithel und zur Retina werdenden Gehirnteilen, die sich schon morphologisch als Stoffwechselfelder näher bestimmen lassen und so durch viele heute bekannte Stoffwechselbeziehungen zwischen dem Pigmentepithel einerseits und der Retina andererseits gekennzeichnet werden.

Die nur geringe Zellvermehrung im Pigmentepithel und die intensive reiche Zellvermehrung in der wachsenden Retina sind im Stadium der genauer zu beschreibenden Augenbecherbildung ein sicheres Zeichen dafür, dass schon das embryonale Pigmentepithel trotz seiner scheinbar intensiven Ernährung durch die embryonale Choriokapillaris nur wenig aus der Choriokapillaris aufgenommene Nahrung behält und das meiste an die wachsende Retina weitergibt. Eine Folge dieser Tätigkeit ist die nachträglich deutlich werdende Pigmentbildung. Das Pigmentepithel „ärgert sich gleichsam schwarz", dass es schon embryonal in ungewöhnlich hohem Maße Frondienste für seinen Nachbarn, die ihm allmählich dicht angelagerte Retina, leisten muss. Da sich bei regionalem Vergleich auch andere im Wachstum geschwächte Formationen der epithelial, genau gesagt „diathelial" angelegten Gehirnanlage finden, die nach besonderen Kontakten pigmentiert werden, ist der Schluss naheliegend, das Pigment in der schwach bleibenden Außenwand des Augenbechers als „embryonales Abnutzungspigment" und damit funktionell aufzufassen.

Die Entwicklungsbewegungen der Augenblase als Komponenten der Entwicklungsbewegungen der Kopfanlage

In Abb. 1 ist die Kopfanlage eines ca. 3,4 mm großen menschlichen Embryo dargestellt. Die Mundspalte (bei 11) ist vom Oberkieferwulst flankiert. Ventral vor dem Oberkieferwulst liegt die Augenanlage. Sie ist wenig lateralwärts vorgewölbt und enthält als kräftige Unterlage die Augenblase (Abb. 2). An der Wurzel der Augenblase bildet das Binnengewebe einen mesenchymalen Strang (oberhalb 14 in Abb. 2). Wir nennen ihn den **Halter der Nasenanlage.** Er verankert das Ektoderm beidseits im Bereich der später sog. Riechplakode, also im Bereich des Ektoderm der Nasenanlage ventral im arterialisierten Mesenchymbett der Gehirnanlage (vgl. Abb. 2 mit Abb. 4). Der Halter der Nasenanlage wird in einem Frontalschnitt quer getroffen (Abb. 3 bei 4).

In einem solchen Schnitt sieht man auch die Augenblase mesenchymal verankert. Diese Verankerung nennen wir den **Halter der Augenanlage** (Abb. 3 bei 3). Er wird im Frontalschnitt längs getroffen. Im Insertionsgebiet dieses Halters findet man regelmäßig die Basalmembran geschwächt, so dass hier ein fließender Übergang zwischen Epithel und Mesenchym, eine sog. Fusion, besteht. Durch den Wachstumswiderstand der Halterung gegenüber dem wachsenden Neuralrohr wird in der normalen Entwicklung die Augenblase kranialwärts (in Richtung zum Scheitel des Mittelhirns) vom Diencephalon abgebogen (Abb. 3 sowie Abb. 8 bei 11). Ähnliche Bildungen wurden bei

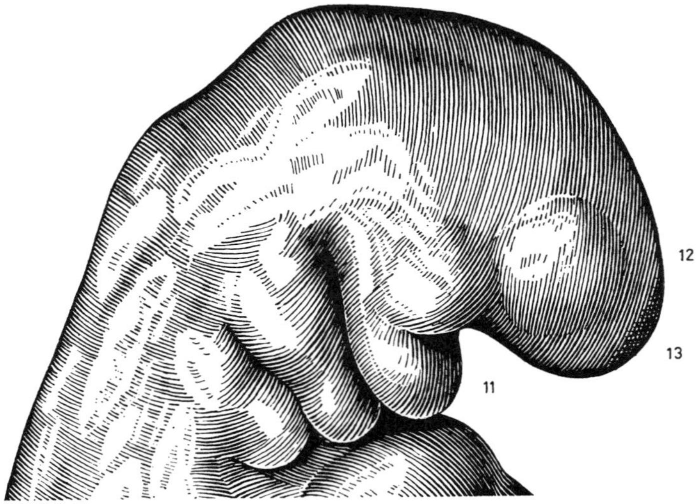

Abb. 1 Kopfregion eines ca. 3,4 mm großen menschlichen Embryo zur Übersicht über die Lage der nachfolgend abgebildeten Augenanlagen.
Unterhalb (11) Herzwulst. Linker Hand von (11) Anlagen der Visceralbögen (Beugefalten des Embryo). Oberhalb (11) Oberkieferwulst. Zwischen (11) und (12) in Höhe (12) Augenanlage. Die dorsal vom Entoderm gelegenen Aortae dorsales sind äußerlich nicht erkennbar. S. hierzu Abb. 4. Vergrößerung: 50 x.

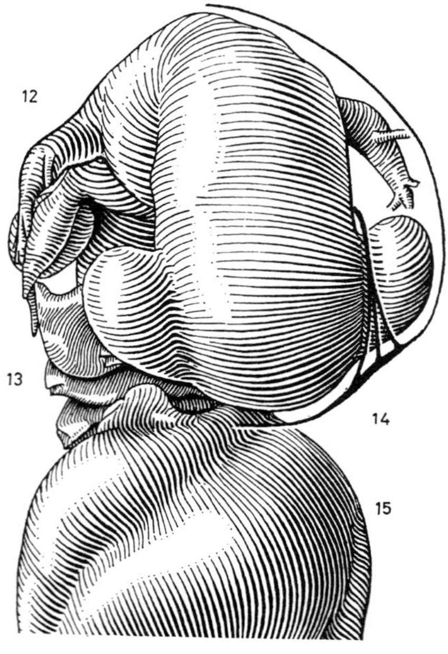

Abb. 2 Gehirn mit Augenblasen. Ansicht von vorn, ca. 3,4 mm großer menschlicher Embryo (27 Somitenpaare).
Unterhalb (12) N. trigeminus (V). Darunter N. facialis (VII), vestibulocochlearis (VIII) mit Ohrblase. Bei (13) die Schlundtaschen genannten Beugefalten. Oberhalb (14) Anlage der Riechplakode (Nasenplakode) mit Gubernaculum nasi. Neben (15) Serosa im Bereich des Herzwulstes. Vergrößerung: 50 x.

der Entwicklung der Großhirnblasen (Anlagen der Großhirnhemisphären) gefunden.
Untersuchen wir das Entwicklungsareal der Augenanlage etwa Anfang der 4. Woche, so finden wir, dass das Binnengewebe zwischen dem Ektoderm und seinem Abkömmling, dem Neuralrohr, nicht ungeordnet, sondern schichtweise teils zirkulär, teils longitudinal zur Längsachse des Neuralrohrs ausgerichtet ist. Das zirkulär zur Längsachse des Neuralrohrs ausgerichtete Binnengewebe dient nahe der Mittelhirnanlage den distalen Quellen der größeren Körperwandvene der Kopfregion (V. cardinalis superior) als Leitstruktur (Abb. 4, Venen bei 30). Die longitudinalen Züge (gestrichelte Linien Abb. 4) gehen im Bereich des embryonalen Vorderhirns, d. i. im Bereich des sich verbreiternden Endes des Neuralrohrs in die genannten zirkulären Touren des Binnengewebes über und bilden da den Halter des genannten Ektodermabschnitts, der zur epithelialen Nasenanlage wird (Abb. 2, oberhalb 14).

Die beschriebenen Befunde lassen sich folgendermaßen deuten:

> Das Binnengewebe dient den großen Gefäßen als Leitstruktur. In der Leitstruktur bleiben die Stammgefäße im Gegensatz zu ihren kapillaren Aufzweigungen und dem benachbarten Grenzgewebe, dessen Stoffwechsel (Nahrungsverbrauch) die Kapillarisierung veranlasst, relativ kurz. Die Binnengewebsstränge funktionieren frühembryonal als Fassungen, zwischen denen sich das intensiv wachsende embryonale Neuralrohrgewebe vorwölbt (Augenblase, Gehirnabschnitte).

Vom mesenchymalen Binnengewebe gezügelt, wölben sich die Augenblasenanlagen zunächst lateralwärts vor und biegen dann in Richtung gegen das Mittelhirn um (oberer Pfeil, Abb. 8). Diese Einstellung ist eine charakteristische Folgeerscheinung der Krümmung des Embryo, die durch ein intensives Längenwachstum des Neuralrohrs einerseits und eine Wachstumsretardierung der großen Gefäßstämme, vor allem der Aorten, andererseits entsteht.

Zu der Zeit, da die Augenblasen in Richtung gegen das Mittelhirn umbiegen (Abb. 3), wird die Wand des Vorderhirns nahe der Kommunikationsstelle zwischen dem Liquor des III. Ventrikels und dem der Sehventrikel

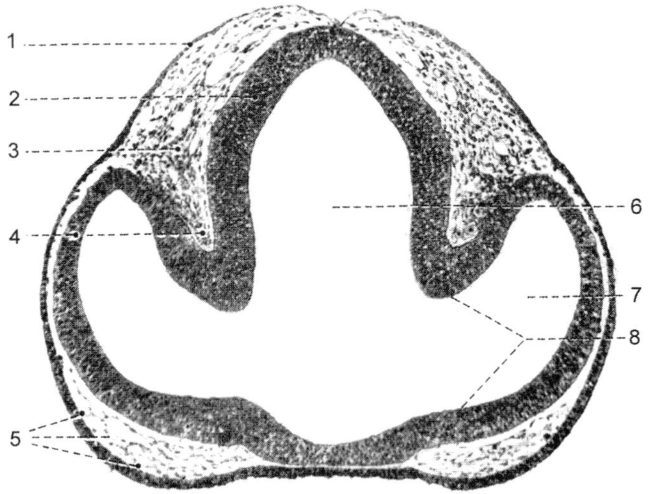

Abb. 3 Gehirn mit Augenblasen. Ansicht von vorn. Embryo mit ca. 28 Somitenpaaren. Schnittebene entsprechend Abb. 2 und 5.
1: Ektoderm, oben im Vergleich zum Ektoderm (unten in der Abbildung) durch beschleunigtes Flächenwachstum verdünnt. 2: Diencephalon. 3: Halter der Augenblasen entsprechend den gestrichelten Linien der nachfolgenden Abb. 4. Bei (4) Augenblase (Saccus opticus) mit medial angrenzendem „Schnürgurt der Augenblase". Bei (5) Ausstrahlungsgebiet des Halters der epithelialen Nasenanlage. Der Halter schnürt die Augenblase an ihrem Übergang in das Diencephalon ein. 6: Unpaarer Ventrikel. 7: Paariger Ventrikel. 8: „Foramen interventriculare opticum". Nach *Bartelmez* (1954). Vergrößerung: 160 x.

geknickt. An der Knickstelle (unterhalb 4 in Abb. 3) entwickelt sich der Stiel der Augenblase als Anlage des später sog. N. opticus (II). Der Schnürgurt, der obengenannte Halter der Nasenanlage, inseriert, nachdem er die Kerbe an der Augenblasenwurzel distal verlässt, über der Mundspalte am Ektoderm. Hier hält er während der zunehmenden Oberflächenvergrößerung des wachsenden Embryo das Ektoderm in Form der Riechplakoden (Nasenplakoden) lokal an seinem Standort fest und bedingt dadurch die Epithelverdickung.

An dem nicht durch Bindegewebsstränge fixierten Rand der Riechplakode wächst die ganze umgebende Oberhaut und mit ihr die Kopfwand gegen Ende des ersten Entwicklungsmonats als Hochrelief weit vor. An der Grenze von Hoch- und Tiefrelief entsteht, besonders oben, wo die embryonale Stirn schnell an Umfang zunimmt, eine scharfe Kante, der Rand des später sog. Nasenlochs. An ihm divergieren die Zellgrenzen der Basalschicht der Oberhaut in Richtung

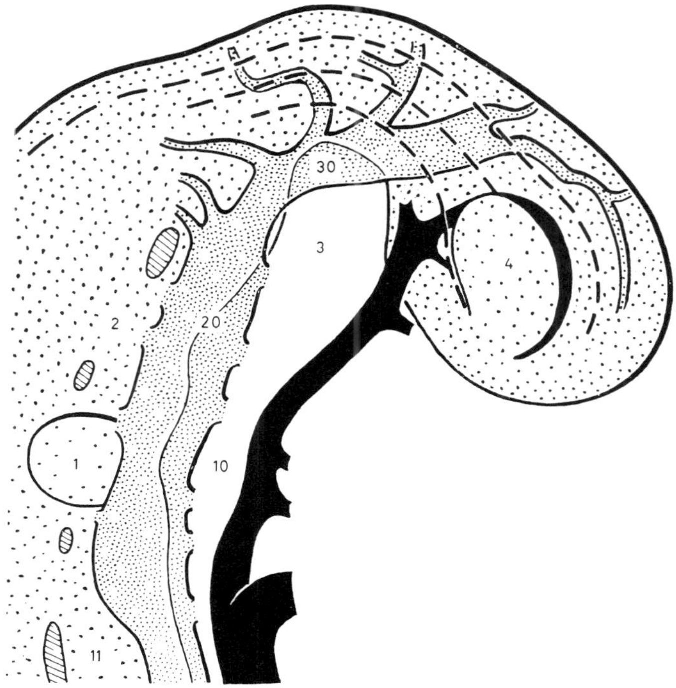

Abb. 4 Kopfregion des 4,2 mm großen menschlichen Embryo.
1: Ohrblase, darüber und darunter zwischen (2) und (11) Wurzeln der Hirnnerven. Über (3) Hauptknick des Neuralrohrs. Linkerhand von (10) V. cardinalis superior (Pars cephalica). Rechterhand von (10) Aorta dorsalis dextra. Schwarzes Feld rechterhand von (3): primäre Großhirnzügel. Punktiertes Feld linkerhand von (3): sekundäre Großhirnzügel. 4: Augenblase (Saccus opticus). Gestrichelte Linien (im Spreizungsgebiet der Venenwurzel): longitudinale Gewebszüge, an denen die Augenblasen verankert sind. Vergrößerung: 50 x.

von der Basalmembran zur freien Oberfläche des Periderm. Die Zellen sind hier keilförmig. Ihr Verband bildet ein typisches Keilepithel. Dieses Keilepithel bedeckt ein mitosenreiches Mesenchym, die Anlage der Wand der Nase, im besonderen die Matrix der später knorpligen Nasenkapsel. Die Riechplakoden liegen infolge der Breite des Vorderhirns zunächst weit lateral.

Da im menschlichen Körper in der Regel keine planen Oberflächen existieren, haben Epithelzellen fast immer Keilform. Wirklich kubische oder zylindrische Epithelzellen kommen nur sehr selten vor. Grenzgewebe sind also Keilepithelien. Je nach Lage und Form der Keilepithelien – konvex oder konkav gewölbt an der zur Flüssigkeit hin freien Oberfläche – sind wachstumsfunktionelle Bedeutungen ihres Flächenwachstums verschieden.

«Siehe dazu: E. B., Ontogenese des Menschen, S.62ff, Kiener, München 2012» (K. Obermeier)

Untersuchen wir die Augenblase bei einem etwa 3,7 mm großen menschlichen Embryo im Schnitt (Abb. 5), so zeigt sich noch immer die typische Neuralrohrstruktur. Fast alle Zellen liegen noch nahe der Ventrikelflüssigkeit.

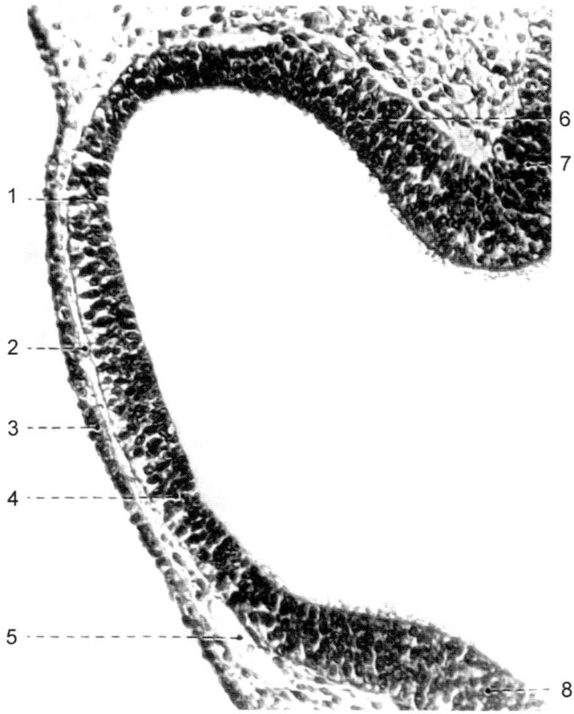

Abb. 5 Augenblase eines ca. 3,7 mm großen menschlichen Embryo. Noch alle Zellen nahe der Ventrikelflüssigkeit annähernd gleich jung (kurzzeitiges Stadium). Schnittrichtung entsprechend Abb. 3.
1–4 Anlage der Retina im Beginn des Dickenwachstums. 2: Binnengewebe (Mesenchym) in Fortsetzung von (5) kurz bleibend. 3 Ektoderm. 5 Noch kapillarer Stamm der A. hyaloidea. 6 Anlage des Pigmentepithels. 7 Diencephalon. 8 Übergang in die Anlage des Stirnhirns.
Vergrößerung: 300 x.

Frische Präparate sind charakteristisch durch den Reichtum an ventrikulären Mitosen. Wir schließen daraus: alle Zellen sind noch ziemlich gleich jung. Der Zellverband hat noch als Ganzes Ependymcharakter.

Untersuchen wir das Auge eines ca. 3,7 mm großen menschlichen Embryo bei etwas stärkerer Vergrößerung, so finden wir, dass das Binnengewebe zwischen der Augenblase und dem Ektoderm nur eine dünne Gewebsschicht bildet. Sie ist schmaler als das angrenzende Ektoderm und sehr viel schmaler als die angrenzende Anlage der Retina. Dieses Gewebe ist die Leitstruktur der noch kapillaren Anlage der A. hyaloidea. Das zwischen Grenzgewebe eingeschlossene

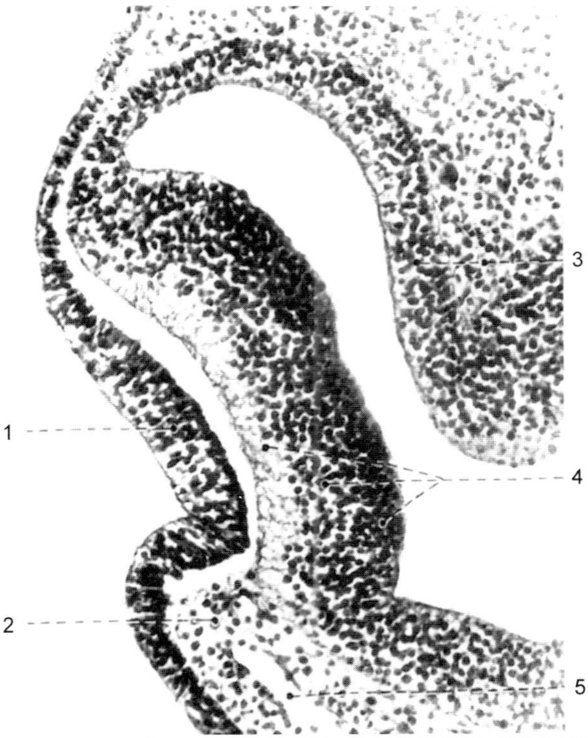

Abb. 6 Augenbecher eines ca. 5,5 mm großen menschlichen Embryo. Retina an ihrer Außenseite kurz geblieben, gegen den Sehventrikel konvex gekrümmt, verdickt und in weiße und graue Substanz geschichtet (langzelliges Stadium). Zum großen Teil aus Müller-Zellen bestehend.
1 Linsenanlage. 2 Äste der A. hyaloidea. 3 Pigmentepithel. 4 Graue Substanz der Retina. 5 Stamm der A. hyaloidea. Wie zuvor Retina senkrecht zu ihrer Außenfläche geschnitten.
Vergrößerung: 300 x.

Binnengewebe führt nach Ausweis der Vaskularisation in vivo der Augenblase Nahrung zu. Diese Nahrungszufuhr ist, nach den Dickenunterschieden der benachbarten Grenzgewebe zu schließen, zur Retina größer als zum benachbarten Ektoderm. Damit stimmt überein, dass die Wand der Augenblase nicht nur zur Zeit ihrer Entstehung dicker ist als das benachbarte Ektoderm, sondern auch noch später an Dicke und an Volumen bzw. an Masse gegenüber dem Ektoderm zunimmt (vgl. Abb. 5 mit Abb. 6).

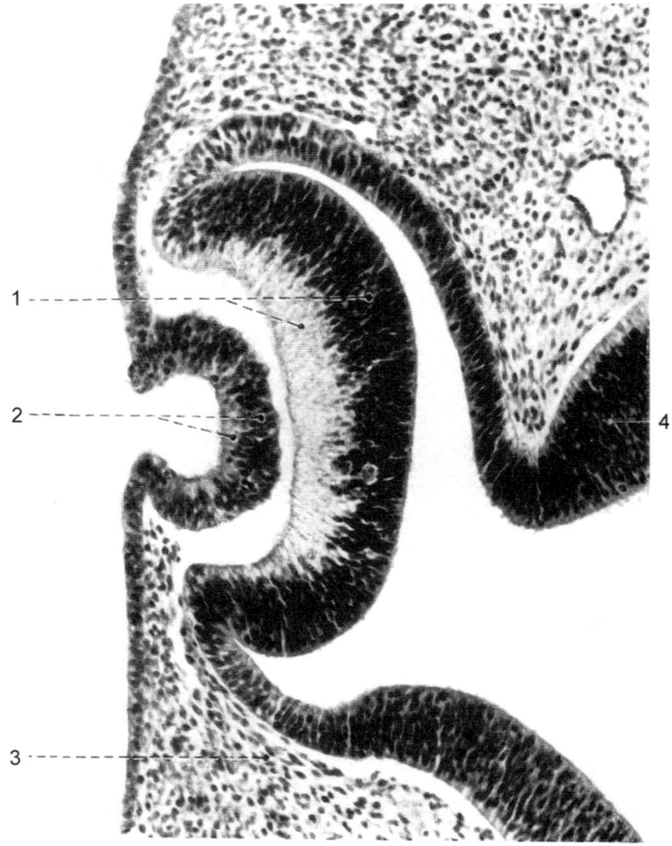

Abb. 7 Augenbecher in einem ca. 6,3 mm großen menschlichen Embryo. Retina schon nahezu maximal gekrümmt.
1 Graue und weiße Substanz. 2 Dicker Teil der napfförmigen Linsenanlage. 3 Gestrafftes Binnengewebe als Leitstruktur der noch immer kapillaren A. hyaloidea. 4 Diencephalon.
Vergrößerung: 225 x.

Während die Anlage der A. hyaloidea und ihrer Aufzweigungen, ähnlich wie alle bisher untersuchten nahrungsspendenden Blutgefäße des Embryo relativ zu dem ernährten Grenzgewebe (Epithel) kurz bleibt, nimmt das Flächenwachstum der Augenblase schneller zu als das des ihr benachbarten Ektoderm. Mit der ungleichen Oberflächenvergrößerung krümmt sich die Augenblase und kollabiert allmählich, so dass sie zum Augenbecher wird. Die Krümmung erfolgt gleichzeitig mit der Bildung der Linsenanlage (vgl. Abb. 6 mit Abb. 7).

Der Augenbecher beeinflusst in diesem Stoffwechsel durch seine Formbildung die Entstehung der Linsenanlage (Abb. 8 und Abb. 6 und 7). Eine Teilkomponente dieser Entwicklungsbewegungen ist die Entwicklungsbewegung der Retina. Diese krümmt sich medialwärts konvex.

Die Krümmungsbewegung der embryonalen Retina kann kinetisch regional vergleichend mit der Bildung der Hohlhand während der embryonalen Vorbereitung der Greifbewegungen verglichen werden. Auch dort sind die

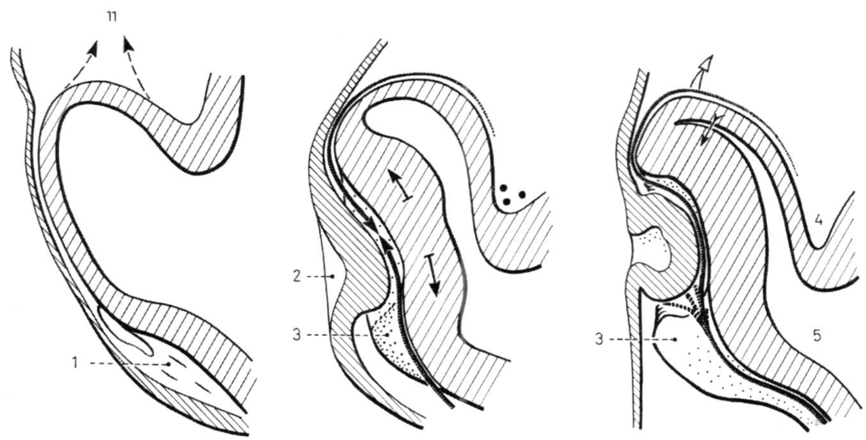

Abb. 8 Schema der Entwicklungsbewegungen des menschlichen Auges zur Zeit der noch zunehmenden Krümmung der Retinaanlage. Links: Embryo 3,7 mm. Mitte: 5,5 mm. Rechts: 6,3 mm. 1 Vaskularisiertes Binnengewebe mit Anschnitt der noch kapillaren A. hyaloidea. 11 Gubernaculum opticum. 2 Linsengrube. 3 Temporaler Rand der Augenbecherspalte. 4 Knickfurche zwischen Augenbecher und Augenbecherstiel. 5 Noch offene Verbindung zwischen Sehventrikel und III. Ventrikel. Konturierter Pfeil ⇨: Bewegung des Augenbechers relativ zum Augenbecherstiel. Geschwänzter Pfeil ➤: Beginnende Nahrungsaufnahme der Retina von seiten des Pigmentepithels. Drei einzelne Punkte: Gubernaculum nasale quer. 11 Halteapparat entsprechend den gestrichelten Linien (Abb. 4).

Blutgefäße als Halteapparate einer häutigen Anlage beteiligt. Sich krümmend „ergreift“ sozusagen der Augenbecher ein Stück Ektoderm und formt dieses als Linsenanlage.

> Wie mit Recht schon seit längerem allgemein auf Grund von experimentellen Untersuchungen analoger Verhältnisse bei Tieren angenommen wird, ist dieser Prozess kein rein mechanischer Vorgang, sondern z. T. auch ein Stoffwechselprozess. Wie wir 1966 näher begründeten, können rein mechanische Vorgänge in vivo gar nicht vorkommen, allerdings auch keine rein chemischen Prozesse. Unsere Beschreibung ist also keine Erklärung einer Entwicklung, sondern nur eine Klärung der Dynamik einer Entwicklung.

Die Induktion der Linse ist keine Kontaktwirkung, die rein chemisch erklärt werden könnte. Die allgemeinen genetischen Informationen, wie z. B. die mechanischen, gehören auch hier zu den elementaren Voraussetzungen der Differenzierung.

Im Rahmen der zunehmenden Krümmung der embryonalen Retina ändert sich ihre Struktur. Sobald die kapillare Anlage der A. hyaloidea kurz bleibt und die ihr benachbarte Retina sich verdickt und krümmt, verschmälern sich die Zellen der Retina an der Konkavseite und verbreitern sich an ihrer Konvexseite. Dabei versetzen sich die kernhaltigen dicken Teile der Zellen der Retinaanlage nahezu radiär zum Mittelpunkt der Augenanlage, d. i. in Richtung der jeweils kürzesten Verbindungslinien zwischen der konkav und konvex gewordenen Seite der Retina. Gleichzeitig drängen sich dünnste Zellfortsätze senkrecht zur Konkavseite der Retina dicht nebeneinander. Nur an der Konvexseite finden wir kugelige Zellen mit vielen ventrikulären Mitosen. Die kernreiche und nahe dem Sehventrikel mitosenreiche Zone ist die erste „graue Substanz“ der Retina. Sie entsteht wie im ganzen Neuralrohr ventrikelnahe. Umgekehrt bilden die zellkernfreien Teile der Zellen die Anlage der weißen Substanz der Retina (Abb. 5 bis 7). Der dieser Differenzierung zugrunde liegende Bewegungsablauf gilt im Prinzip allgemein für das ganze Neuralrohr.

Das Verhalten der Neuralrohrzellen, ihre Leistung, die sich in diesen Entwicklungsbewegungen äußert, beruht auf ihrer Fähigkeit, lokal den gegebenen

Ortsverhältnissen entsprechend, sich abschnittsweise verdicken und verdünnen zu können, indem sie kolbenförmige Gestalt annehmen (Kolbenepithel). Ein Verband kolbenförmiger Zellen stellt regelmäßig eine lagebedingte Wachstumsmodifikation des primitiven Nervengewebes dar.

An der beschriebenen Konkavseite der Retina liegen die dünnen Teile der Kolbenzellen, das sind die Fortsätze der dicken Zellabschnitte, der sog. „Zellganglien". Die schmalen Zellabschnitte sind so dünn, dass in ihrem Cytoplasma keine Zellkerne Platz haben. (Auch dieser Sachverhalt gilt für die Entstehung der weißen Substanz im ganzen Neuralrohr allgemein.) Die kolbig aufgetriebenen den Zellkern und sein Perikaryon enthaltenden Teile der Zellen wurden früher als embryonale „Ganglienzellen" aufgefasst. Sie sind aber in Wirklichkeit, wie wir elektronenmikroskopisch sehen, nur ganglienförmige, d. h. knotenförmige Teile von Zellen. Wir haben sie deshalb statt Ganglienzellen Zellganglien (Cytoganglien) genannt. Sie sind im vorliegenden Fall noch keine Neurocytoganglien, also keine Teile von Nervenzellanlagen (Neuronen), sondern nach Ausweis unserer noch besonders zu erörternden elektronenmikroskopischen Beobachtungen die kernhaltigen dicken Abschnitte von primitiven „Langzellen", welche die Grenzmembran an ihrer der Peripherie zugekehrten Konvexseite, also die Anlagen der beiden Membranae limitantes miteinander verbinden.

> Insbesondere im Neuralrohr können sich Epithelzellen mit zunehmender Differenzierung zu kolbenförmigen Zellen entwickeln. Die zellkernhaltigen, dicken Teile des Kolbens sind in der Regel in der „grauen Substanz" zu finden, sie werden weiter unten im Text auch als „Perikaryen" bezeichnet; die Masse der dünnen Anteile von kolbenförmigen Zellen finden sich überwiegend in der „weißen Substanz". Je nachdem wie sich in der fortschreitenden Entwicklung später submolekulare Fluxionsrichtungen in den dünnen Zellaspekten der Kolben orientieren, entwickeln sich (karyofugale) Neuriten oder (karyopedale) Dendriten. Genaueres dazu in: „Die Entwicklung des menschlichen Nervensystems" im Kapitel „Strukturentwicklung".

Zwischen der zentralen und peripheren Membrana limitans steppen die Zellgrenzmembranen die frühembryonale Retina senkrecht zu ihrer inneren und äußeren Oberfläche ab. Sie verbinden am Frischpräparat der menschlichen Retina die beiden Membranae limitantes zugfest miteinander. Die embryonale Retina hat also nicht nur ihre charakteristisch gewölbte Form, sondern hält sich in dieser Form. Sie hat eine charakteristische Formfestigkeit. Auch dieses Merkmal gilt im Prinzip für alle Abkömmlinge des Neuralrohrs, auch dort, wo die Langzellen nicht die Form von Müller-Zellen haben.

> Die Formfestigkeit der embryonalen Retina bestimmt die Formfestigkeit des ganzen embryonalen Auges. Sie ist präparatorisch sehr gut nachweisbar, sobald man am frischen Objekt mit einer dünnen Nadel das embryonale Auge künstlich zu deformieren versucht. Der intraokulare Druck im klinischen Sinn fehlt zunächst noch. Er bekommt erst im Verlauf der späteren Entwicklung für die Formfestigkeit des Auges Bedeutung.

Die Zellgrenzmembranen halten durch ihre Elastizität die Retina im Verlauf ihrer weiteren Entwicklung dünn und ermöglichen dadurch ihr Flächenwachstum. Wie hier nochmals hervorgehoben werden muss, sind zur Zeit dieses Wachstums Ganglioblasten im Sinne von jungen Neuronen noch nicht nachweisbar. Die Ganglionblasten entstehen erst, wenn der Prozess der Krümmung der Retina beendet ist und sie sich dann während ihres weiteren Wachstums abflacht.

Zusammenfassung

Die Entwicklungsbewegungen der Augenblase sind Teilbewegungen von Faltungen des Neuralrohrs, an denen das Mesenchym bewegungshemmend beteiligt ist. Bei etwa 3–10 mm großen menschlichen Embryonen wölbt sich die Augenblase, der Ausrichtung der anliegenden Mesenchymmaschen entsprechend, zunächst lateralwärts und winkelt sich dabei in bestimmter Richtung vom Diencephalon ab. Im Verlauf dieser Einstellung passt sie sich durch ein genauer beschriebenes Flächenwachstum, das die Entwicklung der Riechgruben zur Folge hat, in den Raum zwischen Gehirn und Ektoderm in Form eines schmalen Blindsacks ein.

Als Teil dieser Entwicklungsbewegungen krümmt sich die Retina konvex gegen den Sehventrikel, so dass die Augenblase kollabiert. Dadurch entsteht im Inneren der Retina die erste Schichtung in weiße und graue Substanz: In der weißen Substanz ordnen sich die Fortsätze der Perikaryen dicht nebeneinander mit ihren Hauptrichtungen senkrecht zu den Grenzflächen der Retina (Membranae limitantes), d. i. in kürzester Richtung zur Kontaktfläche der Retina mit dem Gewebsbett der A. hyaloidea (dieses Bett enthält die erste Nahrungsquelle der Retina). Die Fortsätze der Perikaryen werden so schmal, dass in ihnen (d. h. summarisch in der weißen Substanz) die Zellkerne keinen Platz haben. Diese liegen mit ihren Perikaryen regelmäßig an der konvexen Seite der Retina und bilden hier die graue Substanz. Sie stellen keine Ganglienzellen, sondern nur ganglienförmige, dicke Teile von primitiven Gliazellen (Zellganglien von langen Zellen) dar.

Während der Frühentwicklung der grauen und weißen Substanz entstehen noch keine embryonalen Neurone (Ganglioblasten). Mit den Befunden kann keine Entwicklung, wohl aber eine Dynamik einer Entwicklung geklärt werden.

Quellennachweis

Alle Abbildungen nach Originalpräparaten und Schnittserienrekonstruktionen: Sammlung des Anatomischen Instituts Göttingen; Zeichnungen: E. von Bischoffshausen.

Weitere Abbildungen in:

Blechschmidt, Erich: Die vorgeburtlichen Entwicklungsstadien des Menschen. (Atlas und Text deutsch-englisch.) Basel, New York: Karger, 1961.

Blechschmidt, Erich: Der menschliche Embryo. (Farbiger Atlas deutsch-englisch.) Zweite Auflage. Stuttgart: Schattauer, 1964.

Blechschmidt, Erich: Vom Ei zum Embryo. (Kurzer Leitfaden)

6 Die Differenzierungsbewegungen der menschlichen Nase

Erich Blechschmidt

Beim Menschen beeinflusst das Großhirn die Nasenbildung in einer Weise, die in vieler Hinsicht mit der experimentell untersuchten Beeinflussung der Linsenanlage durch die Augenblase vergleichbar ist.

Einleitung

Obwohl der Bau der menschlichen Nase schon immer als ein Problem der Gesichtsbildung betrachtet wurde (Schultz 1920, Hochstetter 1953), ist dennoch unklar geblieben, wieso die Nase ein notwendiger Bestandteil des menschlichen Antlitzes ist. Darüber wissen wir eigentlich nichts. Eine Klärung der hier angeschnittenen Frage wäre aber von Interesse, wenn wir, von topogenetischen Gesichtspunkten ausgehend, gewisse, wahrscheinlich allgemeiner geltende, Rahmenbedingungen von Differenzierungsvorgängen kennenlernen wollen, die mit morphologischen Methoden erfasst werden können.

Material und Methode

Damit die Entwicklungskinetik der Nase wenigstens in ihren hauptsächlichen Phasen genügend übersichtlich bestimmt werden kann, habe ich vorwiegend eng aufeinanderfolgende Stadien jüngerer menschlicher Embryonen untersucht. Beginnend mit der Untersuchung eines 4,2 mm großen menschlichen Embryo, der erst ein frühes Stadium der Riechplakoden zeigt, wurden Embryonen mit etwa 6 bis 58 mm größten Körperdurchmessern untersucht. Die mikroskopischen Befunde wurden ausnahmslos an den Totalrekonstruktionen (Reihenrekonstruktionen) meiner Sammlung kontrolliert. Mit dem Entwicklungsstadium eines etwa 61 mm großen menschlichen Embryo wurde der Anschluss an die Spätentwicklung und damit im Prinzip an die vom Erwachsenen bekannten Verhältnisse erreicht.

Befunde

A. Sagittale Komponenten von Entwicklungsbewegungen

In Abb. 1 sind die beiden Embryos mit der Rückenebene vertikal eingestellt, d. h., die Embryos sind mit der Ebene, welche die Wurzeln der vier Extremitätenanlagen, im besonderen die Wurzeln ihrer kaudalen Cervicalnerven und Lumbalnerven, enthält, vertikal (parallel zu den seitlichen Bildrändern) eingestellt. Der Ebene entspricht beim Erwachsenen etwa die Ebene, die fast frontal durch die Mittelpunkte der Gelenkköpfe der Schulter- und Hüftgelenke geht, also sozusagen die „Standebene" darstellt. Die Orientierung der Embryos in der „Rückenebene" hat sich bei Untersuchungen von Entwicklungsbewegungen, zumal im Kopfgebiet, deshalb empfohlen, weil sie Vergleichsmöglichkeiten und damit eine Übersicht über die Differenzierungsbewegungen in Körperregionen gibt, die bisher nur ungenügend oder gar nicht in Totalrekonstruktionen von Embryos topografisch bestimmt werden konnten. Wir kommen auf die gewählte Orientierung in den folgenden Schnittpräparaten stets wieder zurück. Die in der Rückenebene orientierte Rekonstruktion, die in Abb. 1 (links) wiedergegeben ist, zeigt, dass das Vorderhirn bei (2) noch kaum zwischen den Augenblasen (1) ventro-kaudalwärts (nach unten in der Abbildung) vorragt. Die Augenblase (helles Feld bei 1) ist in diesem frühen Entwicklungsstadium noch größer als die Hemisphärenanlagen (dunkles Feld bei 2). Beide Gehirnabschnitte hängen noch nicht so tief wie in den nachfolgenden älteren Stadien ventral vor der Mundspalte herab (Abb. 1 rechts und Abb. 2 oben). Das Ektoderm bildet dementsprechend bei dem abgebildeten 4,2 mm großen Embryo noch keinen Blindsack für das Vorderhirn, der ventral vor der Mundspalte tief nach unten reicht.

Der kaudalwärts konvex gegen die Nabelschnur vorgewölbte kleine Vorderkopf liegt noch in einer schmalen Nische des Amnion. Das Gesamtvolumen des Kopfes ist viel kleiner als in dem rechts abgebildeten älteren Entwicklungsstadium. Der Vorderhirnwulst, den wir in dem Relief der Hemisphärenanlage des älteren der beiden abgebildeten Embryos bis in die Gegend von x bzw. 3 verfolgen können, ist in dem links abgebildeten Stadium noch stark gekrümmt, dagegen in dem rechts abgebildeten älteren Stadium abgeflacht.

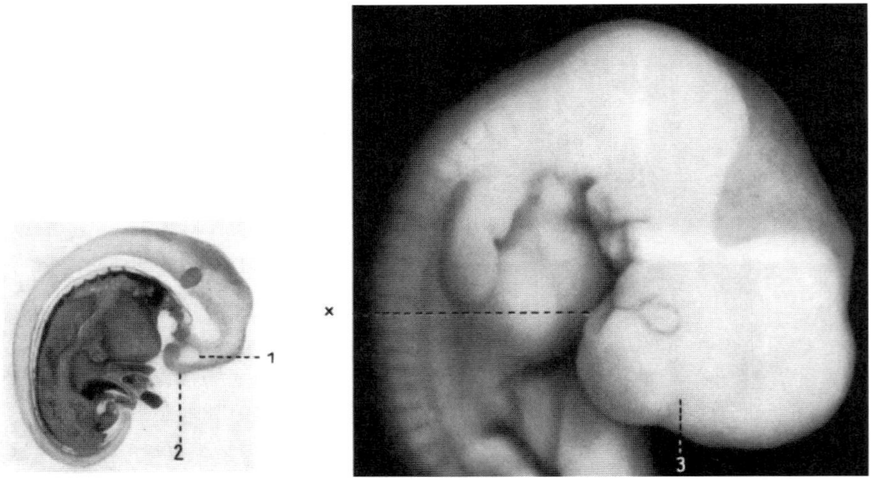

Abb. 1 Entstehung der Riechgruben. Links: 4,2 mm großer menschlicher Embryo (noch ohne Riechgruben). Rechts: 8,6 mm großer menschlicher Embryo mit Riechgruben. Rechts ist der dem Herzwulst zugekehrte Rand der Großhirnhemisphäre, die zwischen (x) und (3) schon stark gewachsen ist, abgeflacht.
1 = Augenblase. Links von (2) noch stark gewölbter Rand der Anlage der Großhirnhemisphäre. Bei (3) wird die Hemisphäre gegen das Mesencephalon von einem Bindegewebsstrang eingeschnürt. Der Strang ist proximal in Verlängerung der Linie (3) in dem Bindegewebsbett der kapillaren Aorten zugfest verankert. Rechts gleiche Vergrößerung wie links (Vergrößerung: ca. 7,5 x).

Wie Abb. 2 oben für verschiedene Konturen früh aufeinanderfolgender Entwicklungsstadien schon jetzt zur Übersicht schematisch andeuten soll, kommt die Abflachung durch eine Abrollbewegung der Gehirnwand im Sinn des abgebildeten Pfeils zustande. Diese Abrollbewegung charakterisiert die Frühentwicklung des Bodens des frühembryonalen Diencephalon. Sie ist medial und lateral verschieden stark. Lateral ist sie an der Basis der paarigen Hemisphärenanlagen besonders intensiv.

Dies ist, wie wir nun sehen wollen, eine charakteristische Vorbereitung der normalen Nasenentwicklung. Sie wird lateral durch Reliefbildungen bei (x‘) und (y‘) Abb. 3 besonders präzisiert. Erst wenn die Riechplakoden und danach die Riechgruben bei den 5 bis 10 mm großen Embryos entwickelt sind, erscheint die Vorderhirnwand, an ihrer Basis entlang der Mundspalte untersucht, nahezu in einer Frontalen eingestellt (Abb. 2 oben). Dann ist der Boden des Diencephalon, z. B. bei dem abgebildeten 8,6 mm und 10 mm

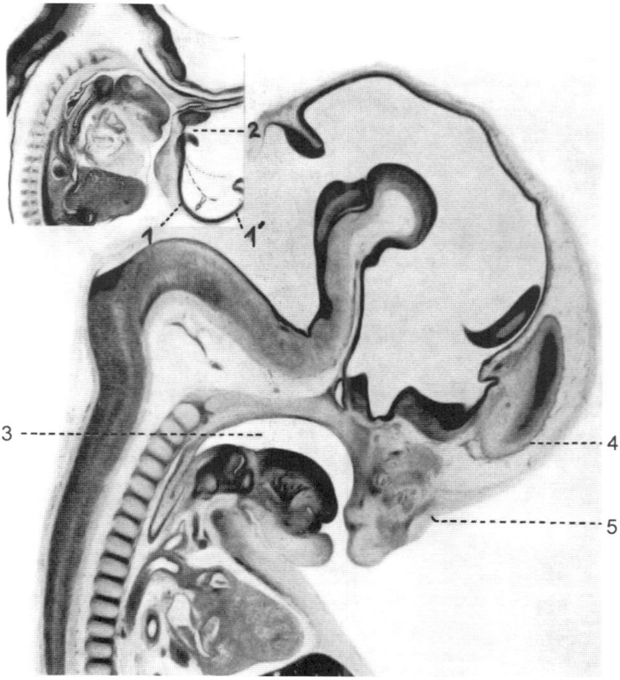

Abb. 2 Entstehung des Nasenseptums. Oben: Embryo 10 mm, unten: Embryo 21 mm (Katalog 2863 und 159). Während der Aufrichtung des Gehirns bleibt das vordere Ende des Kopfdarms seitlich an den Wangen des Embryo fixiert, ohne die Aufrichtung des Gehirns mitzumachen. Die Wachstumsdifferenz wird durch das Nasenseptum ausgeglichen.
Zwischen (1) und (2) ist die Dura dicker und zugfester als zwischen (1) und (1'). Entlang der zugfesten Dura ist das wachsende Gehirn bereits in Richtung des Pfeils abgeflacht. Vergrößerung 8 x.

großen Embryo (Abb. 1 und 2), median ziemlich flach, dagegen lateral, wo sich die Chiasma und Olfaktoriusregion entwickelt, mittelhirnwärts vorgebeult (Reliefbildungen am Boden des embryonalen Zwischenhirns mit Wachstum in Richtung der Pfeile bei x' und y' [Abb. 3]).

Es ist gar nicht schwierig, durch Mikroskopieren geeigneter Vergleichsstadien zusammengehörige Lage-, Form- und Strukturänderungen sowohl des Gehirns als auch der Riechplakoden bzw. Riechgruben zur Zeit dieser Entwicklungsbewegungen nachzuweisen (Übersicht Abb. 3). Da sowohl die Wand des embryonalen Gehirns als auch seine bindegewebige Kapsel während dieser Entwicklungsperiode gut identifizierbare örtliche Verschiedenheiten in ihren

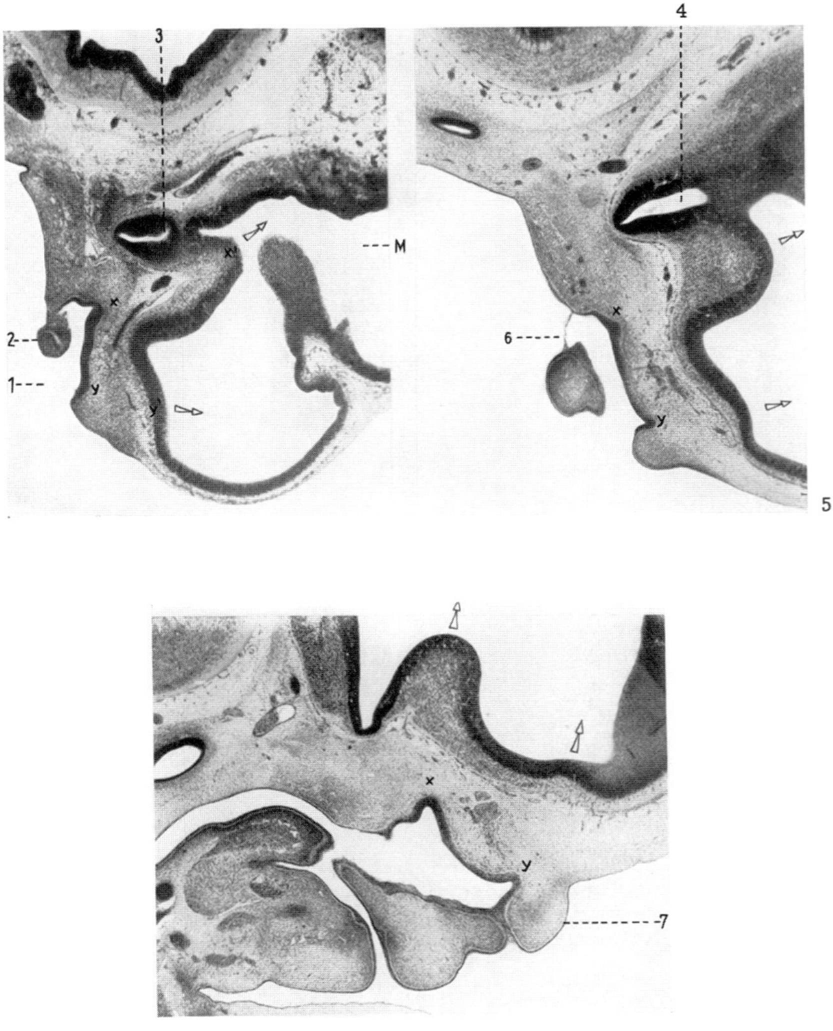

Abb. 3 Frühe Formentwicklung der Riechgruben (Nasenanlage in Sagittalansicht). Links: Embryo 10 mm (20.7.1946) 9 / III / 2 Göttinger Sammlung Nr. 2905. Rechts: Embryo 13,5 mm (8. 12. 1950) 57/ III / 1 (Nr. 2903). Unten: Embryo 16,6 mm (19.3.1952) 37 / I / 1 (Nr. 1823). Bei (1) Riechgrube. Bei (2) primärer Gaumen. Bei (x) und (y) Taschen konform denen bei (x') und (y'). Bei (3) und (4) N. opticus. (M) Mittelhirnventrikel (5) Weniger zugfeste Gehirnkapsel als basal. Bei (6) Membrana nasalis (bucco-nasalis). Bei (7) primitive Nasenspitze. Vergrößerung etwa 20 x.

von der Nasenanlage gar nicht abgetrennten Geweben aufweisen, kann über die Art und Weise der Entwicklungsbewegungen, mit denen die genannten Abflachungen und Reliefbildungen zustande kommen, wohl kein Zweifel sein.

Bei etwa 10 bis 16 mm großen menschlichen Embryonen ergibt die Untersuchung der aufeinanderfolgenden Zustandsänderungen, dass der Boden des Vorderhirns, den die dunkel erscheinende Neuralepithelschicht x' y' (Abb. 3) darstellt, seine Entwicklungsbewegungen durch ungleichmäßiges appositionelles Wachstum zustande bringt. Während schon vor Erreichung der Abflachung (Abrollung des Zwischenhirns und der Hemisphärenbasis) in der Mediangegend die basale Dura linker Hand neben (4) (Abb. 3) kräftiger bleibt als die Dura, die sich distal an der Konvexität des Gehirns entwickelt (zartes, in der Abbildung kaum erkennbares Bindegewebe, etwa bei 5 in Abb. 3), bleibt das Wachstum der basalen, der Kopf-Herz-Nische zugekehrten Abschnitte der Hemisphärenanlagen entlang ihrer Oberfläche gering, während es distal schnell unter starker Oberflächenvergrößerung zunimmt.

Wir sagen: Das Wachstum der Hemisphärenanlagen parallel ihrer Oberfläche, ihr sogenanntes „Flächenwachstum" (1955), ist ebenso wie das Flächenwachstum der Dura basal und apikal different. Das ungleichmäßige Wachstum der Hemisphärenanlagen einerseits und der Duraanlage andererseits bedingte in den Frühphasen (Abb. 1) die Abrollbewegung der Vorderhirnbasis in Richtung des Pfeils Abb. 2. Die Abflachung, die uns Abb. 2 über 1 demonstrierte, ist ebenso wie die Faltung der basalen Gehirnwand (Abb. 3) ein Folgezustand der örtlich möglichen Materialverteilungen beim Wachstum aller aus der Vorentwicklung gegebenen Bestandteile der Kopfanlage. Sie ist nicht das Ergebnis allein eines einzelnen Lokalprozesses. Was ist dabei für die normale Kinetik der Riechplakoden entscheidend? Wie die Vergleichspräparate der Abb. 1 und 2 erläutern, liegt es in folgendem:

Während die Basis des Telencephalon sich medial abflacht und lateral aus den dort gegebenen Wachstumsbedingungen die Ausbuchtungen in Richtung der Pfeile Abb. 3 zustande bringt, vollbringt die ganze Basis des Telencephalon sowohl in ihren medialen als auch in ihren lateralen Abschnitten im Sinne des Pfeils in Abb. 2 eine Abrollbewegung, welche das Ektoderm in Mitleidenschaft zieht. Diese Abrollbewegung ermöglicht, dass das basale Ektoderm, das den

Hemisphärenanlagen benachbart ist, während des Frühstadiums Abb. 1 im Gebiet der Riechplakoden im Wachstum parallel seiner Basalmembran behindert und dabei dick wird. Die bekannte Entstehung der Frühentwicklung der Riechplakoden erscheint danach als ein den örtlichen Wachstumsbedingungen wohl entsprechender organischer Differenzierungsvorgang.

Noch mehr: Die Riechplakoden und anschließend die bekannten Riechgruben erweisen sich nach Ausweis in Abb. 1 und Abb. 3 in ihrer charakteristischen menschlichen Prägung als eine charakteristische Begleiterscheinung der menschlichen Gehirnentwicklung.

> Die lokale Ektodermverdickung, die wir Riechplakoden und später Riechgruben oder grubenförmige Nasenanlagen nennen, entsprechen der Regel, dass Epithelien, die im „Flächenwachstum“ behindert sind, unter sonst vergleichbaren Umständen allgemein dicker zu werden pflegen als diejenigen, die durch die örtlich gegebenen Wachstumsbedingungen in ihrer Oberflächenvergrößerung gefördert werden.

In dem Stadium Abb. 2 rechts wird das Epithel der Plakode durch die Gefäße des angrenzenden Bindegewebes schon mit kräftigen Blutgefäßen versorgt. Es ist an den basalen Stammgefäßen des wachsenden Gehirns zugfest verankert. Die Verankerung verfestigt den geweblichen Zusammenhang zwischen den embryonal wachsenden Hemisphärenanlagen und dem von ihrem Wachstum abhängigen Ektoderm und bedingt damit die Konformität der embryonalen Nasenanlagen mit der des angrenzenden Gehirns (Abb. 3; vor allem das Stadium links und unten).

> Epithelien, die durch den Reichtum ihrer Zellen einen hinreichend großen Nahrungs- und Sauerstoffbedarf haben, verankern sich frühzeitig mit besonderen Gefäßen am embryonalen Gefäßbaum. Dadurch können sie ihren frühembryonalen Standort während langer Zeit ihrer Entwicklung fast unverändert beibehalten.

Die Entstehung der Nase ist kein rein spezifischer Vorgang, sondern sollte auch noch außerdem als ein Prozess mit unspezifischen Seiten angesehen werden.

Nur das Letztere scheint mir ein eigentlich morphologisches Problem zu sein. Nur dem wollen wir nunmehr etwas genauer nachgehen.

Die Region zwischen den Anlagen der Nasenlöcher

Die Medianschnitte der Entwicklungsstadien 13 bis 16,6 mm (Abb. 4) zeigen uns die Entwicklung der Kopfwand in der Gegend zwischen den Riechgruben, also zwischen den Anlagen der Nasenlöcher. Sie zeigen die Frühentwicklung der Nasenscheidewand (Nasenseptum). Auch dieser Körperteil entwickelt sich in organischem Zusammenhang mit allen Körperteilen in seiner Umgebung. Die Entwicklungsvorgänge in dieser Gegend sind topogenetisch mit der Entwicklung des Kopfdarms einerseits und des Gehirns andererseits verknüpft (Abb. 2 oben) und damit u. a. erst aus dem Vorgang der Krümmung des Embryo (Abb. 2 oben) und der nachfolgenden Aufrichtung (Abb. 2 unten) zu verstehen. Während das Gehirn sich aufrichtet (Pfeil Abb. 3), richtet sich der Kopfdarm nicht mit der gleichen Geschwindigkeit wie das Gehirn, sondern langsamer auf (Abb. 2). Während der Aufrichtung des Gehirns bleibt das vordere Ende des Kopfdarms seitlich an den embryonalen Wangen fixiert. Das Bindegewebe, das im Dehnungsfeld des M. buccalis zu Muskelgewebe wird, behindert die Aufrichtung des vorderen Endes des Kopfdarms. Die ungleichen Entwicklungsbewegungen führen in der Gegend zwischen den Riechgruben zur Bildung eines **nasalen Gewebekeils,** der bei dem 21 mm großen Embryo (Abb. 2) den Zwickel zwischen dem frontal gestellten, vorderen Teil des Kopfdarms und dem etwa horizontalen Boden des Diencephalon einnimmt. Abb. 4 zeigt die Entwicklung des nasalen Bindegewebskeils bei stärkerer Vergrößerung. Der Keil lässt sich weder gegen die embryonale Dura noch gegen das Bindegewebe der primitiven Pharynxwand noch gegen das Bindegewebe der Oberkieferwülste scharf abgrenzen, sondern stellt mit diesen zusammen ineinandersteckende Wachstumsbezirke sehr verschiedener Größenordnung dar. Demgemäß lässt sich auch bei keinem der abgebildeten Entwicklungsstadien die innere Nase strukturell gegen die äußere Nase abgrenzen, zumal noch viele Merkmale der äußeren Nase, wie z. B. die Nasenspitze (5 und 5‘ in Abb. 4), zunächst noch wenig ausgeprägt sind und an der Gaumenseite des Septums noch keine scharfe Abgrenzung gegen das Bindegewebsbett der Zahnleiste möglich ist.

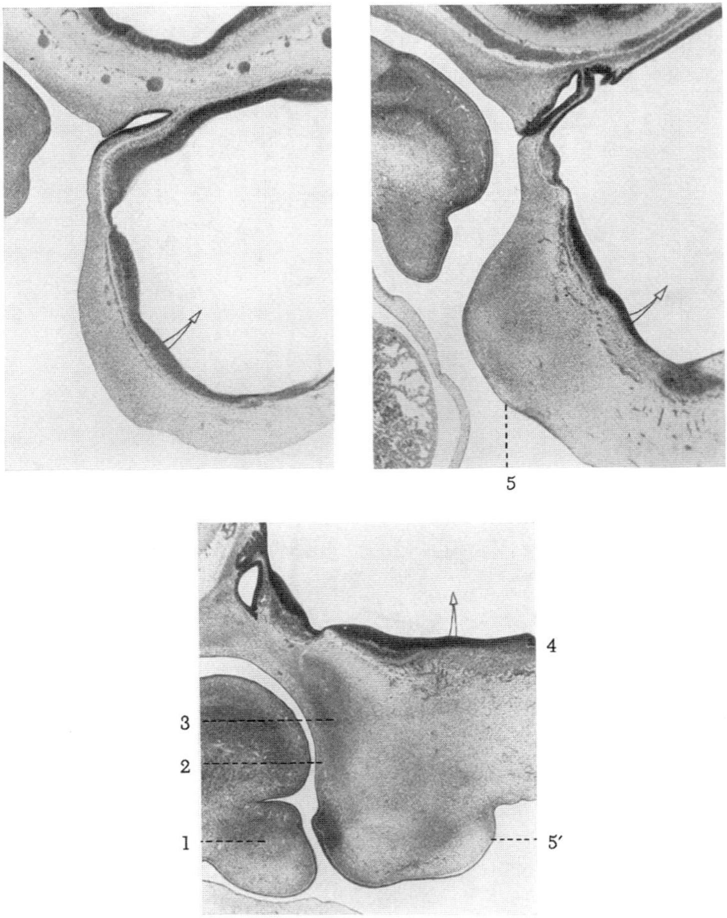

Abb. 4 Frühe Strukturentwicklung der Nase im Gebiet zwischen den Riechgruben (stärkere Vergrößerung als zuvor). Orientierung wie bisher. Links: Embryo 13 mm (18.5.1949) 17/ III/1 (Nr. 2900). Rechts: Embryo 13,5 mm (8.12.1950) 47/ II/ 1 (Nr. 2901). Unten: Embryo 16,6 mm (19.3.1952) 42/II/ 1 (Nr. 2904).
Bei (1) Unterkiefer. Bei (2) Anlage eines Zuggurts (1). Bei (3) Zone, in der während der Aufrichtung des Kopfdarms Zellstauchungen entstehen (knorpliges Nasenseptum). Bei (4) weiter als zuvor aufgerichtete Hirnwand. Bei (5) und (5′) primitive Nasenspitze. Vergrößerung etwa 20 x .

Das Relief der Nasenanlage

Wie sehr die primitive Nasenanlage durch ihr Wachstum dem Gehirn angepasst ist, lässt sich, abgesehen von den erst unten zu besprechenden Frontalschnitten (Abb. 9), schon aus folgendem ersehen. In allen drei Präparaten unserer Abb. 3 weist das Epithel der Riechgruben (bei x und y) charakteristische Nischen auf, die sich genau in die vorgegebenen größeren Nischen x' bzw. y' der benachbarten Hirnwand einpassen (vgl. die drei Stadien in Abb. 3 miteinander). Der hohe Grad der Anpassung ist bei den älteren der abgebildeten Entwicklungsstadien besonders deutlich. Meine Totalrekonstruktionen ließen das Gesagte in allen drei Dimensionen nachprüfen. Wir werden hierauf weiter unten noch zurückkommen.

Die bisher genannten Entwicklungsbewegungen haben für die äußere Nase zunächst noch wenig Bedeutung. Die äußere Nase kommt erst in der Spätentwicklung deutlicher zum Vorschein, wenn sich die Stirn stärker gegen das Gesicht des Embryo absetzt. In diesem späteren Stadium weist das nasale Bindegewebe auf Grund der Entwicklungsbewegungen des Gehirns (lateral vom Nasenseptum an der Konkavseite des Gurts zwischen 1 und 2 in Abb. 10) vier Stauchungsfalten auf: die häutigen Anlagen **der Muscheln und der Gaumenfortsätze.** Ihre Lage und Form ist topogenetisch genauestens auf die Abmessungen der angrenzenden Orbitae abgestimmt. Im Inneren der Falten finden wir das Bindegewebe parallel zu den Faltenkämmen gestrafft. Die gestrafften Falten spannen sich mit ihren freien Kanten zwischen dem Dach des primitiven Kopfdarms und dem primitiven Gaumen aus. Die mediane von den gestrafften Falten ist in Abb. 5 bei (1) und (1'), eine der lateralen bei (3) zu sehen.

Der in Abb. 5 bei stärkerer Vergrößerung wiedergegebene Ausschnitt lässt das präparatorisch als gestrafft nachweisbare Bindegewebe der Falten ähnlich wie eine kräftige Sehne strukturiert erkennen. Die abgebildeten Bindegewebszüge lassen sich präparatorisch als zugfeste Ausläufer des Ligamentum longitudinale anterius der Halswirbelsäule und damit u. a. indirekt als Fortsetzung der Sehnen des 1. Longitudinalis capitis feststellen.

Beim Vergleich aufeinanderfolgender älterer Stadien dieser Entwicklungsperiode läßt sich nachweisen, dass das gestraffte Bindegewebe an den Konkavseiten der Nasenkapsel relativ zum Knorpel kurz bleibt, während der angrenzende Knorpel als Stemmkörper funktioniert (Stemmkörperwachs-

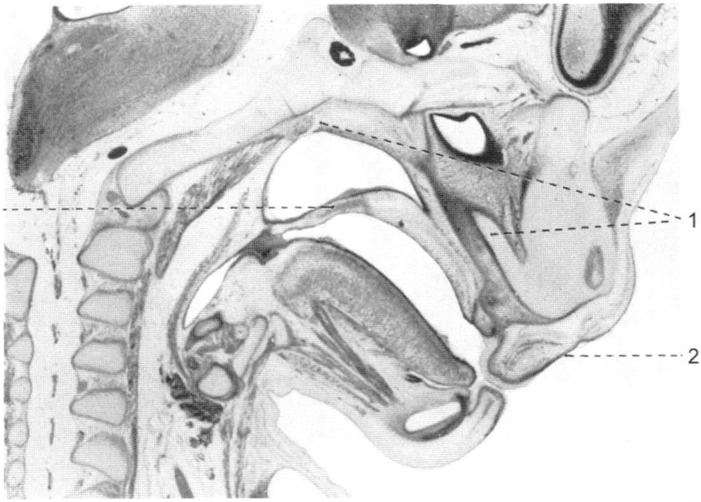

Abb. 5a Beginnende Kippbewegung der Nase. Während des Stemmkörperwachstums des knorpligen Nasenseptum bleibt das gestraffte Bindegewebe an seinem unteren Rand kurz.
Bei (1) knorpliges Septum im Quellungswachstum begriffen und zugfestes Bindegewebe in Retension. Bei (2) beginnt der Naseneingang sich gegen die Oberlippe abzuwinkeln.
Vergrößerung etwa 6,6 x.

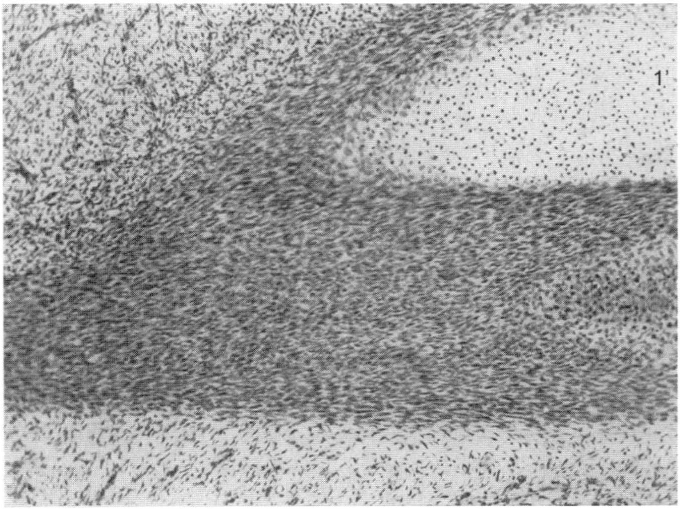

Abb. 5b Dem Cavum oris zugekehrter Rand des knorpligen Nasenseptum (Ausschnitt aus der Gegend des unteren Verweisungsstrichs I' in Abb. 10.
Unter (1) gestrafftes Bindegewebe an einem der unteren Ränder der Nasenkapsel.
Vergrößerung etwa 95 x.

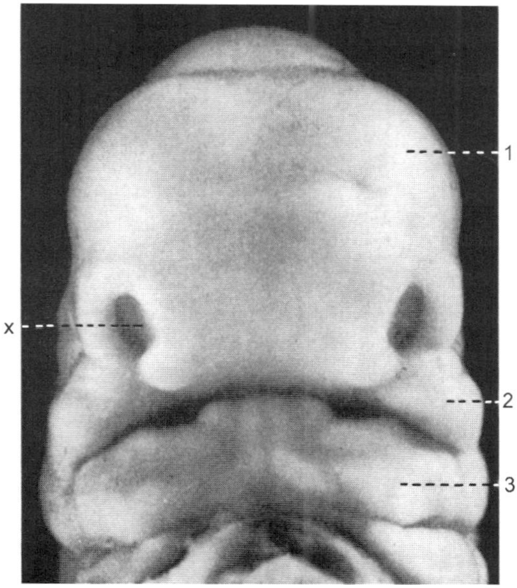

Abb. 6 Gehirnkapsel mit Riechgruben (entsprechend Abb. 2) in Frontalansicht (etwa 9,6 mm großer menschlicher Embryo [Nr. 726]).
Bei (1) linke Großhirnhemisphäre. Bei (2) Oberkieferwulst. Bei (3) Unterkieferwulst (Mandibularbogen). Beachte bei (x) die schräggestellt laterale Oberfläche des primitiven Nasenseptum. Vergrößerung etwa 20 x.

tum). Infolge des ungleichen Wachstums des gestrafften Bindegewebes und des angrenzenden Knorpels kommt das Herunterkippen der Nasenspitze und die für den Menschen charakteristische quere Einstellung des Naseneingangs zur Oberlippe zustande (Beginn der Abwinklung dicht über (2) in Abb. 5a). Infolge der Kippbewegung stellt sich der Naseneingang allmählich fast parallel zum Pharynxdach ein, während sich die Gaumenfortsätze etwa horizontal lagern und dabei in der bekannten Weise allmählich den eigentlichen Nasenraum von der Kopfdarmhöhle abtrennen.

B. Frontale Komponenten von Entwicklungsbewegungen

In Abb. 6 ist ein 9,6 mm großer menschlicher Embryo von der gleichen Entwicklungsstufe wie in Abb. 2 oben in Frontalansicht wiedergegeben. Die Gesichtsregion dieses Embryo ist durch vorsichtige Abtrennung des Rumpfes sichtbar gemacht. Der dem Gesicht dorsal angrenzende Herzwulst (Abb. 1) ist entfernt. Der Embryo ist so gedreht, dass die Region der Nasenanlage gut übersehen werden kann. Bei der Betrachtung des Gesichts fällt eine Schrägstellung der medialen Wand der Riechgruben auf (x). Dieser schräggestellte Wandabschnitt der Nase ist ein Teil der inneren Nase (Riechgrube), ein Wandabschnitt, der parallel zur Oberfläche der dicht benachbarten Hemisphärenanlage verläuft (entspricht ungefähr Stadium 11 mm, Abb. 8).

Das Epithel bei (x) begrenzt das Bindegewebe des primitiven Nasenseptum nach lateral. Ein Paramedianschnitt dieser Gegend entspricht unserem Schnittpräparat in Abb. 2 (oben). Als Ergänzung zu dem Schnitt zeigt unser Totalpräparat (Abb. 6) die Bauverhältnisse körperlich. Wie das Präparat bei Vergleich mit dem dazugehörigen Schnitt in Abb. 2 demonstriert, ist die Dicke der primitiven Nasenscheidewand im Verhältnis zu ihrer kranio-kaudal gemessenen Höhe in dem abgebildeten Entwicklungsstadium noch groß. Die ganze bindegewebige Nasenwand ist noch ein schmaler Saum der Mundspalte. Seine Konfiguration bestimmt die normale Ausbildung der knorpligen Nasenkapsel.

Dabei gelten dieselben Regeln, die ich 1956 am Beispiel der Extremitätenentwicklung beschrieb. In beiden Fällen wird der Knorpel auf seiner bindegewebigen (desmalen) Vorstufe deutlich und topografisch genau bestimmbar von der primitiven Haut präformiert. Beide Male müssen bestimmte materielle Voraussetzungen durch die ererbte Anlage des Eis vorgegeben sein.

Die bekannten Peter-Wachsmodelle der menschlichen Gesichtsentwicklung stimmen mit den abgebildeten Präparaten gut überein und geben dazu von dem bisher unbeachteten topogenetischen Zusammenhang der Gesichtsentwicklung mit den Entwicklungsvorgängen des Gehirns eine Ergänzung. Prüfen wir die beschriebenen Entwicklungsbewegungen zunächst an einer Reihe von Totalpräparaten in frontalen Ansichten (Abb. 7), so finden wir, dass auch sie während der ganzen frühen Gesichtsentwicklung keine wirkliche Selbstdifferenzierung im Sinne einer völlig eigenmächtigen Bildung der Nase anzunehmen erlauben. Die Frühentwicklung der Nase ist vielmehr – wie die Entwicklung jedes Organs – organisch mit allen angrenzenden Körperteilen verbunden. Hier fällt uns nun auf, dass die Interorbitalkerbe, in deren Grund das gestraffte

Bindegewebe des Ligamentum interorbitale liegt (Blechschmidt 1952), sich in einer genauer bestimmbaren Weise in das angrenzende Stirn- bzw. Augen- und Kieferrelief fortsetzt.

> Beim Präparieren der Objekte, die in Abb. 7 wiedergegeben sind, lässt sich in Übereinstimmung mit Totalrekonstruktionen eine gewebliche Fortsetzung des Ligamentum interorbitale in das Bindegewebslager des Supraorbitalwulstes und in das Bindegewebslager der Jochbogenanlage nachweisen (1 und 2 in Abb. 7). Die in Abb. 7 nur am Außenrelief erkennbaren Bindegewebslager sind kräftige, zugfeste Gurte, die das Ligamentum interorbitale, das den Boden der Stirn-Nasen-Kerbe (Interorbitalfurche) bildet, kontinuierlich nach lateral fortsetzen und dort das ligamentäre Gerüst des ganzen lateralen Gesichtsschädels darstellen.

Sie bestehen aus gestrafftem Bindegewebe, das frühembryonal örtlich verschiedene Ausrichtungen bekommen hat. Die Wachstumsrichtungen stehen entwicklungskinetisch in engem Zusammenhang mit den nasal- und temporalwärts gerichteten Kippbewegungen der embryonalen Schädelwand (Abb. 10), die durch das Wachstum des Gehirns zustande gebracht werden.

> Während der Kippung der Stirn und Schläfe funktionieren die ursprünglich rein bindegewebigen Jochbögen als Hängematten der Augen. Alle genannten Gurte bleiben nach ihrer Straffung, verglichen mit dem angrenzenden lockeren Bindegewebe, im Wachstum zurück. Dadurch funktionieren beim Embryo ähnlich wie später beim Erwachsenen die Ligamente als Halteapparate (konvergente Doppelpfeile →← Abb. 10).

Die Halteapparate sind schon nachweisbar, bevor die Knorpelbildung der Nasenkapsel und die Verknöcherung des desmal (zugfest) angelegten Jochbogens einsetzen. Sie sind auch späterhin noch erkennbar, wenn der Nasenrücken schmal und lang wird, so dass die vom Erwachsenen bekannte, typisch menschliche Gesichtsausbildung zum Vorschein kommt (Abb. 9 und 10).

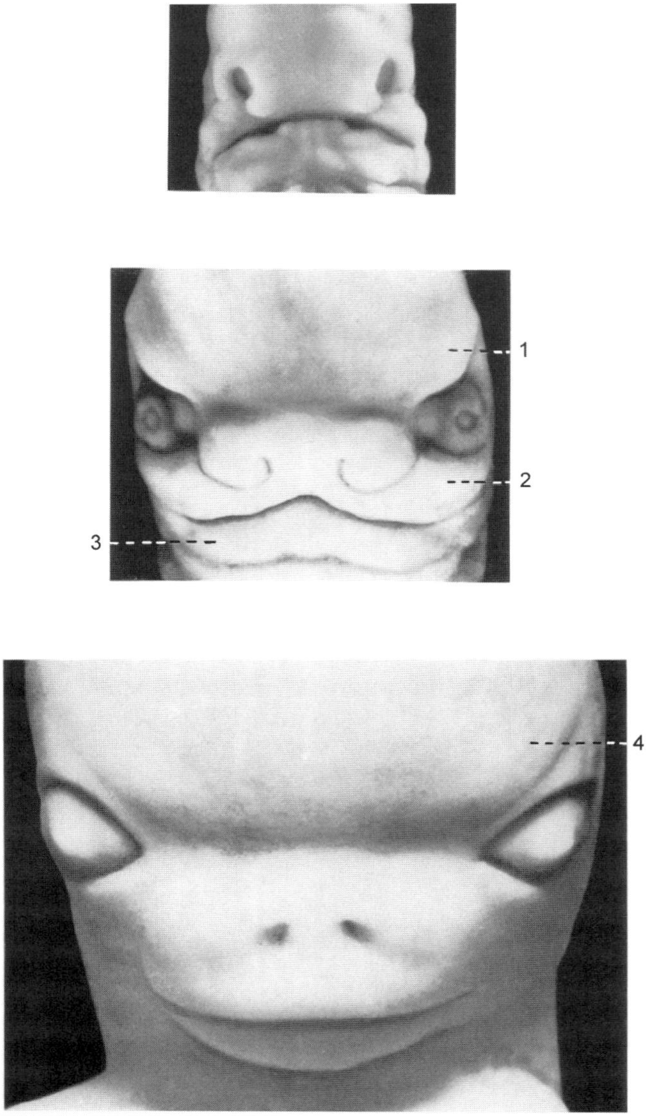

Abb. 7 Frühentwicklung der Nase in Frontalansicht. Oben: Stadium desselben, etwa 9,6 mm großen Embryo wie zuvor (Nr. 726). Mitte: Stadium Embryo 12 mm. Unten: Stadium Embryo 18 mm. Bei (1) und (4) Supraorbitalwulst. Bei (2) Jochbogenwulst (Hängematte der linken Augenanlage). Bei (3) Unterkiefer. Vergrößerung etwa 10 x.

Welche Bewegungskomponenten sind hierbei in den frontalen Dimensionen nachweisbar?

Während das Gesicht des wachsenden Embryo in einem 9,6-mm-Stadium im Verhältnis zum Gehirn noch breit ist, ändert sich dieses Verhältnis in den nachfolgenden Stadien (Abb. 7 unten). Sobald das Gehirn (wohl in Richtung des geringsten Widerstandes) in die Höhe und in die Breite wächst, bleiben die Ligamente, die das Interorbitalband und die davon ausstrahlenden Bindegewebszüge der Orbitalwülste und der Jochbogenwurzeln darstellen, kurz. Sie wirken in sagittalen und frontalen Dimensionen als Halteapparate. Mit Hilfe der Haltefunktion der Ligamente flacht sich der anfängliche Knick zwischen dem Ligamentum interorbitale und den beiden angrenzenden Supraorbitalwülsten allmählich ab: Im Stadium 12 mm stehen die Orbitalwülste (Abb. 7) noch steil, die Anlagen der Oberlider ragen lateralwärts noch hoch über das Niveau der Nasenwurzel (Interorbitalkerbe Abb. 7 Mitte). Dagegen liegen sie im Stadium 27 mm tiefer und reichen mit ihren lateralen Teilen unter das Niveau der Interorbitalkerbe (Abb. 9 rechts oben). Die Supraorbitalwülste drehen sich. Sie werden lateralwärts heruntergekippt. Sie werden wohl durch den Wachstumsdruck des Gehirns seitwärts umgelegt und dabei abgeflacht. Das ganze Interorbitalband und seine lateralen Fortsetzungen in den Orbitalwülsten und in den Jochbogenanlagen umgreifen nun in einem fast horizontalen Kreisbogen die Basis des wachsenden Gehirns (Taf. 18 rechts Mitte). Während dieser Entwicklung rücken vorn die Nasenlöcher medianwärts aufeinander zu (Abb. 7 und Abb. 9 unten). Der Bewegungsvorgang dauert bis in die späte Embryonalzeit fort (Abb. 10).

Die Umlegung der Bindegewebsgurte, die vom Ligamentum interorbitale ausstrahlen, hat in dem Nasengebiet unterhalb des Interorbitalbandes die Bildung eines scharfen Knicks der Nasolabialfalte gegen den zunächst noch breiten Nasenrücken zur Folge (Abb. 9 rechts oben). Mit der Ausbildung des Knicks kommt ein Verband von divergierenden Zugsystemen zur Ausbildung. Dieses zugfeste Gurtensystem grenzt die Stirn gegen die Nasenwurzel und die laterale Wand der äußeren Nase gegen die Wurzel des Jochbogens mehr und mehr ab. Die divergenten Zugsysteme sind in Abb. 8 bei (7) angeschnitten. Soweit die Zuggurte im Nasenbereich liegen bzw. unmittelbar an der Formung der Nase

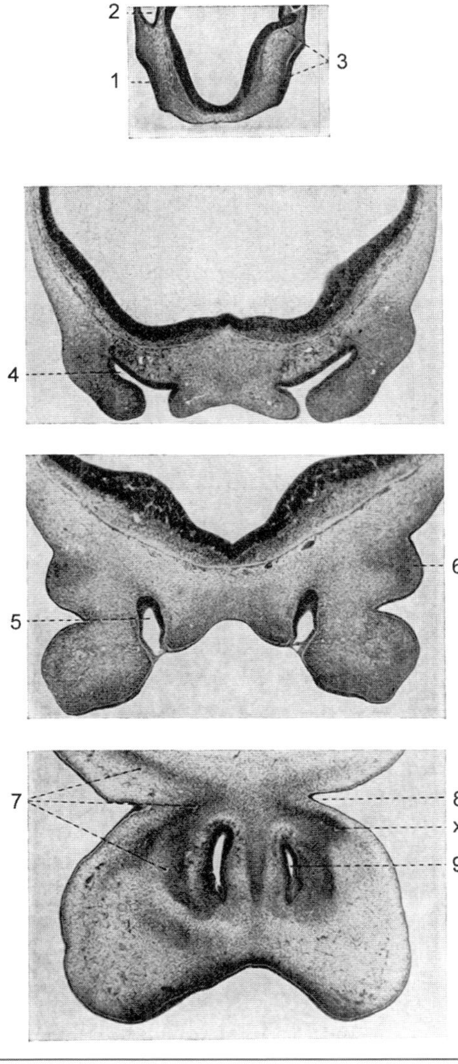

Abb. 8 Frühe Form- und Strukturentwicklung der Nase in Frontalansicht.
Oben: Stadium Embryo 6,3 mm (1. 8. 1951) 11/I/2 (Nr. 2894). Darunter: Stadium Embryo 11 mm (17.7.1946) 23/III/-1 (Nr. 2916), 14 mm (4. 6.1949) 24/II/-1 (Nr. 1815) und 16 mm (2. 7. 1947) 35/ III/-2 (Nr. 1816). Bei (1) Riechplakode. Bei (2) Anschnitt der Augenblase. Bei (3) zwei ineinander konforme Epithelien. Bei (4) Riechplakode der Form der Gehirnwand eng angepasst (ähnliches Alter wie in Abb. 2 links). Bei (5) und (9) fast sagittaler spaltförmiger Nasenraum. Bei (6) Supraorbitalwulst. Bei (7) zugfeste Bindegewebsgurte entsprechend Abb. 5 unten. Medial von der Kerbe (8) Ligamentum interorbitale entsprechend dem Doppelpfeil Abb. 5, im Flachschnitt blass. Vergrößerung etwa 18 x.

beteiligt sind, können sie als das bindegewebige oder desmale Nasenskelett bezeichnet werden. Es ist der Vorläufer der knorpligen Nasenkapsel, die wir vorwegnehmend schon oben in dem Sagittalschnitt Abb. 5 kennenlernten.

Während der Ausbildung des desmalen Nasenskeletts stellen sich die Riechgruben, wie schon erwähnt, zunächst hinten parallel der Gehirnoberfläche mehr quer, dagegen vorn im nasalen Bindegewebskeil mehr parallel zueinander und damit ziemlich sagittal ein (Abb. 8 Mitte und unten). Die Schnittpräparate (Abb. 8) zeigen den streng organischen Zusammenhang zwischen dem wachsenden Gehirn einerseits und der wachsenden Nase andererseits.

Während die Paramedianstellung der spaltförmig gewordenen Nasenlöcher im Sinne Abb. 8 erfolgt, entsteht mit der fortschreitenden Aufrichtung des Embryo über den sagittalen Bindegewebszügen, die wir eingangs im Nasenseptum und in den Anlagen der Gaumenfortsätze kennenlernten, der Knorpel im Nasenseptum (Zone 3 in Abb. 4). Auch diese Differenzierung lässt sich nicht als wirkliche Selbstdifferenzierung, wohl aber charakteristisch für ihren normalen Ablauf und bezeichnend für den organischen, beim Menschen besonders natürlichen Charakter ihrer Verlaufsweise als Teildifferenzierung auffassen. Wie wir bereits aus der Entwicklung der Extremitäten wissen, kommt beim Menschen eine normale Ausbildung von Knorpelgewebe regelmäßig in Körpergebieten zustande, in denen relativ zu ihrer Umgebung eine stärkere „Zellstauchung“, jedoch nicht wie bei der Bildung von Knochengewebe eine stärkere „Zellquetschung“ bei sonst gleichen Anlagen stattfindet. Nur als einziges von vielen Beispielen mag hierzu nun zum Abschluss noch die Differenzierungskinetik des knöchernen Nasenbeins besonders erwähnt sein.

Bauregel des knöchernen Nasenskeletts

Wenn beim Herunterkippen der Supraorbitalwülste die desmalen Anlagen der Jochbögen zu den Hängematten der Augen geworden sind, wird das Bindegewebe der Jochbogenwurzel am lateralen Rand des Nasenknorpels über ein Hypomochlion gespannt (1), Abb. 9 oben. Der hier durch die Entwicklungskinetik in seinen Entwicklungsmöglichkeiten lokal eingeengte Differenzierungsprozess charakterisiert den Beginn der letzten Phasen der Nasenentwicklung, die Differenzierung des knöchernen Nasenskeletts. Das Bindegewebe, das an

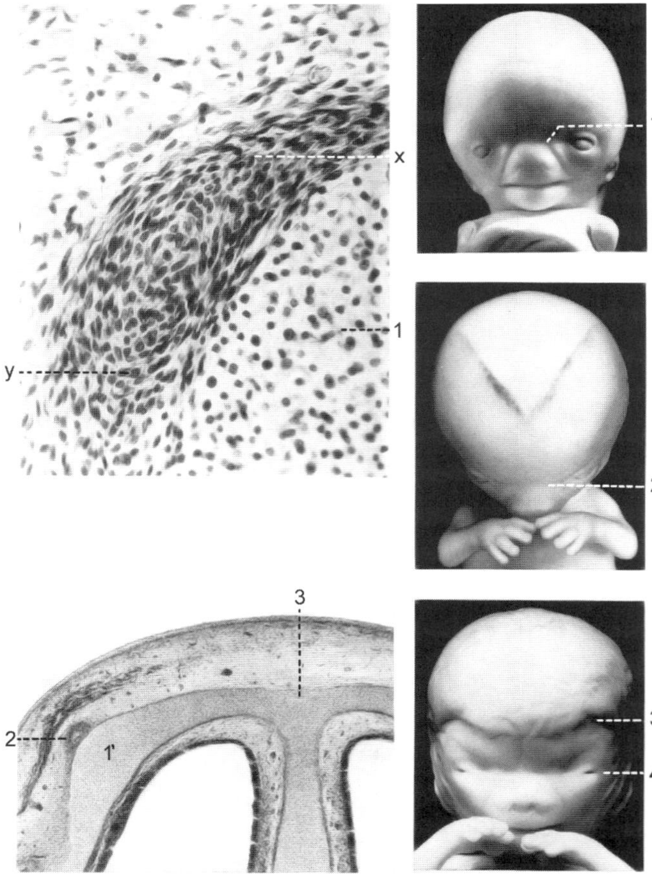

Abb. 9
Links oben: Noch rein zelliges Nasenbein (Os nasale) als Muster einer knöchernen Skelettbildung. Stadium Embryo 28 mm (26.I.1951) 123/1/1 (N r. 1872).
Bei (I) knorpliges Nasenskelett entsprechend der folgenden Abbildung. Bei (x) eng eingeklemmtes, bei (y) nach unten breit vorgequetschtes Bindegewebe. Vergrößerung etwa 270 x.
Links unten: Schon knöchernes Nasenbein. Stadium Embryo 60 mm (21.1.1953) 361/I/2 (Nr. 2909). Bei (1') endesmales Knorpelskelett Bei (2) gestrafftes Bindegewebe wie oben über (x). Bei (3) Perichondrium, das von der knorpligen Unterlage abgehoben ist und deshalb keine Knochenbildung aufweist. Vergrößerung etwa 39,5 x.
Rechts: Spätstadien der Nasenentwicklung bei menschlichen Embryonen mit etwa 27,8 mm, 29 mm und 30 mm größten Körperdurchmessern (E 134, E 100, 663). Bei (1) scharfe Abwinklung des Nasenrückens gegen die Nasolabialfalte. Bei (2) fast zirkulär zum Mittelpunkt des Kopfes verlaufende Gurtung, die vom Ligamentum interorbitale ausstrahlt. Bei (3) Anlage der Stirnhaargrenze durch künstliche Quellung der Haut sichtbar gemacht. Bei (4) fast geschlossene Lidspalten in Höhe der Interorbitalfurche.

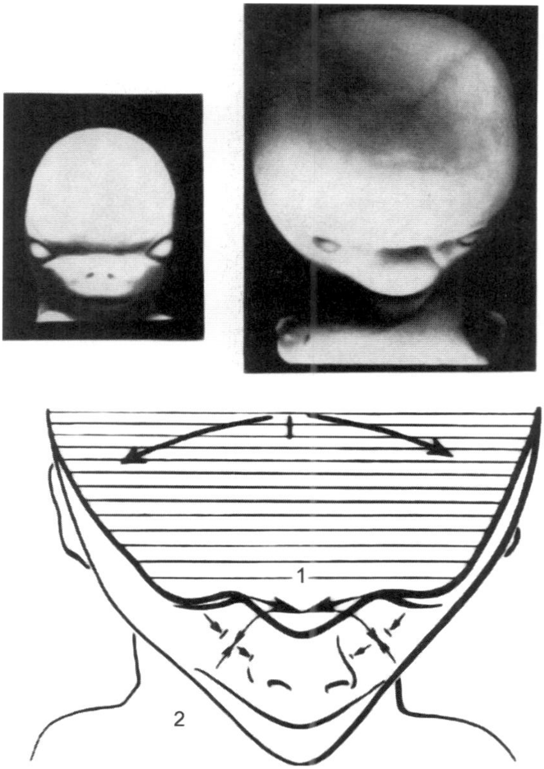

Abb. 10 Die menschliche Nase als Momentbild ihrer Entwicklungsbewegungen (Zusammenfassung). Links: Dasselbe Stadium wie in Abb. 7 unten. Rechts: Ungefähr dasselbe Stadium wie in Abb. 9 oben. Unten: Pause des Fotos eines 58 mm großen menschlichen Embryo mit den schematisch eingezeichneten Wachstumsdifferenzen, die in horizontalen und frontalen Dimensionen nachweisbar sind (Kl. 1275).
Unter (1) Haltefunktion des Ligamentum interorbitale und seiner straffbindegewebigen Ausläufer. Zwischen (1) und (2) Nasolabialfalte. Der Querstrich zwischen den großen Pfeilen deutet die Falx cerebri an. Vergrößerung etwa 4,9 x.

dem Hypomochlion die Nasenkapsel umschließt, entwickelt die Fähigkeit zur Bildung des knöchernen Nasenbeins (Frühstadium Abb. 9). An dem Hypomochlion werden die Bindegewebszellen bei (y) kaudalwärts gequetscht und gleichzeitig bei (x) eingeklemmt. Im Gebiet dieser Zellquetschung entsteht der Knochenkern des Nasenbeins (Os nasale). Die Differenzierungsregeln, die der wachsende Embryo hier verwendet, sind die gleichen, die auch sonst bei der normalen Knochenbildung nachgewiesen sind.

Ähnliches gilt für das übrige knöcherne Nasenskelett. Auch dort vollzieht sich die normale Knochenbildung im organischen Zusammenhang mit den Wachstumsvorgängen in der gesamten Umgebung. Hieraus ziehe ich den Schluss, dass die Zellquetschung unter Voraussetzung normaler Erbanlagen eine der notwendigen funktionellen Faktoren ist, die an der menschlichen Nasenbildung beteiligt sind.

Resultat: Sowohl die epitheliale als auch die bindegewebige (desmale) Nasenbildung ist ebenso wie die davon abhängige knorplige und knöcherne Differenzierung im Gebiet der Nasenregion entwicklungskinetisch ein einheitlicher, weitgehend entwicklungsdynamisch charakterisierbarer Vorgang. Er ist beim Menschen mitbedingt durch die Cerebralisation. Deshalb finden wir die entscheidenden Prägungen des menschlichen Antlitzes schon in der frühen Embryonalentwicklung.

Zusammenfassung

Es werden die zusammengehörigen embryonalen Lage-, Form- und Strukturänderungen der menschlichen Nase als Teildifferenzierungen des Kopfes beschrieben. Dabei wird zunächst die Differenzierungskinetik der Nasenplakoden und anschließend die des sogenannten nasalen Bindegewebskeils in ihrer Beziehung zur Entwicklungskinetik des Gehirns demonstriert. Die Differenzierungsbewegungen weisen dieselben Regeln auf, die in den vorangehenden entwicklungskinetischen Untersuchungen in verschiedenen Körperregionen nachgewiesen werden konnten. Ohne entsprechenden vergleichend-anatomischen und experimentellen Untersuchungen vorzugreifen, wird, allerdings mit Vorbehalt, daraus der Schluss gezogen, dass die typisch menschliche Nase mit ihrer Lage-, Form und Strukturentwicklung zur Realisation ihrer Erbanlagen zum Teil der Mithilfe der gesamten entwicklungsdynamischen Faktoren der Cerebralisation bedarf. Die Schmalheit und Länge der menschlichen Nase werden zum Teil mit Hilfe einer differenten Entwicklungskinetik des Gehirns und des interorbitalen Bandapparats zustande gebracht. Die Befunde dürften Veranlassung sein, zum

Vergleich mit der Nasenentwicklung beim Menschen die Entwicklungskinetik der Riechorgane bei niederen Vertebraten zu untersuchen.

Literatur

Blechschmidt, Erich 1950: über die Wachstumsbewegungen der Hautorgane bei menschlichen Embryonen. – Z. Anat. Ent. 115, 224–248.

Blechschmidt, Erich 1954: Gesetzmäßigkeiten der Entwicklungsbewegungen bei der Organbildung. – Naturw. Rdsch. 7, 503–506.

Blechschmidt, Erich 1955: Regional vergleichende Untersuchungen von Differenzierungsbewegungen. Die Entwicklungsbewegungen im Differenzierungsgebiet von Osteoblasten und ihre funktionelle Bedeutung für den Zahndurchbruch. – Roux' Arch. 148, 72–91.

Blechschmidt, Erich 1955: Embryologische Untersuchungen unter funktionellen Gesichtspunkten. – Acta anat. 24, 339–392.

Blechschmidt, Erich 1956: Entwicklungsfunktionelle Untersuchungen am Bewegungsapparat (Koordinationen von Entwicklungsbewegungen, Somatogenese). – Acta anat. 27, 62–88.

Blechschmidt, Erich 1957: Die Entwicklungsbewegungen der Somiten und ihre Bedeutung für die Gliederung der Wirbelsäule. – Z. Anat. Ent. 119.

Hochstetter, Ferdinand 1953: Über die Entwicklung der Formverhältnisse des menschlichen Antlitzes. – Dankschriften der Akad. d. Wiss. in Wien Math. Nat. Klasse 109, 1–26.

Kühn, Alfred 1955: Vorlesungen über Entwicklungsphysiologie. Springer, Berlin-Göttingen-Heidelberg.

Peter, Karl 1911: Modelle zur Entwicklung des menschlichen Gesichts. – Anat. Z. 39, 41–66.

Schultz, Adolf 1920: The development of the external nose in whites and negroes. – Carnegie Cont. Emb. 9, 173–190.

Weiss, Paul 1939: Prinziples of development. – Holt New York, XX &, 601 pp.

7 Die Entstehung des Unterkiefers
Eine funktionelle Differenzierung im 1. Fertilisationsmonat

Erich Blechschmidt

Vortrag auf der Jahrestagung der Deutschen Gesellschaft für Kieferorthopädie am 25.5.1972 in Erlangen

Es ist bekannt, dass Differenzierungen weit früher beginnen, als anfänglich zu sehen ist. Das heißt nicht, dass sie submikroskopisch in verkleinerter Form „präformiert" wären. Dies gilt auch für die Kieferbildung, im besonderen für die des Unterkiefers. Dass die Vorentwicklung der Kiefer noch nicht genauer untersucht wurde, hat vielerlei Gründe, u. a. den, dass die frühen Stadien der menschlichen Entwicklung nur in seltensten Ausnahmen zur Untersuchung gelangen. Aber auch, weil selbst bei sehr genauen mikroskopischen Untersuchungen auch einwandfrei fixierter Schnittserien die Topografie der Vorstufen der späteren Organe schon so kompliziert ist, dass man auf sehr zeitraubend herzustellende Rekonstruktionen von Schnittserien angewiesen ist. Nur an ihnen lassen sich die Lagebeziehungen der mikroskopischen Strukturen erkennen und so wenigstens die ersten Systeme der molekularbiologischen Prozesse beurteilen.

Methode und Material

Da gut fixierte junge menschliche Embryonen äußerst seltenes Unterrichtsmaterial sind, wurden die hier wiedergegebenen Präparate ausführlicher beschriftet als es für das vorliegende Thema unmittelbar nötig ist.

Weitere Einzelheiten zu den bearbeiteten Embryonen finden sich bei C. M. Blechschmidt (1974) und E. Blechschmidt (1973).

Ergebnisse

Abbildung 1: Der 3,1 mm große menschliche Embryo ist in seiner Halsregion lordotisch gekrümmt. Das „Lordosestadium" ist typisch für einen menschlichen Keim zu Beginn der 4. Fertilisationswoche. Der Lordose entsprechend ist der 3,1 mm Embryo höher als die Embryonen der nachfolgenden Stadien etwa des 25.–28. Tages, die kyphotisch gekrümmt sind. Der Embryo zeigt eine typische Dreigliederung: den noch häutigen Kopf, den häutigen Hals und den mit freiem Auge kaum erkennbaren, kaudalwärts („apikal“) zugespitzten, noch kurzen Rumpf.

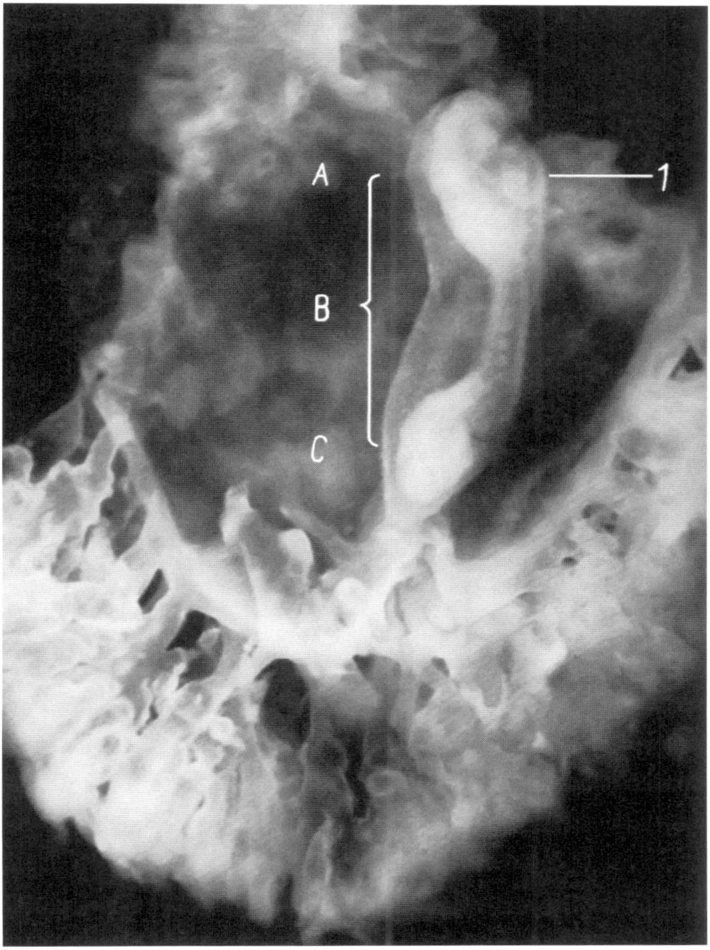

Abb. 1 Embryo Blechschmidt, 3,1 mm groß, ca. 24 Tage alt, mit ca. 13 Semitenpaaren. Nach Fixierung im Schräglicht fotografiert.
Kopfregion des jungen Embryo = (A), Halsregion = (B), Rumpfregion = (C). 1 = Herz.

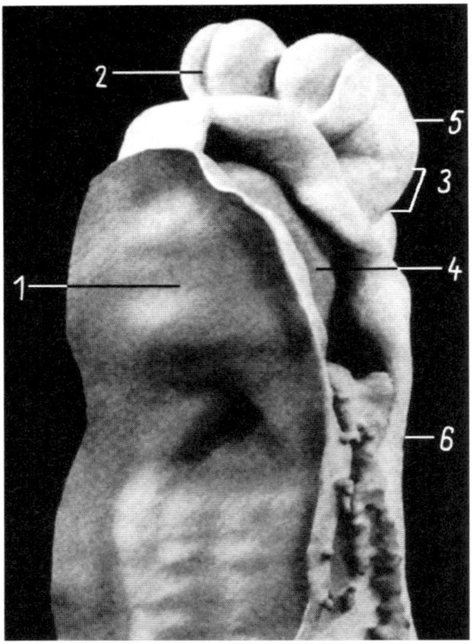

Abb. 2 Schnittserienrekonstruktion des 3,1 mm großen menschlichen Embryo. Ansicht von ventral. Mesenchym entfernt. Zur Orientierung unterhalb der Augenregion zwischen Amnion und Entoderm Herz mit zu- und ableitenden Blutgefäßen freigelegt.
1 Entoderm, 2 Eingang in die Augenblase (Sulcus opticus), 3 Pharyngealbogen I, 4 Herz, 5 Oberkieferwulst, 6 Amnion.

Abbildung 2: Schnittserienrekonstruktion des 3,1 mm Embryo in Seitenansicht. Der junge Embryo ist noch nicht viel größer als die Nabelanlage, in deren kranialem Bereich der Herzwulst sichtbar ist. Im Kopfgebiet sind die Augen- und Kieferregion deutlich. Die ganze Kopfregion zeigt Knickungen, die in ihrer Proportionierung Ähnlichkeit mit einem scharf gekrümmten Finger haben: die Augenregion ist gegen die häutige Oberkieferregion und diese gegen die Unterkieferanlage flektiert, ähnlich wie ein flektiertes Fingerendglied gegen das Mittelglied und dieses gegen das Grundglied.

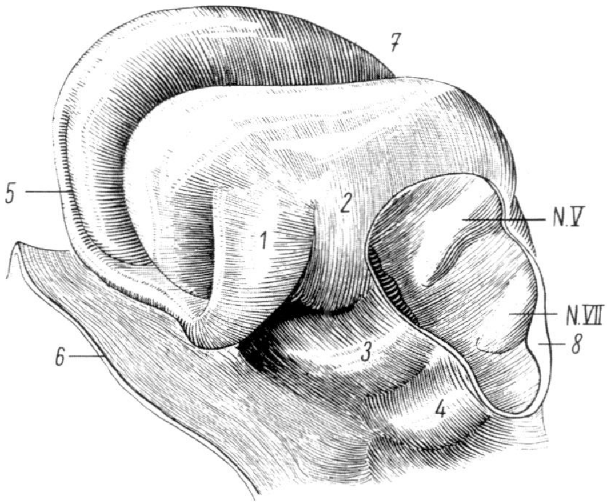

Abb. 3 Ausschnitt aus der zuvor abgebildeten Schnittserienrekonstruktion des 3,1 mm Embryo. 1 Auge, 2 Oberkieferwulst, 3 Unterkieferwulst (lateraler Teil des Pharyngealbogens I), 4 Unterzungenwulst (lateraler Teil des Pharyngealbogens II), 5 Eingang in die Augenblase = Sulcus opticus, 6 Amnion, 7 dorsaler Teil des Neuroperus superior, 8 Anlage der Ohrblase = Ohrplakode. Unter (6) Herz entfernt. Über und unter der Mundbucht hängen die Wülste (2) und (3) als schmale Falten mit den entsprechenden Wülsten der rechten Körperhälfte zusammen.

Abbildung 3: Die Schnittserienrekonstruktion zeigt uns bei stärkerer Vergrößerung die Organe des 3,1 mm Embryo in der Kopfregion. Man kann erkennen, dass die Wachstumskrümmung des jungen Embryo (Anfang der 4. Woche) um das schleifenförmige Herz als Hypomochlion erfolgt ist. Die Beugefalten des Ektoderms sind annähernd zirkulär zur Längsachse des embryonalen Kopfes bzw. seines Entoderms (das hier noch vor allem die epitheliale Anlage des Pharynx ist) eingestellt. In Ventralansicht lassen sich vorn der offene Neuroporus superior und die Eingänge in die Augenblasen (Sulcus opticus) sehen. Dahinter finden wir den Oberkieferwulst des noch häutigen Obergesichts. Darunter (also mehr kaudal) sehen wir den „Mandibularbogen“ (Unterkieferwulst) des noch häutigen Untergesichts. Parallel zu diesen bogigen Körperteilen (Pharyngealbögen) liegt der noch kurze „Unterzungenbogen“ (Hyoidbogen). Am ventralen Rand des Fensters, das in die Außenhaut (Ektoderm) des Embryo geschnitten ist, erkennt man, durch weiße Schraffur markiert, die noch kapillare Aorta dorsalis sinistra.

Abbildung 4: Das Erscheinungsbild des Untergesichts (Pharyngealbogen I) lässt sich durch Fensterung des Ektoderms und Freilegen der noch kapillaren Aorta topographisch genauer bestimmen. Wir entfernen hierzu das embryonale Binnengewebe (Mesenchym) zwischen dem Ektoderm und Entoderm (den beiden frühen „Grenzgeweben"). Wenn man den Raum des Mesenchyms als einen epithelbegrenzten, subektodermalen Leerraum darstellt, lassen sich die Lagebeziehungen des Mesenchyms zu den Grenzgeweben leicht in allen Raumrichtungen bestimmen. Dann sieht man vom Raum des Mesenchyms aus medial dicht neben der bereits blindsackförmigen Augenblase (Saccus opticus = Vesica optica), entlang dem Scheitelhirn (Mesencephalon), das obere Ende der kapillaren Aorta (die Anlage der A. prosencephalica). Sie geht hier in Gestalt einer Gefäßschlinge konform mit der Krümmung des Mesencephalon in die große Kopfvene über. Diese kann als V. capitis, als Hauptvene des Kopfes bezeichnet werden. Die Vene ist der Kopfteil der V. cardinalis superior, also der großen oberen Körperwandvene.

Der Innenraum des häutigen (noch bogenförmigen) Untergesichts wird bei unserem 3,1 mm Embryo zu einem großen Teil von der noch kapillaren 1. Pharyngealbogen-„Arterie" ausgefüllt. Sie stellt die erste Anastomose zwischen der von der Ausflussbahn des Herzens kommenden unpaaren Gefäßanlage (Aorta ventralis = Bulbus aortae) und den paarigen Aortae dorsales dar. Der 2. Pharyngealbogen lässt noch keine Kapillarisierung nachweisen.

Die faltenförmige Gliederung in der Kopfregion wird durch eine Straffung des Binnengewebes lateral von den frühembryonalen Mundwinkeln eingeleitet. Sie hängt entwicklungskinetisch damit zusammen, dass im Verlauf des ersten Längenwachstums des Embryo links und rechts in der oberen Rumpfregion interzelluläre Flüssigkeit im Mesenchym ausgeschwitzt wird (Entstehung des rechten und linken Cavum pleuropericardiale). Zwischen beiden differenziert sich das junge Mesenchym zur frühembryonalen Herzanlage. Dieses Mesenchym strahlt beim weiteren Längenwachstum des Embryo nach oben in das Stroma der frühen „Wangenregion" ein und bildet damit einen bilateralen Halteapparat für den frühembryonalen Kopf. Im Bereich dieses Halteapparates drängt die Interzellularsubstanz das Ektoderm und Entoderm auseinander (Entstehung des Pharyngealbogens I). Diese drängen durch ihr Flächenwachs-

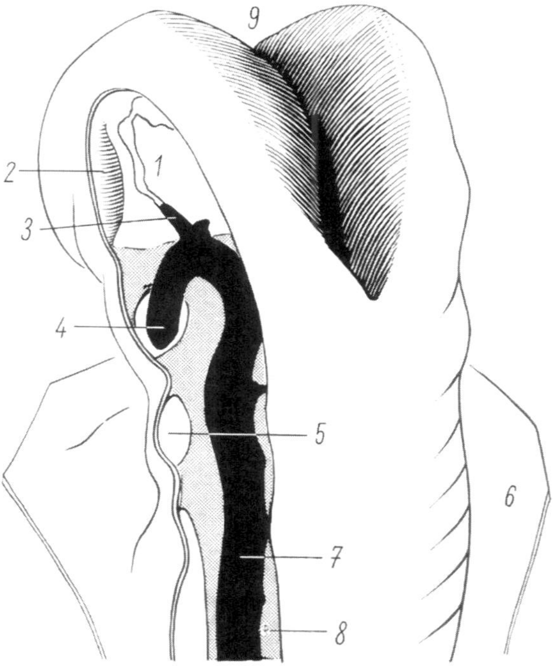

Abb. 4 Derselbe 3,1 mm Embryo (Dorsolateralansicht). Ektoderm wieder gefenstert: Die ersten (noch kapillaren) Arterien der linken Körperhälfte freigelegt (schwarz).
I. Pharyngealbogenarterie (4) in die linke Aorta dors. (7) übergehend. Bei 5 II. Pharyngealbogen noch nicht vaskularisiert. Bei 1 A. prosencephalica (3) am Scheitel des arteriellen Gefäßbogens in den venösen Gefäßscheitel (Wurzel der V. cardinalis) übergehend. 2 Kontaktfläche der Augenblase mit dem (hier entfernten) Mesenchym, 6 Amnion, 8 Entoderm, 9 Neuroporus superior.

tum die angrenzenden Gewebe auf engerem Raum zusammen (Bildung der 1. Cervicalkerbe sowie der 1. Pharyngealtasche).

Auf der Grundlage des entstandenen 1. Pharyngealbogens entstehen sukzessiv die folgenden Pharyngealbögen II, III und IV. Dadurch wird die Körperwand im Übergangsgebiet zwischen Kopf und Rumpf abwechselnd verdickt und verdünnt.

Das frühembryonale Gehirn wird nun relativ zu den mit ihm verhafteten Aortenanlagen länger. Die entwicklungskinetische Folge davon ist eine stärkere Krümmung des jungen Embryo in seinem Kopfgebiet. Die entwicklungskinetische Folge davon ist die zunehmende Deutlichkeit der Beugefalten des

Embryo, welche die Pharyngealbögen vorbereiten. Im Verlauf der Krümmung des Embryo nimmt die Länge und Dicke der Pharyngealbögen zu. Gleichzeitig verdünnt sich die Kopfwand zwischen ihnen, d. h. außen die Vertiefung der Cervicalfurchen und innen die Vertiefung der Schlundtaschen. Durch die erste Krümmung des Embryo liegt der Kopfdarm, also vor allem der vorläufige Pharynx, dicht über dem Herzen. Er ist also zunächst noch nicht aufgerichtet.

> Wir betonen damit, dass die **Form**entwicklung der bogenförmigen Faltungen sich nicht von der **Lage**entwicklung des frühembryonalen Kopfes trennen lässt. Von dieser frühen Formbildung wird die **Struktur**entwicklung im Inneren der Kieferregion eingeleitet. Das wichtige Prinzip, das wir dabei bemerken, ist die Gesetzmäßigkeit der Verlaufsrichtung der Differenzierungen. Der Prozess der Differenzierung schreitet regelmäßig von außen nach innen fort. Er beginnt nicht etwa bei den Zellkernen (Differenzierungsrichtung, Blechschmidt, 1973).

Abbildung 5: Etwa am 26. Tag ist der menschliche Embryo auch in der Halsregion kyphotisch gekrümmt und daher jetzt im ganzen weniger hoch als zuvor. Er hat sich jetzt eingerollt. Sein größter Durchmesser beträgt in unserem wiedergegebenen Stadium ca. 2,5 mm. Eine Schnittserienrekonstruktion der äußeren Form im Kopf-Hals-Bereich zeigt nun fast mit schematischer Deutlichkeit die ektodermalen Beugefalten. An der „Streckseite" des Kopfes sehen wir den frühembryonalen Vorderkopf noch in hohem Maße von der großräumigen Augenregion beherrscht. Oberhalb der Mundregion ist das Relief des Oberkieferwulstes gut sichtbar. Dorsal vom Eingang in die Anlage des Mundes, d. h. dorsal von der jetzt durchgebrochenen Mundmembran, kommuniziert die Anlage des Fruchtwasserraums mit dem embryonalen Pharynxraum.

Beidseits der Mundbucht liegt, lateralwärts konvex, die bogenförmige Anlage des menschlichen Untergesichts. Zu ihr ist der unter der Zunge gelegene Unterzungenbogen (Pharyngealbogen II = Hyoidbogen) fast parallel ausgerichtet. Aber er ist jetzt äußerlich schärfer abgrenzbar als bisher. Beide großen Pharyngealbögen sind ziemlich zirkulär zur Längsachse des Kopf-Hals-Darms (also vor allem der Pharynxanlage) eingestellt. Caudal angrenzend an die beiden

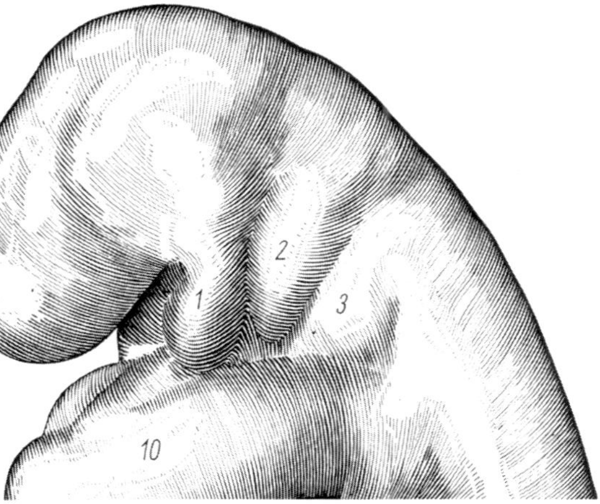

Abb. 5 Schnittserienrekonstruktion des Embryo Blechschmidt 2,57 mm, ca. 26 Tage, ca. 23 Somitenpaare.
Hinter den beiden großen Pharyngealbögen (1) und (2), die bereits das Anlagegebiet des äußeren Ohres darstellen, ist jetzt der III. Pharyngealbogen (3) zu sehen. Er bleibt in der Folgezeit relativ klein. 1 Pharyngealbogen I (häutiges Untergesicht), 2 Pharyngealbogen II = Hyoidbogen (häutiger Unterzungenbogen), 3 Pharyngealbogen III Carotisbogen (vorläufiger Kehlkopfwulst), 10 Herzwulst.

ersten relativ großen Pharyngealbögen findet sich jetzt bei unserem 2,5 mm großen Embryo der dritte Bogen, die mikroskopische Anlage des Pharyngealbogens III. Ihn dürfen wir im Hinblick auf die in ihm schon erkennbare Vaskularisation topografisch als „Carotisbogen" kennzeichnen.

Hier wird das entwicklungskinetische Prinzip der Kieferbildung erkennbar: Bei 1 und 2 und 3 sind durch lokale Erhebungen des Grenzgewebes im Bereich des Ektoderms und entsprechend durch Erhebungen des Entoderms in Richtung auf die Flüssigkeit im Kopfdarmlumen (d. h. zur Hauptsache im Pharynxlumen) lokale Oberflächenvergrößerungen entstanden. Dazwischen haben sich durch Einsenkungen von Grenzgewebe Zonen relativ verminderten Flächenwachstums entwickelt. Hier haben sich die Mesenchymzellen unter lebhafter Zellvermehrung senkrecht zur ektodermalen Basalmembran dicht aneinandergedrängt. Ihre Zellkerne sind dicht an die Oberfläche des gewölbten Ektoderms gerückt. Das Ektoderm hat hier im Flächenwachstum – verglichen mit dem der Kopfwand im Bereich des Mundeingangs und der Cervicalkerben – örtlich zugenommen.

Das Flächenwachstum ist also im Bereich der Gesichts-Hals-Region des jungen Embryo ungleichmäßig geworden. Wir werden hierauf bei Abb. 10 und 11 zurückkommen, aber schon jetzt das Prinzip nennen. Die ganzen frühen Gewebssysteme haben trajektorielle Hauptrichtungen, die auf gesetzmäßig ausgerichtete Stoffwechselbewegungen schließen lassen.

«Trajektoriell bezeichnet eine spezielle Art der Anordnung von Zellen, in der Zellgrenzmembranen sich senkrecht oder parallel zu einer Oberfläche ausrichten. Eine trajektorielle Organisation zeigt die spezifische Wirkung von Wachstumskräften an: „Berücksichtigt man, dass es in der Regel keinen biodynamischen Druck ohne zugehörigen Zug gibt, so liegt es nahe, nach den Zugstrukturen und der Verteilung von Zug und Druck zu fragen.“ (E. Blechschmidt: Ontogenese des Menschen; S. 87; Kiener, München 2012). Flüssigkeiten geben Druckkräfte weiter, Oberflächen (Membranstrukturen) leiten Spannungskräfte.» (K. Obermeier)

Abbildung 6: Schnittserienrekonstruktionen unseres 2,57 mm Embryo zeigen die räumlichen Beziehungen (topografischen Lageverhältnisse) in den Kieferregionen deutlich, wenn man zwischen Herzwulst und Gehirn die entodermalen Beugefalten der Gesichts-Hals-Region von lateral freilegt. Dann sieht man im Inneren der Pharyngealbögen die jetzt entwickelten Leitungsbahnen (vgl. Abb. 5 und 6).

Eine geeignete Teilrekonstruktion zeigt die ersten Gehirnnerven, den N. trigeminus (V) und N. facialis (VII). Diese Leitungsbahnen verlaufen innerhalb der Pharyngealbögen jeweils in deren Hauptrichtung. Das junge Mesenchym bildet ihre Leitstruktur. Medial von den Halskerben des Ektoderms sind vom Lumen des embryonalen Pharynx aus die Pharyngealtaschen (Schlundtaschen) sondierbar. Sie erscheinen vorn als scharfkantige Faltenkämme. Sie stehen in engem Kontakt mit den Kerben des Ektoderms (Cervicalkerben): Entoderm und Ektoderm liegen hier dicht aneinander.

Dies ist nicht nebensächlich zu bemerken. Denn regional vergleichende Untersuchungen zeigen, dass generell lokal verschiedene Flächenbildungen Momentbilder kinetisch verschiedenen Flächenwachstums sind. Im besonderen ist das Flächenwachstum der Pharyngealtaschen und der Cervicalkerben, also der Epithelrinnen, die jeweils engen Kontakt miteinander haben, im Verhältnis zu dem Flächenwachstum an den Hochreliefbildungen gering (pathologisch: Anlage von Fisteln). Lateral von der 1. Pharyngealtasche ist in unserer Abb. 6 ein derartiger dünner Teil der Kopfwand als Anlage des Trommelfells gut diagnostizierbar.

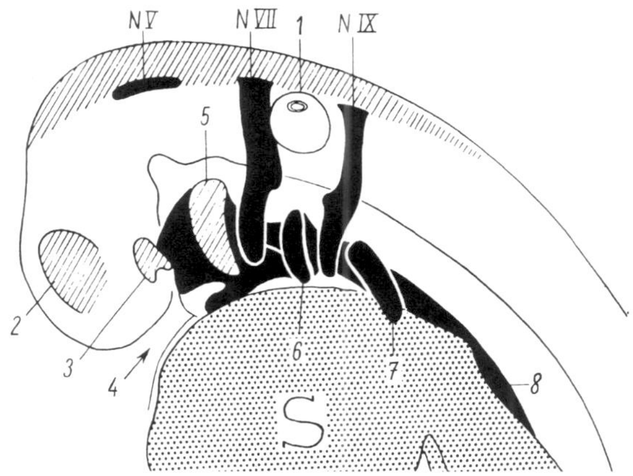

Abb. 6 Derselbe 2,57 mm Embryo wie zuvor. Die Zonen des Ektoderms, die tiefer liegendem Grenzgewebe naheliegen, sind durch Schraffur gekennzeichnet.
1 Ohrblase, 2 Augenblase, 3 Ektoderm nahe am Wangenentoderm, 4 Mundbucht, 5 Ektoderm nahe der I. Schlundtasche, 6 Pharyngealtasche II freigelegt, 7 Pharyngealtasche III freigelegt, zwischen 5 und 6 sowie zwischen 6 und 7 bereits Nerven der Pharyngealbögen, 8 Entoderm der noch gemeinsamen Ösophagus- und Tracheaanlage, 5 Pericardabschnitt der Serosa (N. V = N. trigeminus, N. VII = N. facialis, N. IX = N. glossopharyngeus).

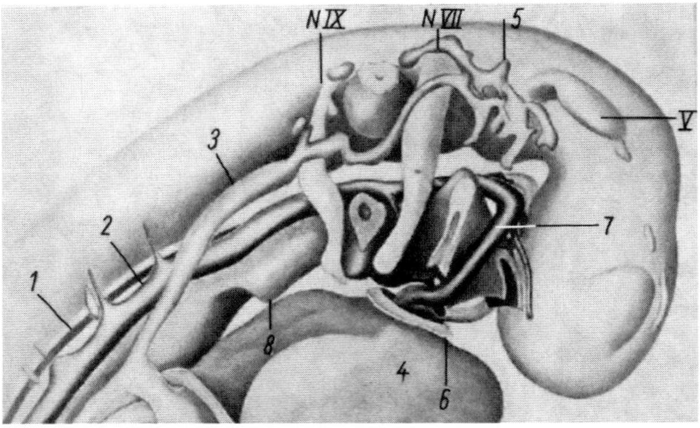

Abb. 7 Wieder derselbe 2,57 mm Embryo wie zuvor. Schnittserienrekonstruktion vor allem des Gehirns, der Gehirnnerven und des kapillaren Gefäßsystems.
1 Chorda dorsalis, 2 rechte Aorta dorsalis, 3 V. cardinalis superior, 4 Herzwulst, 5 Plexus venosus praeoticus der Hauptvene des Kopfes (V. cardinalis capitis), 6 Umschlag des Epicard ins Pericard, 7 Aortenanastomose I im Pharyngealbogen I, 8 Laryngo-pulmonaldivertikel (epitheliale Anlage des Respirationstrakts noch hoch in der frühembryonalen Halsregion); N. VII = N. facialis, N. IX = N. glossopharyngeus.

Abbildung 7: Der 2,57 mm Embryo lässt durch vorsichtige Präparation Festigkeitsunterschiede der in vivo turgeszenten histologisch verschiedenen Gewebe nachweisen.

Die jungen (kapillaren) Blutgefäße sind elastisch spannbare Schläuche. Die jungen Nerven sind relativ zugfest. Das Mesenchym ist in verschiedenen Richtungen verschieden fest. Die ganzen Strukturen der Pharyngealbögen stellen, physikalisch gesehen, ein trajektorielles Verspannungssystem dar (trajektorielle Ausrichtung der Anlagen der Gehirnnerven zu den Anlagen der paarigen Aorta dorsales und den Vv. cardinales superiores).

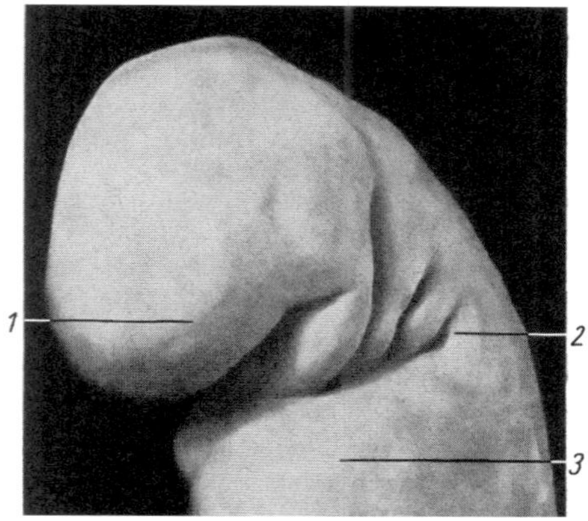

Abb. 8 Schnittserienrekonstruktion des Embryo Blechschmidt 3,4 mm, ca. 27 Tage, ca. 27 Somitenpaare.
Pharyngealbögen I–III. 1 Auge, 2 Sinus cervicalis, 3 Herzwulst.

Abbildung 8: Schnittserienrekonstruktion unseres 3,4 mm großen Embryo. Die kyphotische Krümmung des Embryo nimmt zu. Die Beugefalten des Ektoderms und die ihnen sozusagen im Spiegelbild gegenüberliegenden Beugefalten der entodermalen Pharynxwand sind jetzt höher. Die Kerben zwischen den Pharyngealbögen sind außen und innen tiefer. Außen erscheint jetzt hinter dem 3. Pharyngealbogen die tiefe Halsbucht (Sinus cervicalis). Der Grund der Cervicalbucht ist vom Rand der Bucht verdeckt. Präparatorisch isoliert zeigen die Pharyngealbögen Spangenform. Die spangenförmigen Hautfalten in der frühembryonalen Gesichtsregion sind die entwicklungskinetischen Voraussetzungen, für die spätere Spangenform des embryonalen Unterkieferskeletts und Zungenbeins.

Abbildung 9: Das Innere der drei ersten Pharyngealbögen wird bei unserem 3,4 mm großen Embryo nun vor allem von drei Gefäßanastomosen eingenommen. Diese haben sich jeweils durch Sprossungen zwischen der kurzen, das Blut aus dem Herzen ableitenden unpaaren Aorta ventralis und der paarigen Aorta dorsalis im Stroma (Binnengewebe) der Pharyngealbögen gebildet. Das Kaliber dieser Gefäße ist bei Embryonen dieses Alters (Stadium 12 nach O'Rahilly, 27 Somitenpaare, ca. 26. Tag) etwa gleich groß. Somit darf man die Pharyngealbögen noch alle als Gefäßbögen ansehen.

Gegenüber dem Kaliber der 1. Pharyngealbogenarterie des oben beschriebenen 3,1 mm Embryo (13 Somitenpaare) ist das der 1. Pharyngealbogenarterie eines 3,4 mm Embryo kleiner geworden. Dieses Gefäß wird jetzt schwächer durchblutet. Mehr Blut erreicht auf dem kürzeren Weg durch die Anastomosen im 2. und 3. Pharyngealbogen die paarigen Aorten. Die Gefäße des 2. und 3. Pharyngealbogens haben dadurch an Kaliber zugenommen. Das heißt, dass jetzt vorübergehend alle drei Anastomosen ein fast gleich großes Lumen haben. Diese Differenzierungen bestätigen unsere Auffassung, dass schon frühe Differenzierungen entwicklungsdynamische Differenzierungen darstellen (Blechschmidt 1973).

In die häutig vorgebildeten Pharyngealbögen wachsen die ersten Hirnnerven ein. Sie folgen regelmäßig einer mesenchymalen Leitstruktur. Was nun speziell den N. trigeminus (V) in der Kieferregion betrifft, so ist folgendes zu sagen: Bei den 2–3 mm großen menschlichen Embryonen hat das Binnengewebe zwischen den Grenzgeweben der ganzen Obergesichtsregion regelmäßig lokal ungleiche Dicke. Noch bevor die Äste des N. trigeminus (V) entstehen, sind regelmäßig drei besonders dicke Mesenchymbezirke nachweisbar: im Raum zwischen Mittelhirn und Augenblase, sowie zwischen Augenblase und Mundspalte und zwischen Mundspalte und erster Cervicalkerbe. Diese drei dicken Mesenchymformationen sind Mesenchymstraßen. Sie konvergieren zum Entstehungsgebiet des N. trigeminus (V). Jede der Straßen bildet zu Anfang der 3. Entwicklungswoche jeweils die Leitstruktur für je einen der bekannten Hauptäste des N. trigeminus (V). Auch diese Differenzierung in der Kieferregion ist eine lagebedingte entwicklungsdynamische Differenzierung.

Anhand der folgenden Abbildungen wollen wir die Strukturentwicklung im

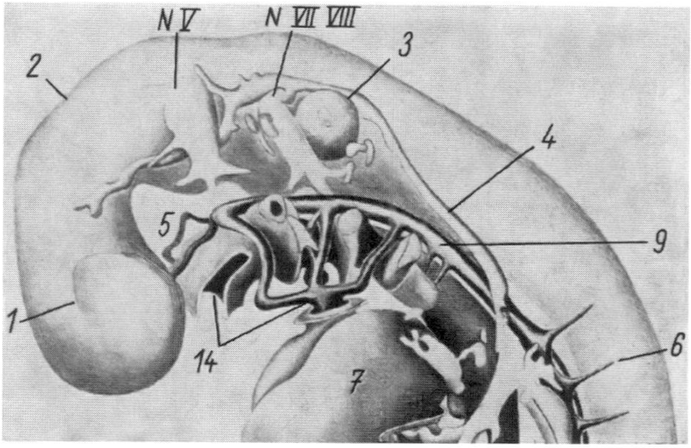

Abb. 9 Die epithelialen Strukturen im Inneren des 3,4 mm Embryo.
1 Augenblase, 2 Mittelhirn, 3 Ohrblase, 4 V. cardinalis capitis, 5 Chorda dorsalis, 6 Ramus dorsalis aortae, 7 Epicard, 9 Aorta dorsalis, 14 Mund und Aorta ventralis (Wurzel des Gefäßkorbs der Aorten). Die drei Aortenanastomosen (Pharyngealbogengefäße I–III) leiten vorübergehend jeweils gleich viel Blut.

Inneren der Pharyngealbögen kennenlernen. Sie ist eine entwicklungskinetische Folge ihrer frühen Formentwicklung (konstruktiver Zusammenhang von Lage, Form und Struktur: Blechschmidt 1973).

> Hier wird nun die prinzipielle Feststellung wichtig, dass Differenzierungen Richtungen haben. In zahlreichen eigenen Untersuchungen (1961–1973) haben wir immer wieder gefunden, dass organische Differenzierungen regelmäßig Prozesse sind, die von außen nach innen ablaufen. Oberflächlich finden wir regelmäßig vorangehende, weiter in der Tiefe nachfolgende Differenzierungen. Das gilt auch für die Differenzierungen der Pharyngealbögen. Hier finden wir zuerst Differenzierungen in der Haut und danach erst in der Tiefe. Offenkundig ist die Skelettbildung entwicklungskinetisch streng von der Haut geführt, nicht umgekehrt.

Nie finden wir, dass etwa die Mandibula zuerst entsteht und dass dann nachher vielleicht zu ihrem Schutz die Haut in der Region des Untergesichts gebildet wird. „Regional vergleichend“ hat sich dieser Sachverhalt leicht als ein entwicklungskinetisches Prinzip nachweisen lassen. So finden wir z. B. auch bei den Extremitäten den häutigen Oberarm, den häutigen Unterarm, die häutige Hand, die häutigen Finger entstehen, bevor das Skelett des Oberarms, dann des Unterarms, dann der Hand und schließlich der Finger deutlich wird. Regelmäßig finden wir die Skelettierungen streng lageabhängig tief innen im Mesenchym entstehen, d. h. auf die Entwicklungsbewegungen der Haut bezogen, konstruktiv von ihr vorgezeichnet, durch die Haut wie von einer Matrize geformt.

Abbildung 10: Schneidet man unseren 3,1 mm Embryo in Höhe des Vorderkopfes quer (parallel zum unteren Bildrand der Abb. 3), so ergibt sich das Schnittbild Abb. 10. Das Neuralrohr ist vorn noch nicht geschlossen. Der Neuroporus steht noch breit offen. Ähnlich wie der ganze Embryo durch Faltung entstanden ist, entstehen auch die weiteren Differenzierungen in der Gesichtsregion zunächst durch Faltungen. Diese bestehen seitlich vom Neuroporus in folgenden Bildungen: in einem faltenförmigen Hochrelief beidseits der Medianen, der Anlage des Diencephalon (Abb. 10 bei 1), einer faltenförmigen Einsenkung (Augenblase, bei 2) und seitlich davon einer scharfkantigen Faltenbildung (Rand der Augenregion, unten in der Abb.). Die ganze Augenregion grenzt sich durch eine Furche ziemlich scharf gegen die frühembryonale Oberkieferregion ab (Abb. 10, unterer Pfeil).

Der Verschluss des Neuroporus wird normalerweise bei Embryonen, die eine Höhe knapp über 2 mm haben, folgendermaßen komplett: das Ektoderm der Augenanlage wird dünner als das Neuralepithel. Der Dickenunterschied ist am Übergang des Ektoderms in das Neuralepithel lateral am Sulcus opticus gut erkennbar. Lateral am Sulcus hat das Gewebe eine Limitans ventricularis. Sie wird kräftiger als die antiventrikulär gelegene Limitans (Basalmembran). Die Limitans ventricularis hat geringeres Flächenwachstum als die angrenzende

Schicht der ventrikulären Mitosen. Mit dem ungleichen Flächenwachstum rollt sich der Rand des Neuroporus zu Beginn der 4. Woche allmählich ein und schließt den Ventrikelraum der Gehirnanlage (Verschluss des Neuroporus superior etwa am 25. Tag).

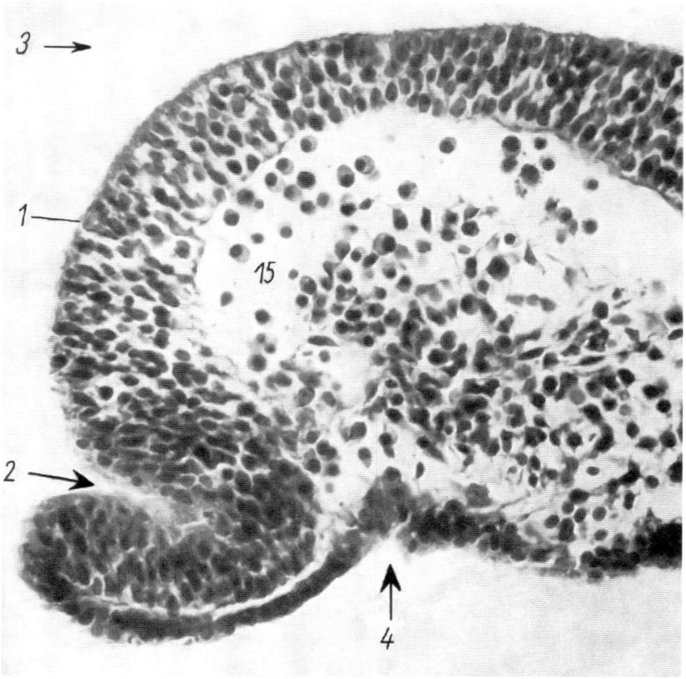

Abb. 10 Horizontalschnitt in Höhe der Augenregion des 3,1 mm Embryo (Abb. 3). Linke Kopfhälfte. Die Wand des Sulcus opticus (linkerhand) ist um ein mehrfaches dicker als das Ektoderm der Augenanlage.

1 Neuralepithel des Diencephalon, 2 Eingang in die Augenblase (Sulcus opticus), 3 Neuroporus, 15 Gefäßscheitel des Embryo, mit Blut gefüllt. Gefäßwand im Flachschnitt nicht deutlich, 4 Grenze des Auges gegen den häutigen Oberkiefer.

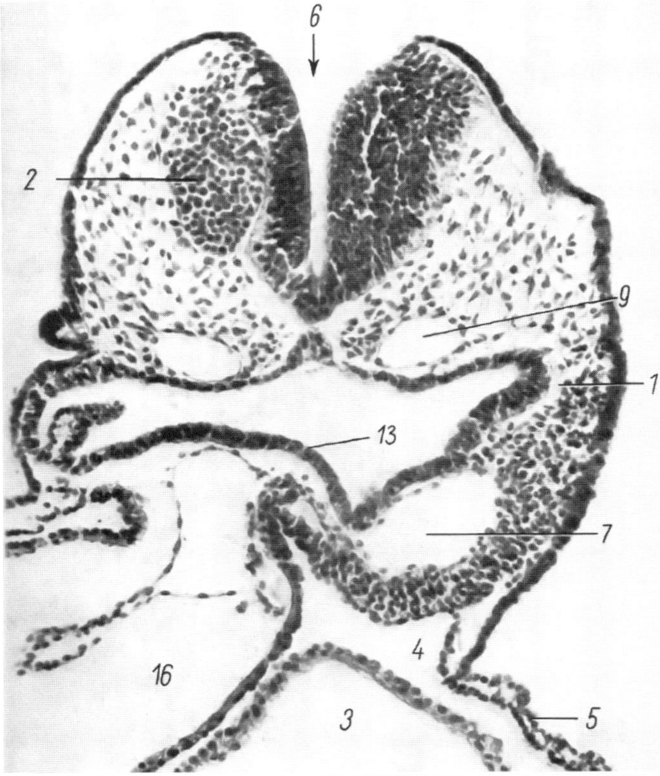

Abb. 11 Parallelschnitt zu dem vorigen Querschnitt des 3,1 mm Embryo. Schrägschnitt durch den Kopf in der Gesichtsregion.
1 Kopfentoderm fast quer, 2 V. capitis (noch immer Hauptteil der V. cardinalis superior) mit Blut gefüllt, 3 linkes Atrium, 4 Cavum pericardii, 5 Pericard, 6 Neuroporus superior, 7 frühembryonaler Unterkiefer mit Aortenanastomose I (letztere schräg geschnitten), 9 Aorta dorsalis sinistra, 16 Ausflussbahn des Herzens (Aorta ascendens und A. pulmonalis noch nicht voneinander getrennt).

Abbildung 11: Schneiden wir unseren 3,1 mm hohen Embryo (tiefer als in Abb. 10) im Bereich des 1. Pharyngealbogens, dann treffen wir den 1. Pharyngealbogen nahezu längs. Hier sehen wir die häutige Anlage des Untergesichts (Zone 1–7) entsprechend unserer Abb. 3 zwischen Oberkopf und Herz eingeengt. In Abb. 11 ist das Cavum oris deutlich quer verbreitert (zellfreier Raum um die Ziffer 13). Das Grenzgewebe des Pharyngealbogens ist dick. Unter dem Ektoderm stehen die Zellen dicht aneinandergedrängt. Die Zellkerne sind bevorzugt peripherwärts in Richtung zum Ektoderm und Pericard (oberhalb 4) gerückt. Die langen Cytoplasmafortsätze der „Zellkörper“ nahe dem Entoderm haben durch gestaute Interzellularsubstanz weite Abstände voneinander bekommen. Hier ist durch Einsprossen das erste Pharyngealbogengefäß entstanden.

Regional vergleichend wissen wir, dass regelmäßig jeder Vaskularisation eine Gewebsvakuolisierung vorausgeht (1961 und 1973). Die beschriebene Ansammlung von Interzellularsubstanz ist also die primäre, dagegen die Vaskularisation des Pharyngealbogens die nachfolgende Differenzierung.

Abbildung 12: Die Lage, Form und Struktur der Pharyngealbögen sind bei einem 4,2 mm großen menschlichen Embryo (etwa 28. Tag) deutlich konstruktiv zusammengehörig. Schneiden wir einen Embryo dieser Altersklasse sagittal, so finden wir im Bereich der Pharyngealbögen das abgrenzende Gewebe (Ektoderm und Entoderm) noch immer dick. Das unmittelbar anliegende Binnengewebe ist dicht und extrem interzellularsubstanzarm. Nahe dem Ektoderm und Entoderm stehen die dicken Körper der Mesenchymzellen mit ihren Längsachsen noch immer vorwiegend senkrecht zum Grenzgewebe. Mitosen sind zahlreich, wenn auch nicht so zahlreich wie in Gebieten mit ventrikulären Mitosen. Die Assimilation beim Wachstum der entstandenen Tochterzellen ist intensiv. Die Mesenchymzellen erreichen alsbald nach der Zellteilung wieder ihre ursprüngliche Größe.

Bevorzugte Assimilationstätigkeit des oberflächlichen Mesoderms in den Pharyngealbögen ist danach sicher. Nur tief im Inneren der jetzt größeren Pharyngealbögen sind stärkere Aufhellungen als Zeichen gestauter Interzellularsubstanz nachweisbar. Aber statt eines einzigen Pharyngealbogengefäßes finden wir jetzt in den älteren Pharyngealbögen aufgezweigte Gefäßbüschel.

Im Querschnitt des Pharyngealbogens I ist jetzt, fast zentral, die Strukturierung verändert. Das große Pharyngealbogengefäß ist obliteriert, sobald mit der Entstehung des Carotis bzw. Aortenbogens das Blut mit dem Längenwachstum des Embryo über die paarigen 3. und 4. Pharyngealbögen Kurzschlüsse zwischen der ventralen und dorsalen Aorta zur Verfügung hat. Mit der Ausschaltung des umwegig gewordenen 1. Anastomosenpaares wird regelmäßig der 1. und bald danach auch der 2. Pharyngealbogen nur noch von Gefäßbüscheln

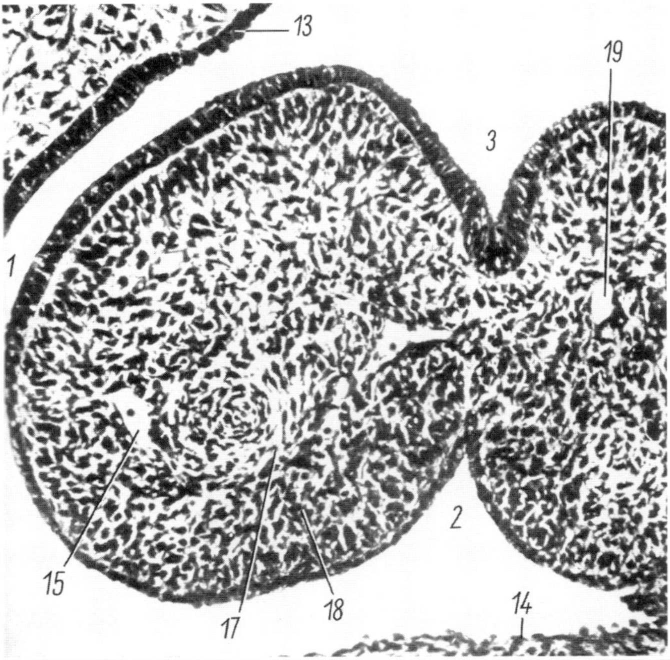

Abb. 12 Embryo Blechschmidt 4,2 mm, ca. 28 Tage, ca. 30 Somitenpaare, Ausschnitt aus einer Sagittalserie, medialer Teil des häutigen Untergesichts fast quer.
1 Mundeingang, 2 Cervicalkerbe zwischen Pharyngealbogen I und II, 3 Eingang in die 1. Pharyngealtasche (angeschnitten), 13 primitiver Gaumen, 14 Herzwulst, 15 eine der Venen im Pharyngealbogen I, 17 Schwann-Zellen von des N. trigeminus (V/3), 18 oberflächliche Schicht des Mesoderms mit vorwiegend senkrecht zum Ektoderm eingestellten Zellen, 19 II. Aortenanastomose schon unterbrochen und in mehrere kapillare Venen übergehend.

versorgt, die dem lokalen Stoffwechselgefälle im Inneren der großen „Körperspangen“ entsprechen.

Mit der Zunahme des ektodermalen Flächenwachstums vergrößert sich die Masse des Pharyngealbogens appositionell. Dabei drängen die Zellkörper der Mesenchymzellen auch hier zur Peripherie und sammeln sich dicht an der Basalmembran entlang dem Ektoderm. Unter kinetischen Gesichtspunkten gesehen ist das Ektoderm mit seinem lebendigen Stoffwechsel entwicklungsdynamisch wirksam.

Wir sehen Anlass, hier zu erwägen, dass das Ektoderm sogähnliche Wirkungen auf die Zellen des Mesenchyms ausübt. Holtfeter hat 1939 tierexperimentell Anziehungskräfte zwischen Keimblättern messen können. Schon in der Frühentwicklung des Kieferapparats spielen wachstumsfunktionelle Faktoren sämtlicher beteiligter Systeme bei der lebendigen Differenzierung eine wesentliche Rolle. Sicher ist, dass die unterschiedlichen Gewebe nicht ähnlich wie Bauklötze einzelne starre Körper sind, sondern submikroskopisch durch die Prozesse des Stoffwechsels miteinander zusammenhängen. Als Lebensäußerungen betrachtet haben wir uns sowohl die Erscheinungsbilder der Zellgrenzen als auch der Gewebsgrenzen als **„Stoffwechselfelder"** mit lebhaften Permeationen vorzustellen (1973).

«Parmeation: Bewegungen molekularer Teilchen entlang von Membranen. Permeation: Bewegungen molekularer Teilchen durch Membranen hindurch.» (K. Obermeier)

Ein Fortschritt der Differenzierung zeigt sich gegen Ende des 1. Entwicklungsmonats bei unserem 4,2 mm Embryo: Das Binnengewebe bevorzugt mit den Hauptachsen seiner Zellen drei Hauptrichtungen: parallel zum größten Umfang des Pharyngealbogens, parallel zum kleinsten Umfang des Pharyngealbogens sowie senkrecht dazu, d. h. senkrecht zur Basalmembran am Epithel:

- Die erstgenannte Hauptrichtung zeigt das Mesenchym, das die Leitstruktur für die Pharyngealbogennerven bildet (Abb. 12 inneres Feld bei 19). Da finden wir vorwiegend spindelige Zellen quer getroffen.
- Die zweitgenannte Ausrichtung finden wir im Bereich der jungen Gliazellen (bei 17 in Abb. 12).
- Die letztgenannte Richtung (senkrecht zum Ektoderm) zeigt die frühe Coriumanlage (Zone bei 18).

Trotz dieser schon hohen Differenzierung fehlt noch jede Skelettbildung. Sie beginnt erst während der ersten Tage des II. intrauterinen Monats. Dann sieht man tief innen im Binnengewebe Mesenchymverdichtungen, die allmählich in Vorknorpel übergehen. Hier erfolgt die Zellverdichtung kaum durch Zellvermehrung, vielmehr durch allmählich engeres Aneinanderrücken der Zellen.

Unsere Deutung ist, dass hier Abgabe von Wasser, also tief innen Schwund (vorwiegend mit Dissimilationen) stattfindet, im Gegensatz zum appositionellen mit Synthese verbundenen Wachstum außen.

Das Differenzierungsgeschehen führt zu Strukturen, die denen in den häutigen Extremitätenanlagen zum Verwechseln ähnlich sehen (1961, S. 469 und

1970, S. 106). Vergleichsuntersuchungen an embryonalen Fingern haben ergeben, dass hier dieselben Differenzierungsregeln gelten, die wir auch sonst bei frühen Skelettbildungen fanden.

Ebenso wie ein Fingerskelett wächst das Skelett des 1. Pharyngealbogens (der Meckel-Knorpel) nach erfolgter Mesenchymverdichtung ungleichmäßig. Nur im Inneren der Mesenchymverdichtungen entsteht der eigentliche Vorknorpel. Dieser geht im Verlauf einer langen „Funktionsentwicklung" erst allmählich zur Knorpelbildung über. Auch hier sind wieder räumlich geordnete Stoffwechselbewegungen leicht morphologisch erschließbar (1961, 1973). Die hier entwicklungsfunktionell gültigen Regeln sind allgemein in der gesamten Skelettdifferenzierung nachweisbar (1974).

> Die genannten Entwicklungsbewegungen führen dazu, dass der rechte und linke Meckel-Knorpel in dem dicken ältesten Teil des 1. Pharyngealbogens entsteht und von da allmählich distalwärts sich weiterentwickelt. Beide Meckel-Knorpel wachsen in der Kinngegend aufeinander zu. Dorsal gehen die Anlagen des Unterkieferskeletts zunächst kontinuierlich in die vorknorplige Schädelbasis über. Erst nachträglich entstehen hier „Wachstumsartikulationen". Diese führen zur Entstehung der Gehörknöchelchen. Auch alle diese Differenzierungen haben wir, was ihre Dynamik betrifft, wieder als eine „Funktion" der Lage und der Größe der Differenzierungsgebiete anzusehen.

Abbildung 13: Durch die beschriebenen Entwicklungsbewegungen werden mit dem zunehmenden Längenwachstum des Neuralrohrs und dem Kurzbleiben der Aorten die Proportionen des Gesichts des jungen Embryo bestimmt. Bei einem 5 mm Embryo liegt der Scheitel des Embryo am Mittelhirn noch hoch über dem Mund. Der Kopf ist in der Augen- und Mundgegend relativ breit. Die Augenblasen sind das erste Lateralhirn, das aus hemisphärenähnlichen Blindsäcken des Vorderhirns besteht. Da der Kopf mit der Krümmung des Embryo noch eng auf dem Herzwulst ruht, ist das Gesicht im Bereich der Ober- und Unterkieferanlage zunächst noch nicht hoch. Das Längerwerden des Gesichts erfolgt erst mit der Spätentwicklung. Dies zeigen nun die letzten Abbildungen.

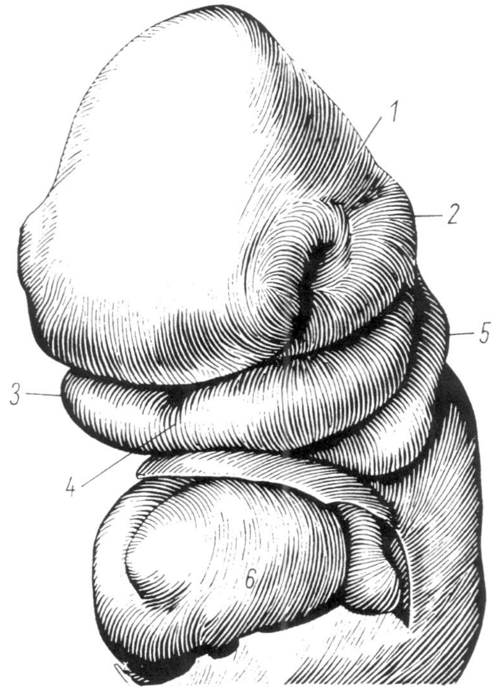

Abb. 13 Kopfregion eines 5 mm großen menschlichen Embryo (Orig.).
1 Auge, 2 Oberkieferregion, 3 laterale Unterkieferregion, 4 mediale Unterkieferregion, 5 lateraler Abschnitt des Hyoidbogens, 6 Epicard des linken Ventrikels. Wand des Herzwulstes gefenstert.

Abbildungen 14–17: Die Organdifferenzierung hängt entwicklungskinetisch auch im II. Entwicklungsmonat von den gegebenen Lagebedingungen ab. In den ersten Tagen des II. Monats ist der Kopf eines 8,8 mm Embryo (Abb. 14) entlang dem Kopfteil der Aorten noch eng gekrümmt. Der Hauptteil des Gesichts wird, von der Stirn verdeckt, zwischen Stirn und Herzwulst entwicklungsdynamisch breitgequetscht. Im weiteren Verlauf des II. Entwicklungsmonats richtet sich der Embryo mehr und mehr auf. Während nun einerseits das Gehirn, bezogen auf die Eingeweide, aszendiert, rückt andererseits im Vergleich zu dem intensiv exzentrisch wachsenden Gehirn der Mundboden mit dem Herzen abwärts. In dem neuen entwicklungsdynamischen Stoffwechselfeld zwischen dem aszendierenden Gehirn und den deszendierenden Ein-

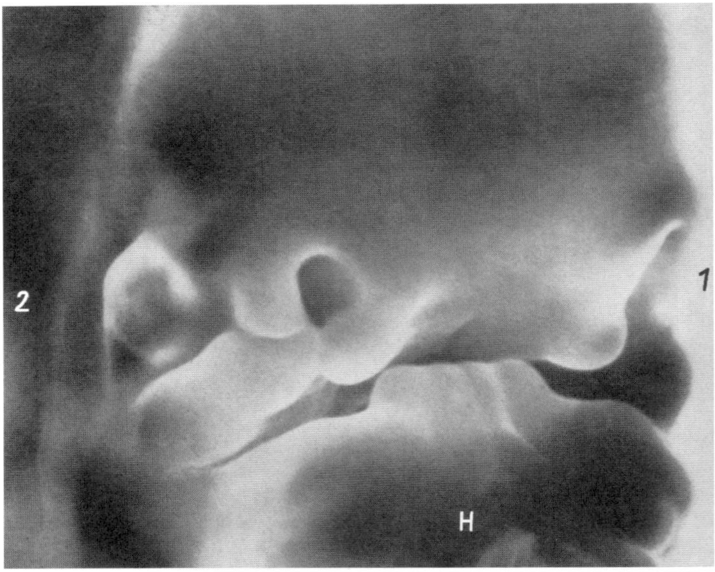

Abb. 14 Kopf eines 8,8 mm Embryo (Orig.). 1 linke Nasengrube.
Unter der rechten Nasengrube zwei normale Einziehungen des Ektoderms (Anlagen des Ductus nasolacrimalis und der Lippenfurche, letztere in pathologischen Fällen Entstehungsgebiet einer Kiefer-Gaumen-Spalte). Im Oberlippen-Nasen-Bereich drei typische Hochreliefs: Oberkieferwulst, lateraler und medialer „Nasenwulst". Zwischen dem Augenbecher und Großhirn ist das Mesenchym strangartig eingeengt und gestrafft. Durch die Straffung ist die Haut in Form der Nasengrube retiniert (M. Blechschmidt, 1974). In Höhe (2) Auge. Bei (H) Herzwulst entfernt.

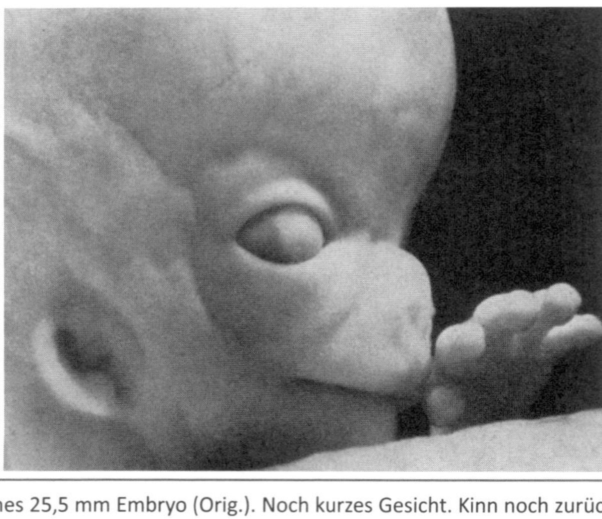

Abb. 15 Kopf eines 25,5 mm Embryo (Orig.). Noch kurzes Gesicht. Kinn noch zurückstehend.

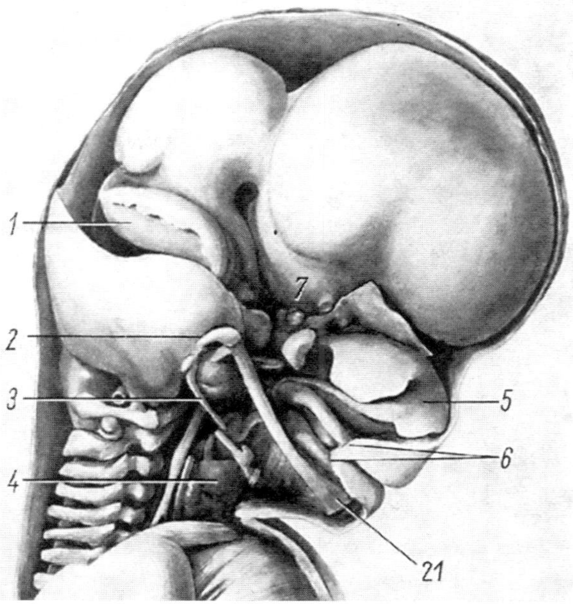

Abb. 16 Kieferskelett eines 29 mm Embryo.
Noch hochstehende Halseingeweide (Blechschmidt, 1973). 21 knorpliges Unterkieferskelett (Meckel-Knorpel). Am Verweisungspunkt (21) knöchernes Unterkieferskelett (Mentum osseum) abpräpariert. Dicht über der Squama occipitalis bei 1 Cerebellum (Recessus lateralis des IV. Ventrikels gefenstert), 2 Perichondrium des knorpligen Incus, 3 A. vertebralis, Übergang der knorpligen Schädelbasis in das Cornu minus des Hyoid (Perichondrium entfernt), 4 knorplige Wirbelbögen; N. sympathicus; A. carotis interna; Schildknorpel mit Schilddrüse, 5 knorpliges Skelett des Obergesichts (laterale Nasenwand), 6 Zahnfleisch der Ober- und Unterkieferregion, 7 Diencephalon mit N. opticus und Hypophyse.

geweiden, insbesondere dem deszendierenden Herzen, findet das wachsende Gesicht nunmehr Platz und entwicklungsdynamisch Veranlassung, sich aus einem Breitgesicht zu dem typisch menschlichen Langgesicht zu entwickeln (Abb. 13 und 17).

Im Rahmen dieser Gesichtsbildung wachsen die knorpligen Anlagen sowohl des Meckel-Knorpels als auch der Nasenkapsel appositionell caudalwärts mit (Abb. 16). Die Verlängerung des Gesichts erfolgt zwischen dem vorderen Ende der Falx cerebri und dem Zungenbein (Blechschmidt, 1970, I). Erst im III. Entwicklungsmonat entsteht in der Zone des anfänglich noch fließenden Übergangs zwischen der knorpligen Schädelbasis und dem Meckelschen Knorpel mit der Senkung des Hyoids und des an ihm befestigten Mundbodens im Verlauf des Descensus der Eingeweide eine „Wachstumsfraktur" jeweils an der Wurzel des rechten und linken Meckelschen Knorpels. Damit entstehen die lokalen Differenzierungen im Bereich des Kiefergelenks und der Gehörknöchelchen.

Auch diese Differenzierungen sind kinetisch und dynamisch wieder von ihren Rahmenbedingungen abhängig. Auch sie sind (entwicklungskinetisch gesehen) nur ein kleiner Bestandteil der einheitlichen Entwicklungsbewegungen des ganzen menschlichen Embryo. Sie sind keine Differenzierungen von innen her, sondern schrittweise entstehende Differenzierungen unter ständig sich ändernden Randbedingungen.

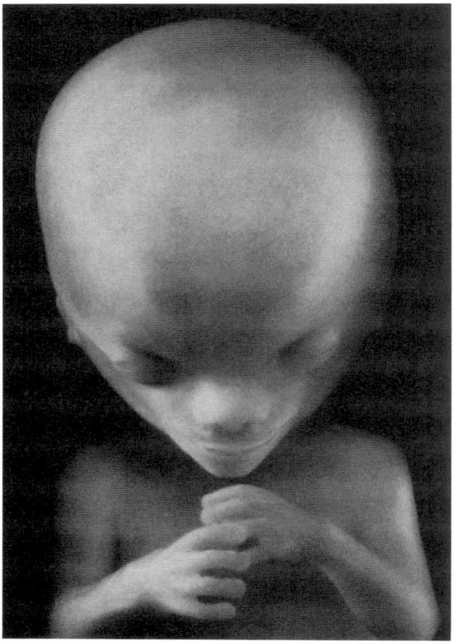

Abb. 17 Kopf eines 43 mm großen Fetus (Original). Jetzt längliches Gesicht. Gehirn aszendiert. Eingeweide deszendiert.

Zusammenfassung

In Fortsetzung vorangegangener Untersuchungen (Blechschmidt, 1961) wird die Faltung des menschlichen Embryo beschrieben, die zur Entstehung der häutigen Kopf- und Kieferanlagen führt.

Zu Beginn der 4. Entwicklungswoche finden wir bei ca. 3 mm großen menschlichen Embryonen das Gehirn als den Hauptgestaltungsapparat des Kopfes gekrümmt. Die Krümmung ist ein Zeichen des stärkeren Längenwachstums des intensiv Nahrung assimilierenden Neuralrohrs gegenüber den Nahrung liefernden Aortenanlagen. Im Rahmen der Krümmung knicken sich die Hauptteile des Gesichts in Form der Augen-, Oberkiefer- und Unterkieferanlagen scharf gegeneinander ab. Die Knickungen haben verschiedene Knickungsachsen.

Die drei großen embryonalen Gesichtsteile (Auge, Oberkiefer und Unterkieferanlage) haben in ständigem konstruktiven Zusammenhang eine Strukturentwicklung, die auf gesetzmäßige submikroskopische Stoffwechselbewegungen schließen lässt. Es gibt Gründe zu der Annahme, dass das Mesenchym regelmäßig im Dienst der Ernährung des formbildenden Ektoderms steht. Diese Beziehungen sind abhängig von der Ausrichtung der Zellgrenzen, d. h. abhängig von der Struktur des Ektoderms. Dieses bildet im Bereich der Hoch- und Tiefreliefs divergentes bzw. konvergentes Keilepithel.

Ausführliche Mitteilungen hierzu mit weiteren Originalabbildungen bei Blechschmidt, E. „Die pränatalen Organsysteme des Menschen“, Hippokrates, Stuttgart, 1973.

Schrifttum

Blechschmidt, C. M.: Die wachstumsfunktionelle Entstehung der Semiten. Z. Morph. Anthrop. 1974.

Blechschmidt, E.: Die vorgeburtlichen Entwicklungsstadien des Menschen. 5. Karger, Basel-New York 1961.

Blechschmidt, E.: Das Antlitz des menschlichen Embryo. Ole Grünenthal Waage 4 (1965), 139–151.

Blechschmidt, E.: Vom Ei zum Embryo. Deutsche Verlagsanstalt, Stuttgart 1968.

Blechschmidt, E.: Die Entstehung eines Bindegewebsknochens. Erläutert am Beispiel eines Os frontale. Image, Hoffmann La Roche (Basel) 33 (1969), 2–9.

Blechschmidt, E.: Elementarprozesse der Gesichtsbildung. Image, Hoffmann La Roche (Basel) 36 (1970), 11–16.

Blechschmidt, E.: Unsere heutige Auffassung von der menschlichen Frühentwicklung. Imago mundi, Bd. III. Schöningh, Paderborn 1972.

Blechschmidt, E.: Die ersten drei Wochen nach der Befruchtung. Image, Hoffmann La Roche (Basel) 47 (1972), 17–24.

Blechschmidt, E.: Die pränatalen Organsysteme des Menschen. Hippokrates Verlag, Stuttgart 1973.

Blechschmidt, E.: Die pränatalen funktionellen Differenzierungsvorgänge. Hippokrates Verlag, Stuttgart 1974.

Blechschmidt, E.: Embryologie heute. Neue Erkenntnisse und Auffassungen, Hippokrates Verlag, Stuttgart (1974).

Blechschmidt, M.: Die konstruktive Beteiligung der Haut an der Gesichtsbildung. Z. Morph. Anthrop. 1974.

Holtfreter, J.: Gewebeaffinität, ein Mittel der embryonalen Formbildung. Arch. exp. Zellforsch. 23 (1939).

II Artikuläre Mechanik und Flüssigkeitsdynamik

Konrad Obermeier

William G. Sutherland (D.O.) gilt als der Begründer der kranialen Osteopathie. Er veröffentlichte 1939 das Buch: „The Cranial Bowl – A Treatise Relating To *Cranial Articular Mobility – Cranial Articular Lesion* and *Cranial Technic.*"

Sutherland eröffnete das Feld der „Cranial Osteopathy" durch Betrachtung der gelenkigen Verbindung kranialer Knochen. Zwar gibt es viele einzelne knöchern-gelenkige Oberflächen (Suturen) am Schädel, doch soll sich der praktizierende Osteopath stets ein Gesamtbild aller Suturen vor Augen halten. Sutherland vergleicht diese Idee mit der Vorstellung, die ein Uhrmacher haben sollte, der die Gesamtmechanik eines Uhrwerks verstanden haben muss, um einen einzelnen Aspekt des Uhrwerks reparieren zu können. Und er sagt in diesem Zusammenhang:

> *... the separate articular surfaces must be considered as a whole in the mental picture of the cranial articular mechanism. (...) This knowledge can be obtained only through intensive study of the articular surfaces as they are found on the separate bones of a disarticulated skull. Anatomical texts are lacking in this information.*
>
> Sutherland, 1939, S. 27f

Aber schon 1939 war *Sutherland* über eine rein mechanische Vorstellung des Kraniums weit hinaus. Nachdem er sich etwa 40 Jahre lang theoretisch und praktisch mit seiner Hypothese des „primary respiratory mechanism“ auseinandergesetzt hatte, betont er im Kapitel „Ventricles, Spinal Canal and Subarachnoid Spaces“ die große Bedeutung die er den Flüssigkeiten in ihren „waterbeds“ zuweist.

I believe the circulatory activity of the cerebrospinal fluid to be primary ...

Sutherland, 1939, S.53

Artikuläre Mechanik und Flüssigkeitsdynamik sind also schon von Beginn an zentrale Aspekte im Feld der kranialen Osteopathie.

Im Folgenden stellen wir drei Artikel nacheinander, die zu diesen Aspekten einen Beitrag liefern:

- Der erste, einführende Text ist der Teilabschnitt „Kopf“ aus der Arbeit: „Funktionsentwicklung des Skelets und der Muskulatur“.
- Der zweite Artikel befasst sich mit der Entwicklung der kranialen Suturen.
- Der dritte untersucht die bedeutsame Rolle von Ansammlung und Verteilung von Flüssigkeiten im zentralen Nervensystem.

Blechschmidt initiierte an seinem Institut in Göttingen 1965 eine wissenschaftliche Arbeit, die von *Kontokollias* ausgeführt wurde: „Die Entwicklungskinetik der Schädelnähte“ – ein Beitrag, der sicherlich *Sutherlands* Interesse gefunden hätte, zugleich jedoch auch ein Beitrag, der über die von *Sutherland* 1939 noch vermisste reine Beschreibung artikulärer Oberflächen kranialer Knochen weit hinausgeht.

Kontokollias beschreibt die Entwicklungsbewegungen kranialer Suturen, die in ihrer Entstehung „auf einer kinetischen Verschiedenheit genauer analysierbarer Detraktionsfelder“ (J. K., 1965) beruhen. Die Entstehung und Orientierung unterschiedlich geformter Suturen, und damit ihre potenzelle Mechanik, wird aus der embryonalen Wachstumsdynamik abgeleitet. Die Beschaffenheit von Suturen ist (unter anderem) abhängig davon, ob Ossifikationszentren sich durch Wachstumsprozesse relativ schnell von einander entfernen oder sich langsam im Raum bewegen.

Im dritten hier vorgestellten Artikel beschreibt *Blechschmidt* umfassend die frühembryonalen Entwicklungsbewegungen des Neuralrohres unter kinetischen Gesichtspunkten. Vacuolisierungsvorgänge (die Ansammlung und kontinuierliche Umverteilung von Flüssigkeiten) in den embryonalen Meningen, im Neuralrohr und den umgebenden Bindegeweben werden hier als grundlegende Gestaltungskräfte aufgefasst. Eine Vacuolisierung geht regelmässig einer Vaskularisation voraus. Die Anlage und fortschreitende Entwicklung der zentralnervösen Leitungsbahnen steht damit in unmittelbarem Zusammenhang.

Den Einstieg in dieses Themenfeld soll uns der Abschnitt „Kopf“ aus der Arbeit „Funktionsentwicklung des Skelets und der Muskulatur“ erleichtern.

Thematisch beschäftigt sich *Blechschmidt* in der (hier nur in Teilen wiedergegebenen) „Funktionsentwicklung des Skeletts und der Muskulatur“ mit den Spannungskräften, die von Blutgefäßen ausgehen:

> *Diese Längsspannung ist bei Arterien bekanntlich sogar chirurgisch bei Gewebstrennungen von Bedeutung. Sie ist so groß, dass das ganze lebendige Gewebe, welches von den Blutgefäßen versorgt wird, sich in einem elastischen Spannungszustand befindet, d. h. also, dass jede Massenbewegung in den von Blutgefäßen versorgten Gebieten ein Aufwand von mechanischer Energie bedeuten muss. Da man nun nachweisen kann, dass das knorpliche Achsenskelett des menschlichen Körpers in besonders engem Zusammenhang mit den Schlagadern als den größten und am meisten gespannten Blutgefäßen des Körpers wächst, so sind wir auch mit Rücksicht auf die Gefäßentwicklung wieder gezwungen, dem in die Länge wachsenden Knorpel u. a. wachstumsmechanische Leistungen anzuerkennen. Selbstverständlich dürfen auch diese Wachstumsleistungen, die der Knorpel am Gefäßsystem vollbringt, nicht mit mechanischen Wirkungen im strengen Sinne gleichgesetzt werden.*

In dem hier wiedergegebenen Teilabschnitt dieser Arbeit wird, sozusagen in einem einführenden Überblick, ein genereller Zusammenhang zwischen dem „Stemmkörperwachstum“ der (chondralen) Schädelbasis, dem „Spannplattenwachstum“ der (desmalen) Deckknochen und der grundlegenden Wechselwirkung zwischen Wachstum der Blutgefäße und Entstehung der Duragurte skizziert. Einige zentrale Aspekte, die speziell bei der Entwicklung des Kopfes ineinander greifen, sind Prozesse, die bei der Expansion des Gehirns beobachtbar werden. Die Entwicklung von Gefäßen und verschiedenen duralen Strukturen sowie unterschiedliche Wachstumsleistung von desmalen und chondralen Knochen werden anschaulich gemacht. Insbesondere die Beziehung zwischen dem Stemmkörperwachstum der (chondralen) Schädelbasis und den Spannungskräften der lokalen Blutgefässe wird nachvollziehbar dargestellt.

8 Funktionsentwicklung des Skeletts und der Muskulatur

Prinzipien in der Entwicklung der Mechanik des Bewegungsapparates

Erich Blechschmidt

«Entwicklungsvorgänge entfalten sich als organische Differenzierungen. Grundlegend stehen dabei die qualitativen Eigenschaften der genetischen Information mit quantitativen Veränderungen der Stoffwechselfelder in enger Beziehung. Die verschieden Stoffwechselfelder bringen dann jeweils unterschiedliche formative Kräfte in den sich entfaltenden Entwicklungsprozessen ein.» (K. Obermeier)

Kopf

Wie seit langem bekannt ist, besitzt im Kopfbereich zunächst das Gehirn die lebhafteste Wachstumsintensität. Von ihm also haben wir auszugehen, um auch hier wieder die Form des Bewegungsapparates als Ausdruck einer physikalisch qualifizierten Bewegung kennenzulernen. Während das Gehirn den Oberflächenreaktionen seines Wachstumschemismus genügend zunächst ein starkes Flächenwachstum durchmacht, das sich in der bekannten Reliefbildung seiner Wand dokumentiert, findet auch im Gefäßsystem eine fortgesetzte Oberflächenvergrößerung statt. Dabei besteht zwischen beiden folgende Beziehung: Die Bezirke des stärksten Flächenwachstums entsprechen jeweils einander. Wo das Oberflächenrelief des Gehirns im Lauf der Entwicklung sehr stark an Umfang zunimmt, entwickelt sich auch derjenige Teil der Gehirngefäße, der die relativ größere Endotheloberfläche hervorbringt.

Während so das embryonale Gehirn an seinen Blutgefäßen verankert wird, begleiten die hauptsächlichen Wachstumsbewegungen des Gehirns und der Blutgefäße einander (Abb. 1).

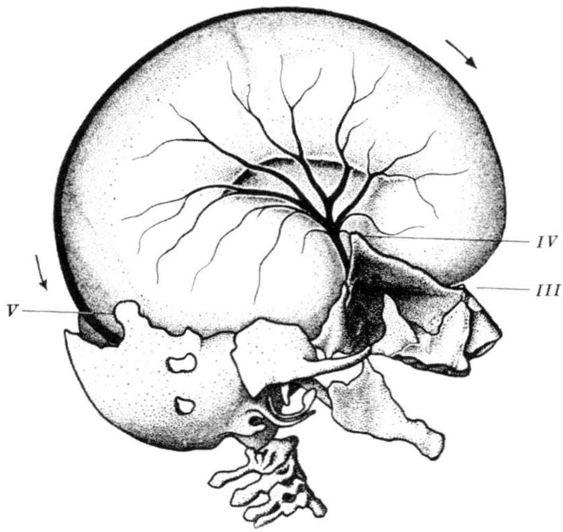

Abb. 1 Die inneren Konstruktionsbestandteile des Kopfes im Zusammenhang mit dem Primordialcranium. Die Vorsprünge des Primordialcraniums neben den großen Gefäßstämmen sind vorn und rechts am Schädel mit Zahlen bezeichnet. Man denke sich hier die großen Nähte (Sutura lamdoidea und coronalis) von ihren Fußpunkten bei V, IV und III als arkadenförmige Linien eingezeichnet. Die Pfeile deuten Wachstumsbewegungen an.

Hierbei graben sich diejenigen Blutgefäße, deren Äste sich allmählich ausschließlich in die Gehirnsubstanz verzweigen, mehr und mehr in die Tiefe der Gehirnfissuren ein. Gleichzeitig verankern sich die großen venösen Sammelgefäße, welche sich außer im Gehirn auch noch im Schädel verzweigen, peripher in der Basis der Falx und des Tentorium. Die Lage der A. cerebralis media in der Fossa Sylvii und die Lage der großen Venensinus an der Konvexität des Schädels sind damit wachstumsmechanisch gekennzeichnet.

Diesem einheitlichen Wachstum des Gehirns und seiner druckgespannten, Entfaltung suchenden Blutgefäße passt sich die Anlage des ganzen Schädels mitsamt seinen Weichteilen an. Namentlich die bindegewebige Vorstruktur des Schädelskeletts, die in Gestalt der Anlage der Dura zeitlebens ein bindegewebiges Schädelskelett bleibt, weist in ihrer Form engste Beziehungen zur Gestalt des Gehirns auf.

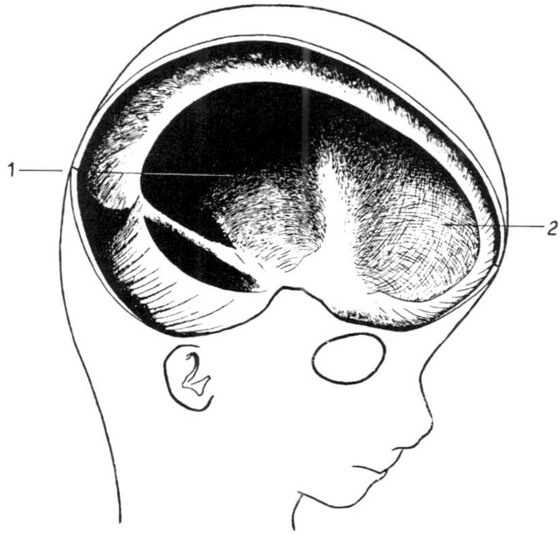

Abb. 2 Dasselbe wie in Abb. 1 in Zusammenhang mit den äußeren Weichteilen des Kopfes aber ohne Gehirn.
Der teilweise noch unverknöcherte Schädel ist von rechtsher eröffnet. Bei (1) und (2) sind das embryonale Os parietale und frontale nicht eingezeichnet. Da das Tentorium am Sinus transversus dexter abgerissen ist, zeigen seine Kollagenfasern mit ihren Hauptrichtungen nicht auf den Beschauer zu.

Wie schon in einer früheren Abhandlung (1939) begründet wurde, passt sich nämlich die Dura in folgender Weise dem wachsenden Gehirn an. Sie bildet durch die Falx und das Tentorium eine derartige Verspannung, dass die ganze Dura trotz des gleichmäßigen Liquordrucks auf engem Raum sämtliche Lappen des Gehirns aufnehmen kann. Würden wir die Falx und das Tentorium im Lebenden entfernen, so würde sich die Dura infolge des messbar großen Liquordruckes zur Kugelgestalt abrunden und wäre dadurch dem Gehirn nicht mehr konform (Abb. 2).

Dementsprechend werden die Deckknochen des Schädels so lokalisiert, dass sie die Druckwirkungen der im Innern des Kopfes durchbluteten Organe mit möglichst gleichmäßigem Biegungswiderstand auffangen und trotz der ungleichen Schädelwölbungen und trotz der vielfachen Pfortenbildungen am seitlichen und vorderen Gesichtsschädel mit möglichst gleichmäßigen flächenhaften Zugspannungen beantworten.

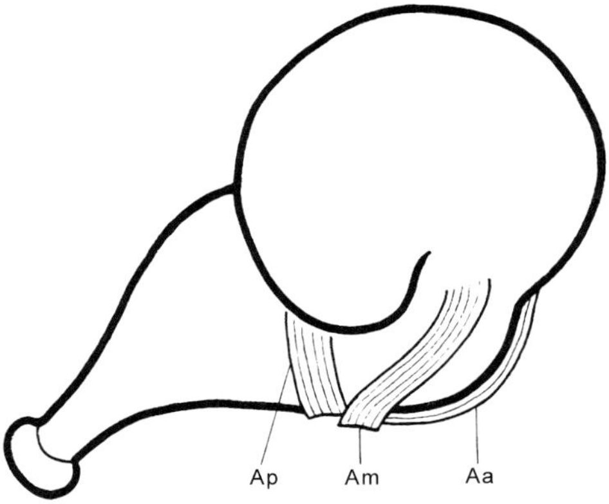

Abb. 3 Schema der inneren Konstruktionsbestandteile eines im embryonalen Wachstum befindlichen menschlichen Kopfes. Wie die folgenden Abbildungen von cand. Med. Thiersch gezeichnet. Nach Abbildungen aus den Verh. Anat. Ges. 1939. A. cerebralis post (Ap); A. cerebralis med. (Am); A. cerebralis ant. (Aa).

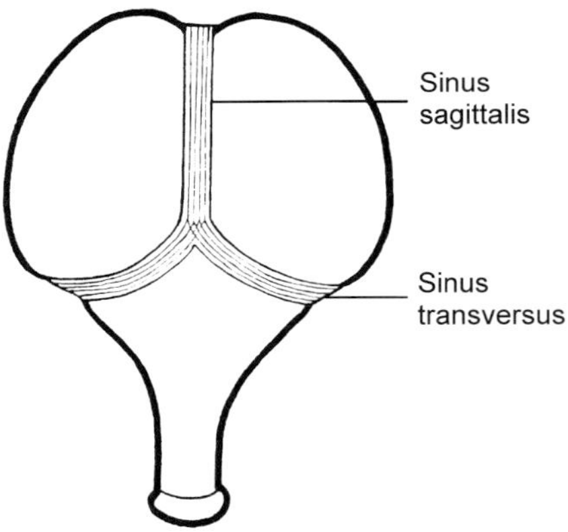

Abb. 4 Dasselbe wie in der vorigen Abbildung in Dorsalansicht.

Dazu sei folgende Erklärung gestattet: Wenn man eine gabelförmige, allseits geschlossene Gummiblase von innen her unter Druck setzt (aufbläht) und nun die beiden Gabelenden gemeinsam in Form der linken und rechten Schädelkammer möglichst gleichmäßig gegen den Gabelstiel zurückbiegt (Abb. 3 und 4), dann lässt sich einige Stabilität dieses blasigen Körpers unter Umständen dadurch erreichen, dass man die genannten Blasenabschnitte an den dem Tentorium und der Falx entsprechenden Stellen miteinander verklebt. Etwas Ähnliches erreicht der Organismus für die Herstellung einer stabilen Eigenform der Dura dadurch, dass er die harte Hirnhaut schon zu der Zeit ihres frühen Wachstums im Gebiet der Anlage der Falx und des Tentoriums versteift und nur die übrigen Wandabschnitte der Dura bauchig nach außen vergrößert (Schema Abb. 3 und 4).

Wenn man daher die morphologisch fassbaren Grundlagen der Funktionsentwicklung des dural angelegten Schädels kennenlernen will, so muss man zunächst mit den Methoden der räumlichen Darstellung (Präparation) herauszufinden versuchen, mit welchen Mitteln der Organismus dieses ungleiche Wachstum der Dura zustande bringt. Die einzigen Mittel, die wir hier in präparatorischer Größenordnung finden, sind die großen Blutgefäße an der Basis des Tentoriums und der Falx sowie der Knorpel des Primordialkranium.

> Im Falle einer Längsspannung der größeren Blutgefäße und im Falle eines Quellungsdruckes des Knorpels, der entlang der Gehirnbasis vom „Hilus" des Großhirrns an der Sella turcica nach außen wirkt, ergibt sich ein Anlass zur Wachstumshemmung der Dura im Gebiet der Falx und des Tentoriums zwangsläufig.

Der nur labile Gleichgewichtszustand zwischen dem Liquordruck im Inneren des Cavum cranii und der Spannung in der Wand der Dura könnte mit fortschreitender Entwicklung gefährdet werden, wenn der Luftdruck den im Wachstum zurückbleibenden großen Blutgefäßen des Gehirnes in die Fissuren nachdrängen könnte. Hierbei bestünde nämlich die Gefahr, dass die wachsende Dura zwerchsackartig eingeschnürt diesseits oder jenseits von diesen Einengungen Kugelgestalt anstrebend, ihr Volumen mit geringster Oberfläche zu umspannen versuchen würde (s. hierzu wieder Abb. 2). Dies wird in der wachsenden Schädelanlage dadurch verhindert, dass der Knorpel des Primordialkranium am Rande der Schädelbasis (entsprechend den Stellen V. IV, III usw. in Abb. 1) mit kurzen rippenförmigen Vorsprüngen auswächst und sich damit gegen den äußeren Luftdruck anstemmt.

> Durch die Auswüchse wird zwangsläufig die Entstehung der Suturen in der Anlage der Schädelkalotte angeregt (Abb. 5) und durch diese dann die Lokalisation der zugehörigen Deckknochen in der Schädelkalotte festgelegt.

Wie schon zu der Funktionsentwicklung des kollagenfaserigen Bindegewebes prinzipiell auseinandergesetzt wurde, entstehen auch in den Suturen die

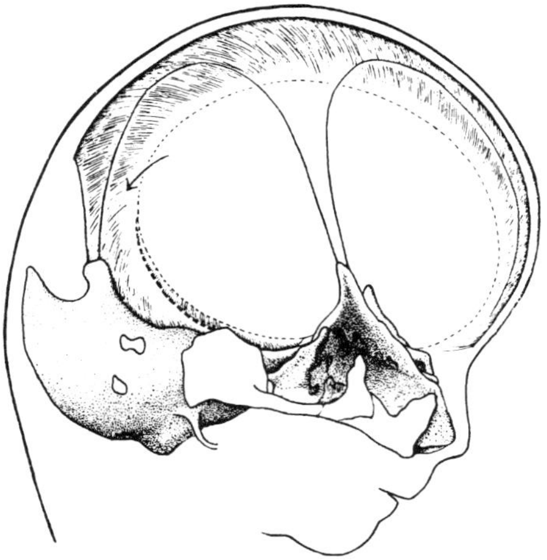

Abb. 5 Schema der Spannplatten zwischen den primär angelegten „Nähten".
Der von den Knochenkernen radiär ausstrahlende Knochenfeinbau und der Fluss der Proportionsänderungen des ganzen Kopfes sind nicht besonders angedeutet. Falx und Tentorium angedeutet.

kollagenen Fasern in Richtungen anfänglich relativ *geringster* Zugbeanspruchung. Über eine spezifische Fähigkeit des bereits gerichteten embryonalen Bindegewebes selbst (aktiv) Zugspannungen (genauer gesagt, in verschiedenen Dimensionen Spannungsdifferenzen hervorzubringen), soll erst in einer nachfolgenden Abhandlung berichtet werden (Funktionsentwicklung des Bindegewebes in der Haut, Plantaraponeurose und Subcutis der Extremitäten). Diese Richtungen sind im Fall von Abb. 5 dadurch festgelegt, dass die genannten Knorpelvorsprünge (Abb. 1 V, IV, III usw.) nicht in caudaler Richtung auswachsen, sondern umgekehrt in Richtung zum Scheitel hin.

Die Trajektorien, welche die Nähte schon vor der Knochenbildung darstellen, begrenzen so die großen Felder, welche als die bindegewebigen Anlagen der Ossa frontalia und parietalia usw. bezeichnet werden. Im Innern dieser Felder bleibt infolge der Härte der Knochenkerne nun das gegenseitige Schritthalten im intussuszeptionellen Wachstum aus. Stattdessen weisen die Weichteile an den Knochenkernen nun allmählich immer deutlicher eine radiär von diesen Knochenkernen abgewandte Wachstumsbewegung auf. In diesen Bewegungsrichtungen wachsen die sog. Deckknochen langsam zu den bekannten scherbigen, radiärstrukturierten Knochenplatten aus. Dabei wird das zwischen den Trabekeln dieser Knochenanlagen gelagerte Bindegewebe eingemauert. Während dadurch nur noch das weiter umliegende Bindegewebe peripher von den Knochenkernen ungehindert weiterwächst, erscheint nunmehr das hier in Knochen eingemauerte Bindegewebe relativ zu dem umgebenden radiär gerafft.

> Die hierin erkennbare lebendige Leistung der Deckknochen kann als eine „Spannplattenwirkung“ bezeichnet werden. Diese Funktion des Knochengewebes muss von der oben geschilderten „Stemmkörperwirkung“, die wir vom Knorpel hervorgebracht fanden, streng unterschieden werden. Ohne die Kenntnis der Spannkörperwirkung des Knochens bliebe schon die Anordnung der sog. mimischen Muskulatur so unverständlich wie bisher.

Die hier gemeinte „Raffung“ (Kurzhaltung) des Bindegewebes in den Verknöcherungsherden kommt während der späten Schädelentwicklung in der Pneumatisation in besonderer Weise zum Vorschein. Dort flacht sich in denjenigen Knochenwänden, die winklig aneinanderstoßen, also z. B. an der Knickfurche zwischen Stirn und Nase, regelmäßig der Knochen ab und verkleinert dadurch die Nischenoberfläche der aneinandergrenzenden Skeletabschnitte. Aus der Lokalisation der Nebenhöhlen ist zu ersehen, dass das Knochengewebe typischerweise nur flächenhafte, aber keine körperlich dimensionierten Beanspruchungen auf Wachstumszug aushalten kann. Vielleicht lässt sich die „Raffung“ der Schädelbasis an der Unterseite der Nasenkapsel, also der Wachstumsvorgang, welcher zu einem ventralwärts gerichteten Herunterkippen der äußeren Nase und gleichzeitig zu einer hirnwärts gerichteten konvexen Durchwölbung der Schädelbasis im Bereiche des Keilbeins führt (Abb. 5), in ähnlicher Weise dem Verständnis näherbringen, wenn man die Jochbögen als Raffapparate (und zwar als passiv wirksame, spezifisch biegungsfeste Raffapparate) des Schädelbindegewebes auffasst. Auch hier zeigt allein das Knorpelskelet ein aktives „Stemmkörperwachstum“, das aus Bindegewebsknochen bestehende Skelett dagegen ein „Spannplattenwachstum“. Die diesem Wachstum entsprechende Gestaltung der Kopfmuskeln wurde kürzlich an mehreren Beispielen beschrieben.

Schlussfolgerung

Erst in einer späteren Untersuchung soll auf dieser Grundlage der Zusammenhang des Bewegungsapparates mit den Sinnesorganen beschrieben werden. Es soll dort gezeigt werden, dass das nervöse Gewebe während seiner Erregung von den Sinnesorganen aus nicht die einzelnen Erregungen *jeder Sinneszelle* wie in einer Projektion weiterleiten kann, sondern nur die Differenz einander entgegenwirkender einzelner Erregungsvorgänge aus einer G*ruppe gereizter Erregungsherde* (Prinzip der spontanen Erregung des Nervensystems durch minimale Reizung). Erst diese Einordnung des Bewegungsapparates in das Nervensystem macht ihn im ausgewachsenen Körper als Werkzeug des Bewusstseins und damit als Träger höherer Funktionen des Organismus erkennbar. Hier halten wir vorläufig nur das Allgemeine fest, dass in der Entwicklung dieser Funktionen eine „Materialentwicklung" und eine „physikalische Entwicklung" und eine „Formentwicklung" zu unterscheiden sind.

Zusammenfassung

Da sich am wachsenden Skeletmuskel des menschlichen Organismus nachweisen lässt, dass seine Muskelfasern in der frühen Embryonalzeit zunächst sehr kurz sind, später aber, sowohl in kontrahiertem als auch in unkontrahiertem Zustande sehr lang werden, so war anzunehmen, dass einer *Kontraktion* von Muskelfasern eine *Wachstumsdilatation* vorausgegangen ist. Diese Wachstumsdilatation könnte, soweit sich eine primäre Funktion beurteilen lässt, eine Eigenschaft des Anlagematerials sein. Die Untersuchung, die sich aus diesen Erwägungen ergab, führte zu folgendem neuen Resultat:

> Während bisher die Entwicklung des Skeletts und der Muskulatur keine mechanischen Leistungen erkennen ließ und damit funktionslos zu wachsen schien, bemerkten wir in der vorliegenden Untersuchung stattdessen eine *Funktionsentwicklung*. Hiermit zeigt sich ein allgemeines bisher unbekanntes biologisches Prinzip, das für alle Organsysteme des lebendigen Körpers Gültigkeit hat.

«Die Entstehung der Suturen ist entwicklungsdynamisch eng mit dem Wachstumszug großer Blutgefäße und der damit einhergehenden lokalen Verstärkung der Dura verbunden. Verdickungen im embryonalen Bindegewebe stellen den Raum für eine kräftige Gefäßentwicklung in Form von arkadenförmigen Mesenchymbrücken zur Verfügung, in deren Folge zwischen den Arkaden die Fontanellen entstehen. Diese strangartigen, bindegewebigen Leitstrukturen der großen Gefäße entwickeln sich im zweiten Entwicklungsmonat zu ringförmigen Verstärkungen der Dura.» (K. Obermeier)

> *„Diese Duragurte sind die Vorläufer der Schädelnähte. Die Schädelnähte entstehen nicht etwa als Folge der Schädelknochenentwicklung. Sie sind vielmehr eine entwicklungskinetische und damit entwicklungsdynamische Voraussetzung für die Entstehung dieser Knochen".* Blechschmidt aus: „Die Entstehung eines Os frontale"

Literatur

Bardeen and Lewis: Amer. J. Anat. 1 (1901), Abb. Plate 6 und 7.

Bennighoff, A.: Erg. Anat. 26 (1925). Dort Verzeichnis der älteren Literatur.

Blechschmidt, E.: Verh. anat. Ges., Erg.-H. Anat. Anz. 87 (1939) Fußnote S. 356. – Ber. physik.-med. Ges. Würzburg, N. F. 64 (1941), S. 52

Braus, H.: Anatomie des Menschen, 2. Aufl., Bd. l. Berlin: Springer 1929.

Eisler, P.: Handbuch der Anatomie des Menschen, herausgeg. von v. Bardeleben, 2. Abt.

Erdmann, R.: Praktikum der Gewebelehre, 2. Aufl. Berlin: Springer 1930.

Fell: H. Proc. roy. Soc. Lond. 116 (1934).

Feneis: 45. Verh. anat. Ges. 1937.

Keibel u. Mall.: Handbuch der Entwicklungsgeschichte des Menschen. Leipzig: S. Hirzel, Bd. 1, 1910; Bd. 2, 1911.

Kokott, W.: Gegenbaurs Jb. 72 (1933).

Lewis, W. H.: Amer. J. Anat. 1 (1901). – Hopkins Hosp. Bull. 12 (1901).

Mollier, S.: Z. Anat. 93 (1930). – Plastische Anatomie. München: J. F. Bergmann 1938.

Petersen, H.: Histologie und mikroskopische Anatomie. München 1935.

Pfuhl, W.: Z. Anat. 106 (1937).

Schaffer: Handbuch der mikroskopischen Anatomie des Menschen, herausgeg. von v. Möllendorf, Bd. II/2. 1930.

Weiss, P.: Roux' Arch. 116 (1929).

9 Die Entwicklungskinetik der Schädelnähte

J. Kontokollias

I. Fragestellung

Das Ziel dieser Untersuchung war, an einigen typischen Beispielen die Entwicklungsbewegungen der Nähte insoweit kennenzulernen, als es für eine Übersicht über die Vorgänge der Nahtbildung nötig ist. Meine Aufgabe war nicht, etwa eine Vollständigkeit in der Aufzählung aller heute möglicherweise bestimmbaren Merkmale der Nahtbildung zu erreichen. Insonderheit gehörte es nicht zu dem vorstehenden Thema, durch Aufzählen von vergleichend anatomischen Befunden eine phylogenetische Reihe von Nähten aufzustellen.

Da wir wissen, dass die Nähte ja nicht von Nähten Artverwandter unmittelbar abstammen, obschon sie oft beim Menschen und seinen Artverwandten gleiche Namen tragen, schien es näherliegend, ihre Herkunft aus der bindegewebigen Schädelanlage (Desmocranium) zu untersuchen und hier tatsächlich nachweisbare engere Beziehungen zwischen Nähten und ihren Anlagen zu ermitteln.

Der sachliche Ausgangspunkt für die vorliegende Untersuchung ist daher folgender: Als Schädelnaht wird das Bindegewebe bezeichnet, das zwischen zwei einander benachbarten Schädelknochen liegt bzw. sich in Form von zugfesten Klammern als Umsäumung artikulierender Knochen nachweisen lässt. In diesem Bindegewebe kann an jugendlichen Nähten, die nicht zu breit sind, ein sog. Nahtband festgestellt werden (Abb. 10 N bzw. R. Fick, Handbuch: Gelenke, I. Teil, 1904).

Wie wir durch die Untersuchungen von Blechschmidt wissen, überbrücken die Schädelnähte nicht nur die artikulierenden Schädelknochen (A. E. Sitsen 1933}, sondern halten diese schon während des frühen Wachstums entgegen den pulsatorischen Druckwellen der Gehirngefäße elastisch zusammen. Diese Leistung ist nach *Blechschmidt* eine Leistung des Stoffwechsels (1964). Das Nahtband ist ausserordentlich reich an Sharpey-Fasern, die in die nahtverbundenen Knochen eindringen und fest aneinanderhaften (Sieglbauer 1940). Dies deutete noch *Fick* (1904) folgendermaßen. Er schrieb:

> *„Der Zweck der Naht ist eigentlich nicht die Verbindung, als vielmehr die Trennung der beteiligten Knochen, denn sie gestattet den Knochen die Vergrößerung durch Randwachstum."*

Von *Mijsberg* (1932) wurde als Funktion der Nähte das Ermöglichen der Änderung der Winkelstellung der benachbarten Knochen in der Wachstumsperiode angegeben.

Mehr verwirrend als klärend sind die bisherigen experimentellen Untersuchungsergebnisse, da diese von der herkömmlichen, aber irrigen Fragestellung ausgingen, dass die Nähte ebenso wie die Knochen möglicherweise Selbstdifferenzierungen seien. Unter dieser Prämisse wurde untersucht, ob die Entstehung der Nähte von den Knochen oder umgekehrt die Entstehung der Knochen von den Nähten abzuleiten sei (Girgis und Pritachard 1955). Hier schien es ratsam, erst einmal durch Beobachtung aufeinanderfolgender Stadien festzustellen, was das Bindegewebe im Bereich der Nähte tatsächlich tut. So gewiss im Bereich von Nähten unter experimentellen Bedingungen unsagbar viel geschehen kann, schien es angezeigt festzustellen, was normalerweise tatsächlich geschieht.

Deskriptiv anatomisch ist seit langem bekannt, dass drei Nahttypen existieren (Waldeyer, Anatomie des Menschen, Walter Gruyter Verlag, Berlin, 1962):

- Suturae serratae,
- Suturae planae und
- Suturae squamosae.

In einer Sutura serrata verzahnen sich die artikulierenden Knochen (Abb. 1 *4). In einer Sutura plana sind die Verbindungsflächen der Knochen fast plan (Abb. 1 *5; Abb. 8 *1). Dagegen überlappen sich die artikulierenden Knochen in einer Sutura squamosa, so dass sich die artikulierenden Knochen im Nahtgebiet teilweise decken (Abb. 1 zwischen *1 und *2 bzw. Abb. 2). Hier waren die Deutungen besonders unklar. *R. Mair* (1928) vertritt die Vorstellung, dass die Suturae squamosae durch Parallelverschiebungen der Tabulae internae entlang den Tabulae externae entstünden. Er nimmt also an, dass sogar die Tabulae externae und internae als selbständige unabhängig voneinander funktionierende Gebilde aufgefasst werden könnten. Ob zwischen den genannten Nähten vielleicht nach einem bestimmbaren Gesetz Übergänge bestehen, ist unbekannt.

Bei dieser Sachlage schien mir eine neue Untersuchung der Entwicklung der Nähte besonders hinsichtlich der morphologisch fassbaren Merkmale ihrer Entwicklungsbewegungen angezeigt, weil dadurch vielleicht ein neuer Beitrag zur gesamten Schädelanatomie erbracht werden könnte. Hier knüpft die vorliegende Untersuchung an die Beobachtungen von *Blechschmidt* an. *Blechschmidt* konnte durch kinetisch anatomische Untersuchungen zeigen, dass hier sog. Detraktionsfelder vorliegen (s. Schema Abb. 12). Nach diesen Beobachtungen war das Ziel der vorliegenden Untersuchung, die Detraktionsbewegungen der Knochenhaut in den Bereichen der Suturae regional vergleichend zu untersuchen, um zu zeigen, dass die verschiedenen Nähte, besonders die scheinbar so komplizierten Suturae squamosae in Wirklichkeit nur lokale Wachstumsmodifikationen darstellen.

II. Technik

Untersucht wurden Präparate von menschlichen Feten des IV. bis X. Entwicklungsmonats, d. h. von Feten. die eine Scheitel-Steiß-Länge von 14–30 cm hatten. Die Präparate wurden seriengeschnitten und mit Übersichtsfärbungen gefärbt. Die Befunde wurden regelmäßig an Totalpräparaten, vor allem an macerierten Knochen des gleichen Alters kontrolliert. Ergänzend hierzu wurden Spätstadien der intrauterinen Entwicklung zur Untersuchung benutzt.

III. Die Nähte bei verschiedenen Säugetierschädeln

Zur allgemeinen Orientierung wurden auch tierische Schädelnähte untersucht. Zur Verfügung standen macerierte Schädel vom Gorilla, Seehund, Tiger, Fuchs und Hund.

«Wir haben hier auf eine Wiedergabe dieser Befunde und der damit in Zusammenhang stehenden Bilder verzichtet.» (K. Obermeier)

IV. Die lokale Verschiedenheit der Schädelnähte beim Menschen

Vergleichen wir die Nähte, deren Gewebe jeweils gleiches genetisches Anlagematerial haben, so finden wir die Unterschiede lokal sehr groß, aber auch fließende Übergänge zwischen den verschiedenen Typen der Nähte. So finden wir bei einem **Erwachsenen** (Abb. 1) (beispielsweise bei *5) eine gradlinige Naht (Sutura plana), bei *4 in eine eng geschlängelte, mäanderförmige Sutura serrata übergehen. Eine solche Sutura serrata bildet bei *3 mehrfache Zacken, die bei *2 zum Teil in girlandenförmige Bildungen übergehen. Abwärts von *3 verfolgt, finden wir die Naht *2 in das Nahtbindegewebe einer besonders deutlichen Sutura squamosa übergehen. Die ganze bei *2 und *3 markierte Naht (Sutura temporo-parietalis) setzt sich, in das Innere des Schädeldaches in die Tiefe verfolgt, bis zur Gegend der gestrichelten Linie *1 fort, wo innen an der Dura bedeckten Schädelwand die Nahtgrenze in kräftig gestrafftes Bindegewebe übergeht. Diese Sutura durchsetzt also einen Schädelabschnitt nicht senkrecht zur peripheren Knochenoberfläche der Naht, sondern schräg. Hier sieht man jedoch die Schrägstellung erst nach Sprengung des Schädels deutlich. Eine Anschauung von der Lage dieser Schrägnaht bekommen wir, wenn wir die Pars squamosa des Felsenbeins vom Os parietale abtrennen und damit die schräge Böschung des Os parietale an seinem Artikulationsbereich mit dem Schläfenbein freilegen (Abb. 2). In Abb. 2 sehen wir bei *1 die Nahtfläche des Os parietale entlang der Sutura temporoparietalis freigelegt.

Untersuchen wir die Schrägstellung der Naht bei **jungen** menschlichen Schädeln, so lässt sich die Besonderheit dieser Sutura meist schon äußerlich erkennen. Bei vielen Schädeln sieht man, dass an der Sutura squamosa der Schläfenregion das Os parietale, jedoch nicht das Os temporale am Rand der Sutura squamosa, vor allem dicht hinter dem Schläfenbein, tiefe, in die Circumferenz der Naht abstrahlende Furchen besitzt. Diese gehen ohne scharfe

Grenze in die Furchen der Nahtböschung des Os parietale über (vgl. Abb. 2 mit Abb. 3 *1 und Abb. 4 *1).

Bei stärkerer Vergrößerung finden wir hier den knöchernen Saum des Nahtbindegewebes viel deutlicher als bei der Jochbogennaht. Er ist bei den einander benachbarten Knochen (Skelettstücken) auffallend different gestaltet. Links in Abb. 4 (Os parietale) sind scharf konturierte, fast parallel zueinander eingestellte Furchen zwischen langen Knochenkämmen zu sehen, deren Konturen sich in Richtung zum Os temporale verschärfen. Temporalwärts von der Naht sind weicher konturierte, mehr zungenförmige, zum Teil mehr lippenförmige knöcherne Begrenzungen der Naht zu sehen, die sich deutlich von den zuerst genannten Knochenbildungen unterscheiden. Regelmäßig stoßen in einer Sutura squamosa nicht gleichgewachsene Skelettstücke zusammen. Nur bei einer Sutura plana finden wir die miteinander artikulierenden Skelettstücke einigermaßen gleichgewachsen (Abb. 5 °2).

Bei einer Sutura serrata ist die Stärke der Knochenzacken der einander benachbarten Skelettstücke nahezu gleich, jedoch korrespondiert hier regelmäßig eine Zacke des einen Skelettstückes mit einer Kerbe des benachbarten Skelettstückes und umgekehrt. Der mäanderförmige Verlauf einer Sutura serrata bzw. die Form dieses von *Blechschmidt* sog. örtlich differenten Detraktionsfeldes erinnert so an das wechselnde Hin und Her eines Tauziehens.

Untersuchen wir die Nähte beim **Neugeborenen**, so finden wir, dass die feinen Knochenbälkchen, die in das Nahtbindegewebe ausstrahlen, ihre Hauptrichtung nicht in die des benachbarten Knochens fortsetzen, sondern ihre Hauptrichtung dazu ändern. So verlaufen z. B. die Knochentrabekel der Schrägnaht zwischen dem Processus zygomaticus des Schläfenbeins und dem des Os zygomaticum im Os temporale fast genau parallel zu der Jochbogennaht. Die Knochentrabekel des Processus zygomaticus des Jochbeins jedoch steigen vom unteren Rand des Jochbeins schräg zur Naht auf (Abb. 6). Ähnliche Verhältnisse finden sich auch an der schrägen Naht zwischen dem Jochbein und dem Os maxillare des wachsenden Oberkiefers.

Dasselbe zeigt sich in der Lambdanaht (Abb. 7 *1), wie ein Vergleich verschiedener Entwicklungsstadien ergibt. Hier bilden die beim Neugeborenen noch miteinander artikulierenden Knochen wiederum verschieden große, an ihrem freien Rand jeweils verschieden schnell wachsende Knochenfortsätze, deren Hauptrichtung an den einander benachbarten Knochen differieren. Wie sich histologisch an der blasseren Färbung des jungen Knochengewebes gegenüber dem älteren schon mit der üblichen Hämatoxylin-Eosin-Färbung leicht nachweisen lässt, erfolgt der Anbau des Knochengewebes an den Knochennähten in der Lambdanaht am Os occipitale und parietale weder in gleicher Richtung noch mit gleicher Geschwindigkeit und auch nicht senkrecht zur Längsrichtung der Naht (Übersicht Abb. 7 *1).

Stets lässt sich nachweisen, dass großzahnige Nähte mit der Gesamtheit ihrer Nahtzacken helle Säume als Zuwachszonen des Knochengewebes bilden, die sich nach Maceration regelmäßig an ihrer Glätte erkennen lassen (Abb. 7 *2). Die verschiedenen Nähte unterscheiden sich so stets sowohl hinsichtlich ihrer Lage als auch hinsichtlich ihrer Form, als auch hinsichtlich ihrer Struktur. Dies entspricht einem Hauptsatz der Anatomie (Blechschmidt 1965).

Beim Vergleich der Abb. 7 mit zugehörigen Schnittpräparaten kann kein Zweifel darüber bestehen, dass die ungleich breiten Streifen bei *1 und *2 in Abb. 7 Zuwachszonen (Appositionszonen) der Schädeldachknochen sind. Sie verraten durch ihre jeweils verschiedene Breite ungleiche Wachstumsgeschwindigkeiten. Grundsätzliches hierzu wurde schon 1961 zu den Abbildungen eines Neugeborenenschädels bei *Blechschmidt* sowie zu Schnittpräparaten von embryonalen Schädelknochen erläutert.

All diese Befunde lassen sich heute auf mehrfache Weise bestätigen. Sie stimmen z. B. damit überein, dass die Schädelnähte sich regelmäßig in bestimmter Reihenfolge schließen. Die Stirnnaht verschwindet früher als die Lambdanaht. An der Stirnnaht dauert die Wachstumsartikulation nur eine kurze Zeit, kürzer als an der Lambdanaht.

> Nur im Bereich der beiden Scheitelbeine und dem mit ihnen artikulierenden Hinterhauptbein (Os occipitale) nimmt der Abstand der miteinander artikulierenden Knochen mit dem Wachstum des Gehirns ständig zu, indem das Gehirn aus der Stirnregion des Schädels nach hinten wächst und sich hier expandiert.

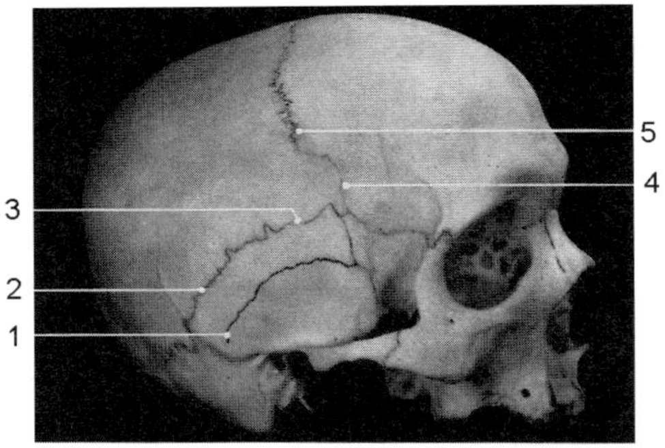

Abb. 1 Menschlicher Schädel, Erwachsener.

1 = Innerer Rand der Sutura temporo-parietalis.

2 = Äußerer Rand der Sutura temporo-parietalis.

3 = Stelle mit wenigen Nahtzacken.

4 = Eine Sutura serrata.

5 = Eine Sutura plana.

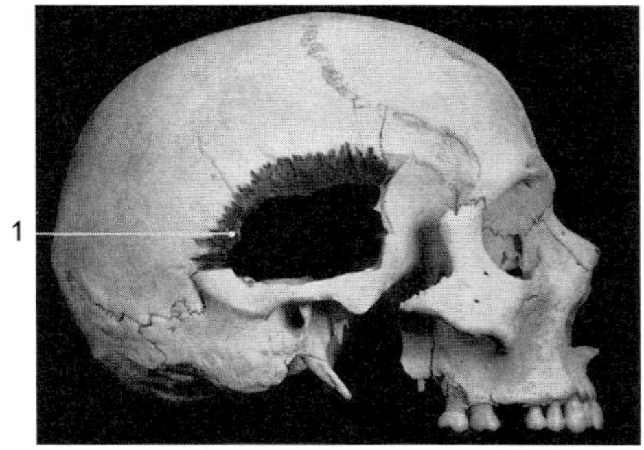

Abb. 2 Pars squamosa ossis temporalis entfernt. Nahtböschung des Os parietale im Bereich der Sutura temporo-parietalis freigelegt. (Ebenfalls eine „Schrägnaht").

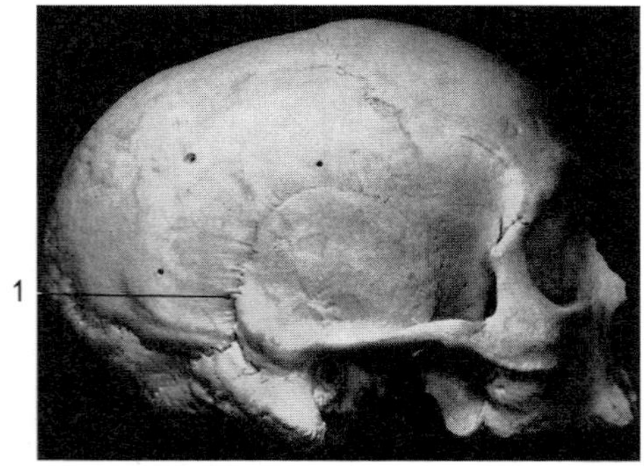

Abb. 3 1 = Furchen. Siehe hierzu auch die nachfolgende Abbildung.

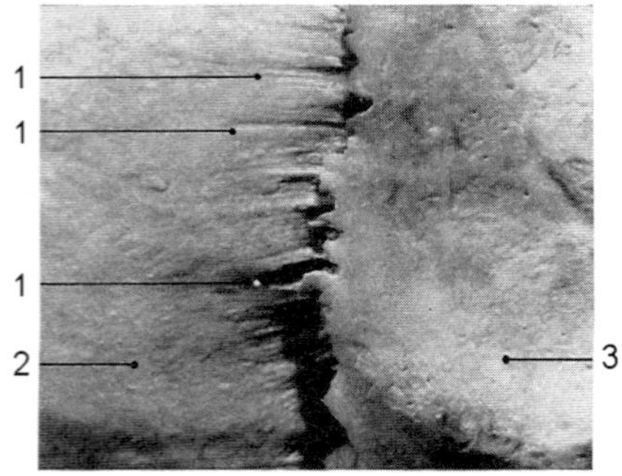

Abb. 4 Stelle 1 Abb. 3. Dorsaler Teil der Sutura temporo-parietalis, 1,6 x.

1 = Knochenrinnen, die sich in die Sutura temporo-parietalis fortsetzen.

2 = Os parietale.

3 = Os temporale.

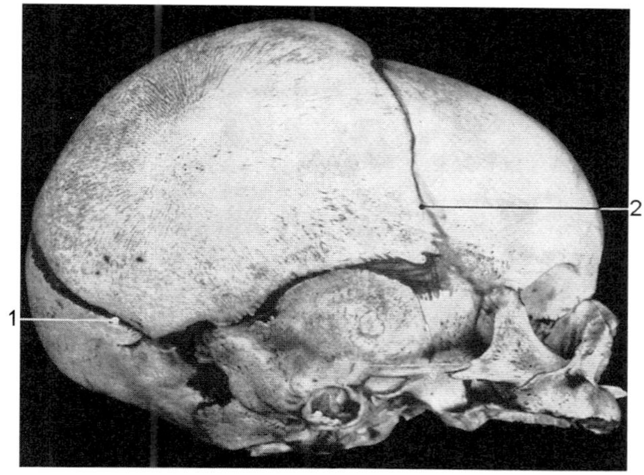

Abb. 5 Menschlicher Schädel, Neugeborener.
1 = Sutura occipito-parietalis.
2 = Sutura fronto-parietalis.
Beachte die Verbreiterung der Nähte in Richtung zur antibasalen Schädelcircumferenz.

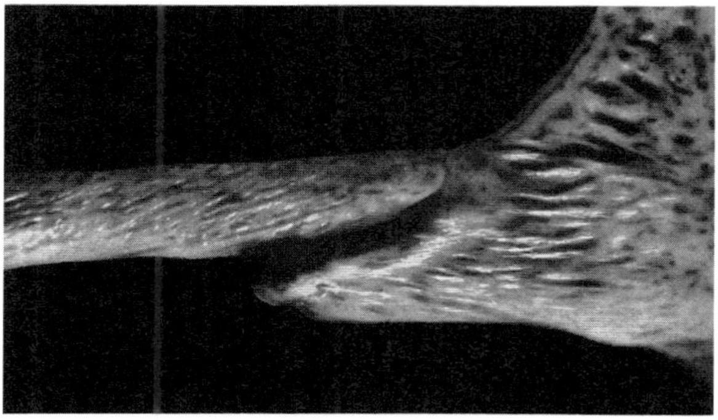

Abb. 6 Ausschnitt aus der vorigen Abbildung. Schrägnaht des Arcus zygomaticus beim Neugeborenen, 7 x (Sutura temporozygomatica).

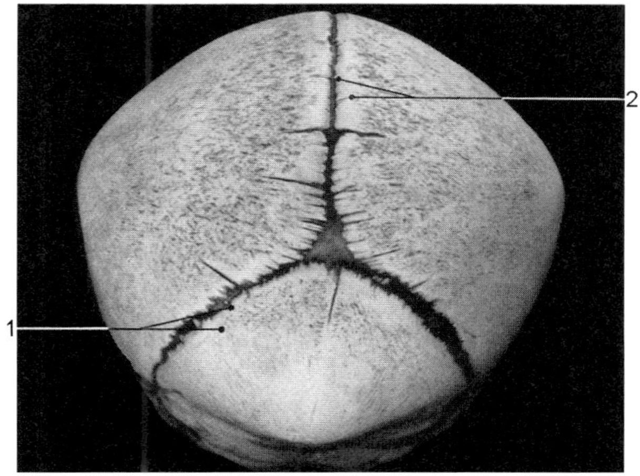

Abb. 7 Derselbe Schädel vom Neugeborenen wie in den vorigen Abbildungen.
1 = Sutura occipito-parietalis.
2 = Sutura interparietalis mit sehr breitem, als helles Band erscheinendem Knochenzuwachsgebiet entsprechend a (Abb. 9).

Beim **Vergleich des Schädels eines Neugeborenen mit dem eines Erwachsenen** lässt sich an der Größe der zahnförmigen Knochentrabekel, die von den Schädelknochen aus in das Nahtbindegewebe einstrahlen, leicht die Lageentwicklung der Skelettstücke relativ zueinander im Bereich des ganzen Schädeldaches ablesen.

Man findet regelmäßig, dass alle lateralen Nähte der Kalotte nach hinten und oben divergieren.

Dies ist nicht nur beim Neugeborenen, sondern schon bei jüngeren Feten leicht nachweisbar. In vorstehend beschriebenen Präparaten kommt der genannte Sachverhalt an der Verbreiterung der Sutura coronalis und lambdoidea jeweils nach hinten und oben deutlich zur Anschauung. Man sieht hier die Nähte regelmäßig sowohl nach oben (Abb. 5 *2), als auch nach hinten (Abb. 6 *1) klaffen.

Wie man hier erkennt, erweitert sich also das Cavum cranii eines noch im intensiven Wachstum befindlichen Schädels nach hinten oben.

Da die beiden Stirnbeine nach hinten divergieren, erlaubt ihre frühe Verwachsung über den Augen, dass das Gehirn sich bei seinem Wachstum aus der Knochentasche, welche die paarigen Ossa frontalia miteinander für das Cavum cranii bilden, in Richtung nach hinten und oben verlagert. Im Verlauf dieser Wachstumsexpansion des Gehirns kippen die Ossa parietalia, während sie sich gleichzeitig vergrößern, nach lateral und gleichzeitig nach hinten. Durch das Kippen stellt das Os occipitale sein Planum nuchale allmählich horizontal.

Untersucht man nunmehr im Rahmen der beschriebenen Entwicklungsbewegungen die Formentwicklung der Knochennähte und ihre Strukturentwicklung, so findet man, dass die Lateralabschnitte des Schädeldaches überall dort, wo sie in schnell wachsende Nahtbezirke übergehen (Abb. 7, Mitte), sich allmählich von einer Sutura plana in eine Sutura serrata umbilden (vgl. die im langsamen Wachstum befindlichen Nahtstellen bei *1 und *2 in Abb. 7 mit der schneller wachsenden Naht der Fontanelle). Eine Sutura plana unterscheidet sich also kinetisch anatomisch nur fließend von einer Sutura serrata.

Dasselbe gilt für den Unterschied dieser Nahttypen gegenüber der Sutura squamosa. Auch hier finden wir wieder, sowohl bei Neugeborenen als auch bei allen jüngeren und älteren vergleichbaren Stadien, regelmäßig immer nur ungleichmäßiges Wachstum am Rand der Nähte stets entsprechend den lokalen Wachstumsgeschwindigkeiten. Dies gilt ebenso für die schrägen Jochbogennähte, wie für jede Sutura squamosa (s. hierzu Abb. 4 und 6). Genauer untersucht finden wir bei den Suturae serratae folgende lokale Verschiedenheit:

In der Naht zwischen dem Schläfen- und Scheitelbein haben die artikulierenden Knochentrabekel nahe den Fontanellen andere Richtung und auch andere Größe als weiter entfernt von den Fontanellen (Abb. 5 und 7).

Die Lage, Form und Struktur der im Bindegewebe endenden Knochentrabekel ist also auch hier wieder verschieden. Die Verschiedenheit ist dort besonders groß, wo verschieden große Knochen aneinanderstoßen (Abb. 7). Unter Umständen ist der Unterschied so groß, dass die hier einander benachbarten artikulierenden Knochen auf der einen Seite der Naht gezahnt, dagegen auf der anderen Seite fast ungezahnt sind, und hier am Rande plan erscheinen (Abb. 8 °1 und 0 2). Nur dort, wo gleichgroße Bindegewebsknochen des Schädeldaches aneinanderstoßen und während des Gehirnwachstums mit ihren Zentren schnell auseinanderrücken, ist das appositionelle Wachstum an den Knochennähten so intensiv, dass hier lange Knochennadeln entstehen, die diesseits und jenseits der Naht ungefähr gleich groß sind (Abb. 9). Aber auch hier besteht keine strenge Symmetrie. Die zahnförmigen Ausläufer der Knochentrabekel, die wir hier finden, sind zwar beiderseits in der Naht lang und kräftig, aber diesseits und jenseits von der Nahtmitte nie gleich. Schon jetzt sieht man die Trabekelverbände bald mehr bald weniger breite Lippen bilden. Mit dieser Asymmetrie zeichnen die großen Nähte schon in der Fetalzeit die spätere Mäanderform der Suturae serratae vor.

Hier war es nun am Platze, die Schrägnähte im Hinblick auf ihre Entwicklungsbewegungen zu untersuchen. Dabei wurden gegenüber den bisher

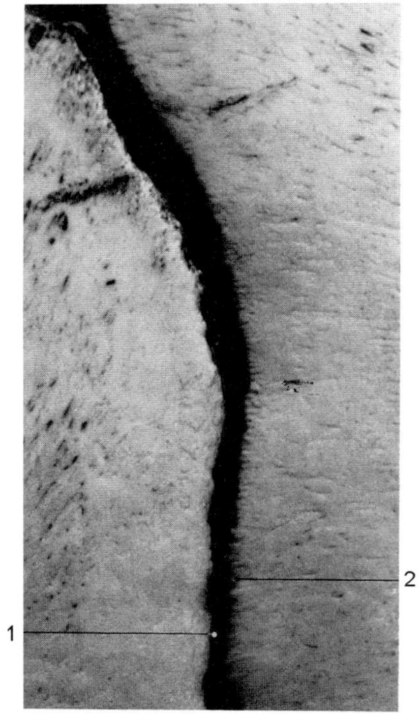

Abb. 8 Teil des Schädels Abb. 5. Sutura fronto-parietalis, 3,4 x.
1 = Freier Rand des Os parietale.
2 = Freier Rand des Os frontale.

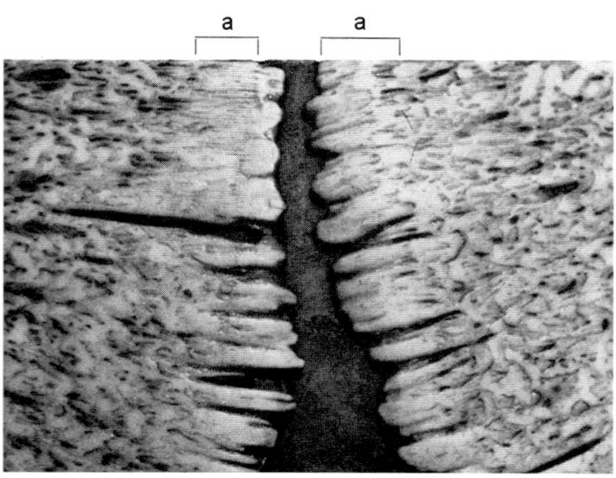

Abb. 9 Teil des Schädels Abb. 7. Sutura interparietalis, 3,4 x.
a = Knochensäume wie in Abb. 7.

beschriebenen Quernähten folgende lokal variierende Wachstumsmodifikation gefunden. In Quernähten ist das Bindegewebe mit seinen Kollagenfasern regelmäßig zur Nahtmitte symmetrisch ausgerichtet. Schneidet man eine Quernaht, deren artikulierende Knochentrabekel senkrecht zur Nahtmitte stehen, quer zu ihrer Hauptrichtung, so trifft man die Kollagenfasern längs.

Blechschmidt hat solche Präparate aus den vorderen Abschnitten der Stirnnaht (Sutura sagittalis) abgebildet. Schneidet man jedoch Schrägnähte, so findet man kompliziertere Verhältnisse. Hier bekommt man nur dort Kollagenfasern längs getroffen, wo entweder diesseits oder jenseits der Nahtmitte ein Knochentrabekel eines der asymmetrisch miteinander artikulierenden Knochen längs getroffen wird. Die Kollagenfasern des artikulierenden Nachbartrabekels erscheinen dann schräg getroffen.

> Das heißt mit anderen Worten, dass in den Schrägnähten nicht nur die Hauptrichtungen der artikulierenden Knochentrabekel, sondern auch die Hauptrichtungen des Nahtbindegewebes asymmetrisch ausgerichtet sind, also asymmetrisch gewachsen sind bzw. asymmetrisch wachsen.

Relativ zu diesem Bindegewebe vollziehen die artikulierenden, jeweils verschieden langen Knochentrabekel ihr appositionelles Wachstum an den einander benachbarten Knochenrändern mit jeweils unterschiedlicher Geschwindigkeit. An Schnittpräparaten einer Schrägnaht sieht man dabei, dass auch die Faserschicht des Periosts den Nahtraum schräg durchsetzt.

Untersucht man die Periostfasern des Os parietale in dem Nahtraum der Sutura temporo-parietalis beim **Kleinkind**, so sieht man, dass diese sich zur Hauptsache von außen in die Dura der Ala parva der mittleren Schädelgrube fortsetzen und nur zu einem geringeren Teil in die Knochenhaut außen am Schläfenbein ziehen. Umgekehrt lässt sich die Hauptfaserschicht des Periosts in dem dorsalen Bereich der Sutura squamosa (Sutura temporo-parietalis) von der Innenseite des Os parietale nach abwärts auf die Außenseite des Os temporale verfolgen.

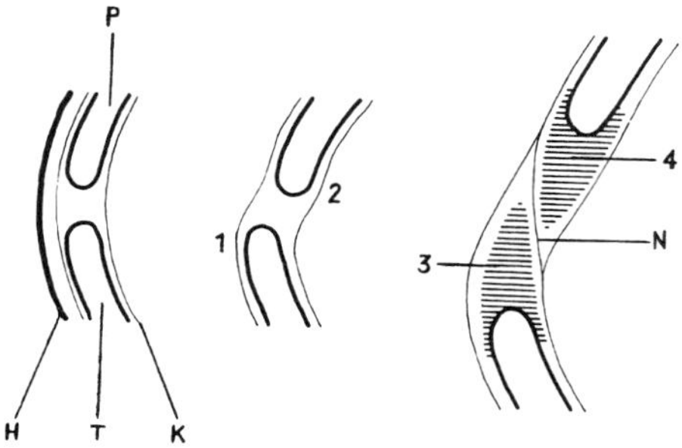

Abb. 10 Versetzung des Os temporale gegen das Os parietale durch Kippbewegungen dieser Skelettstücke.
1 + 2 = gegeneinander versetzte Durahypomochlien, 3 + 4 = Zuwachszonen des Knochengewebes. H = Haut, K = Periost, N = Nahtband, P = Os parietale, T = Os temporale.

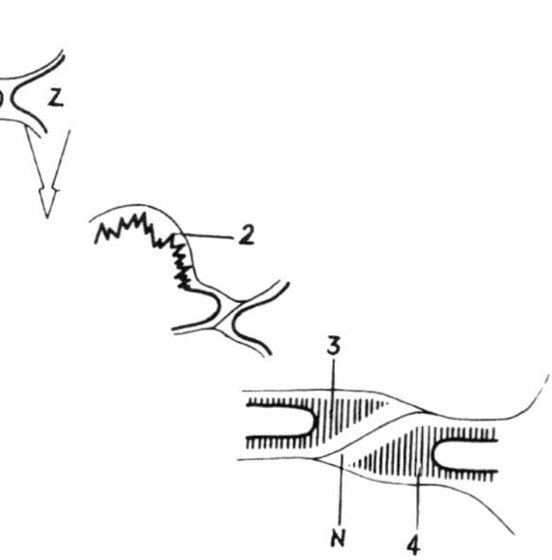

Abb. 11 Versetzungen im Jochbogengebiet. Pfeil ⇨ = Versetzung von Z relativ zu T.
1 = Sutura temporo-parietalis, 2 = Periost, 3 + 4 = Zuwachszonen des Knochengewebes, N = Nahtband, T = Os temporale, Z = Os zygomaticum. Die Drehung von Z in Richtung des Uhrzeigers ist nicht eingezeichnet.

> Hier geht das Periost lokal besonders kräftig in die Sehne des M. sternocleidomastoideus über.

Diese Beobachtung hat sich nun als der Schlüssel zur Auffindung der Entwicklungskinetik der lokal verschiedenen Wachstumsmodifikationen der Nähte herausgestellt: Es zeigte sich zunächst, dass die Schrägstellung der Sutura temporo-parietalis vorn und hinten jeweils nur wenig lokal verschieden ist. Vorn fällt die Schrägnaht vom Os parietale aus schräg nach innen zum Boden der mittleren Schädelgrube ab. Hinten dagegen steigt sie umgekehrt vom Schläfenbein schräg nach innen und oben zum duralen Dach des Cavum cranii auf.

Dieser Sachverhalt lässt sich kinetisch-anatomisch näher bestimmen. Vergleicht man nämlich die artikulierenden Knochen des Schädeldaches hinsichtlich ihrer Lageentwicklung in mehreren Entwicklungsstadien miteinander, so findet man regelmäßig, dass sie sich in den Gebieten der Schrägnähte gegeneinander versetzen (Pfeil Abb. 10 und 11). Diese Entwicklungsbewegung ist für alle Schrägnähte zum Unterschied zu den Quernähten charakteristisch (Pfeil Abb. 11).

Mit dem antibasal exzentrischen Wachstum des Gehirns verlagert sich im Fall des soeben genannten Beispiels der Sutura temporo-parietalis vorn das Os temporale, dagegen hinten das Os parietale weiter nach lateral als das in der Naht angrenzende artikulierende Skelettstück. Durch diese Versetzung kommen an jeder Schrägnaht regelmäßig gegeneinander versetzte Durahypomochlien zustande (Abb. 10 *1 und *2). Von diesen Durahypomochlien gedeckt entstehen wieder gegeneinander versetzt die Knochenanbauzonen in den Schrägnähten (Abb. 10 *3 bzw. *4). Zwischen diesen entsteht das schräge Nahtband (Abb. 10 bei N). In dieser Position bildet die Faserschicht der Knochenhaut die bindegewebige Leitstruktur für die Knochenlippen der Schrägnähte.

Das schräg verlaufende Bindegewebe bildet mit der äußeren Knochenhaut Taschen, in denen das appositionelle Wachstum der artikulierenden Knochen erfolgt (in Abb. 10 und 11 schraffiert). Da die Taschen mit ihren spitzen Raumwinkeln gegeneinander versetzt sind, so überdachen sich mit dem fortschreitenden Knochenwachstum allmählich die hier artikulierenden Knochen. Während das gestraffte Bindegewebsbett im Nahtbereich detrahiert, aber das nur wenig gestraffte, lockere Bindegewebe der angrenzenden Knochenhaut nicht, vergrößern die artikulierenden Knochen in stärkerem Grad nur die Naht, dagegen nicht peripher von der Naht ihren Umfang. Wenn dabei allmählich die artikulierenden Knochenzähne ähnlich wie bei einem Reissverschluss sich verzahnen, kommt es zum Verschluss der Nähte (Kranznaht Abb. 1 und Abb. 2 bzw. Abb. 3)

Alle ihre Entwicklungsbewegungen stehen mit dem exzentrischen Wachstum des Gehirns in engem Zusammenhang. Während das Gehirn exzentrisch hoch über der Schädelbasis expandiert, verbreitert und erhebt sich das Schädeldach mit seinen artikulierenden Knochen ebenfalls exzentrisch. Dabei wird das Bindegewebslager der Bindegewebsknochen lokal verschieden gestrafft. An der Konvexität des Schädels rücken die Zentren der Schädelknochen infolge des Wachstums des Gehirns auseinander, ohne sich gegeneinander zu versetzen. Hier entstehen deshalb Quernähte.

Dagegen rücken die Schädelknochen an den Rändern des knorpligen Primordialcraniums (also den Rändern der knorpeligen Schädelbasis) zum Teil mit großen Versetzungen auseinander. Solche Versetzungen entstehen infolge der Entwicklung des Desmocraniums u. a. in der Schläfenregion und in der Jochbeingegend (Abb. 10 und 11). Nur hier entstehen die Schrägnähte. Sie sind typisch asymmetrische Detraktionsfelder (Schema Abb. 12). Infolge der ungleichen Straffung des desmalen Schädelskeletts durch das wachsende Gehirn wird das Wachstum der artikulierenden Knochen vor allem am Rand der Schädelbasis lokal verschieden. Dadurch wird die Nahtbildung lokal different.

Die lokal differenten Nahtbildungen lassen sich damit als lokale Wachstumsmodifikationen des ursprünglich genetisch gleichartigen Zellgewebes der Skelettanlagen auffassen.

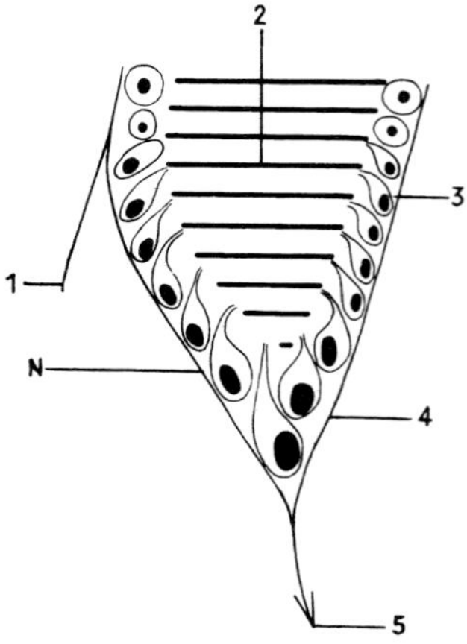

Abb. 12 Detraktionsfeld (Schema) – Ausschnitt entsprechend Abb. 10 '4.
1 = Periost, 2 = Knochengewebe, 3 = Osteoblasten, 4 = ehemaliges Hypomochlion, 5 = Hauptdetraktionsrichtung relativ zum Knochen (2), N = Nahtband. Beachte, dass der kräftigste Osteoblast mit seinem dicken Teil im Winkel 4; 5; N liegt.

V. Zusammenfassung

Die rein deskriptiv anatomische Einteilung der Schädelnähte, in Suturae planae, Suturae serratae und Suturae squamosae, ließen ein Verständnis der scheinbar unentwirrbaren Verschiedenheit der Nähte vermissen. Sie gab noch keine Erklärung. Um diese deskriptiven Befunde einem Verständnis näherzubringen, war eine kinetisch anatomische Erweiterung der anatomischen Untersuchungen nötig.

> Bei kinetisch anatomischen Untersuchungen der Entwicklungsbewegungen der Nähte stellt sich heraus, dass die genannten Nahttypen lokale Modifikationen des Desmocraniums sind. Die Formverschiedenheit der Nähte beruht mit einer an Sicherheit grenzenden Wahrscheinlichkeit auf einer kinetischen Verschiedenheit genauer analysierbarer Detraktionsfelder.

Regelmäßig sind Quernähte und Schrägnähte zu unterscheiden. Die erstgenannten entstehen nur zwischen gleichgroßen embryonalen Knochen, die sich zur Zeit des Gehirnwachstums nicht gegeneinander versetzen. Sie bilden dort, wo die Knochenzentren schnell auseinanderrücken und sich dabei gegen das Nahtbindegewebe verschieben, Suturae serratae, jedoch dort, wo die Knochenanlagen des Schädels nur wenig und nur langsam sich voneinander entfernen, Suturae planae. Die Schrägnähte entstehen dort, wo die artikulierenden Knochen sich senkrecht zum Periost gegeneinander versetzen. Erfolgt die Versetzung quer zu den Knochenkanten wie z. B. zum oberen und unteren Rand der Anlage des Jochbogens, so verläuft die Naht schräg zu den Kanten. Erfolgt jedoch die Versetzung quer zu den größten Oberflächen der artikulierenden Knochen, so stellt sich die Naht schräg zu diesen Knochenflächen. In solchen Detraktionsfeldern entstehen die Suturae squamosae.

Literatur

Blechschmidt, E.: Das Antlitz des menschlichen Embryo (Die Entstehung des menschlichen Gesichtsausdrucks). – Die Waage, Grünenthal, Stolberg (Rhlnd), Augustheft (1965).

Blechschmidt, E.: Die Hand (Ihre Bedeutung für unser Begreifen). – Ebenda, Dezemberheft (1965).

Blechschmidt, E.: Das Genetische Grundgesetz (Die Ungleichheit der Vererbung in den verschiedenen Körperregionen). – Stimmen der Zeit, München 174, 40–53 (1964).

Blechschmidt, E.: Die Embryologische Forschungssammlung in der Göttinger Anatomie. – Walter de Gruyter, Berlin, Museumskunde (1965/1).

Blechschmidt, E.: Die Entstehung der Greifbewegungen. – Bild der Wissenschaft, Deutsche Verlagsanstalt, Stuttgart (1965).

Blechschmidt, E.: Die Frühentwicklung des Menschen. – Hogrefe, Göttingen (1966).

Fick, R.: Handbuch der Gelenke, I. Teil, S. 7–8 (1904).

Girgis, F., Pritchard, J. J.: Morphological status of cranial sutures. – J. of Anatomie 89, 577 (1955).

Mair, R.: Untersuchungen über die Struktur der Schädelknochen. – Z. f. mikroskopisch anatom. Forsch. 5, 625 (1926).

Mijsberg, W. A.: Die Funktion der Nähte am wachsenden Schädel. – Z. Morph. Anthrop. 30, 535 (1932).

Sieglbauer, F.: Normale Anatomie des Menschen. Urban und Schwarzenberg Verlag (1940).

Sitsen, A. E.: Zur Entwicklung der Nähte des Schädeldaches. – Z. Anatom. Entwickl. 101, 121 (1933).

Troitzky, W.: Zur Frage der Formbildung des Schädeldaches. (Experimentelle Untersuchung der Schädeldachnähte und der damit verbundenen Erscheinungen. – Z. Morph. Anthrop. 30, 504 (1932).

10 Vacuolisierungsvorgänge in den embryonalen Meningen und im Neuralrohr

Erich Blechschmidt

Einleitung

Beim Studium verschiedener Originalarbeiten, die sich mit der Entwicklung des Nervensystems und da im besonderen mit der Frage der Entstehung der Zentren und Leitungsbahnen befassen (Herrick 1933, Spatz 1949, Kuhlenbeck 1951, Kahle 1956) war mir aufgefallen, dass Untersuchungen der Entwicklungsbewegungen und damit gewisse Grundkenntnisse von Wirkungszusammenhängen fehlen. Begriffe wie Entwicklungskinetik (Blechschmidt, E.: Embryologische Untersuchungen unter funktionellen Gesichtspunkten. Acta Anat. (Basel) 24, (1955), Abschnitt Begriffserläuterungen, S. 386ff) und im besonderen Differenzierungskinetik kommen in den genannten Abhandlungen gar nicht vor. Dies mag sich in den Untersuchungen, die morphologische Grundlagen von Experimenten betreffen, zum Teil aus der Geschichte der morphologischen Methodik und vielleicht auch aus der jeweils aktuellen klinischen Problematik erklären, hat aber zumal in den neueren Arbeiten mitunter auch sehr triviale praktische Gründe:

Der bisher Jahre erfordernde Zeitaufwand zur Beschaffung des ausreichenden Befundmaterials, die technischen Schwierigkeiten der raumzeitlichen Bestimmung von Entwicklungsbewegungen und nicht zuletzt die zufällig noch übliche, aber trotzdem ungerechtfertigte Gleichsetzung der Begriffe Dynamik und Kinetik miteinander und mit Begriffen, die bald biologische, bald chemische, bald physikalische Vorgänge bedeuten, haben vielfach dem nötigen Verständnis entgegengestanden. Dabei haben Verwechslungen von anatomischen mit physiologischen Problemen und Vorurteile über die Aufgaben einer dynamischen Betrachtungsweise verhindert, morphologische Tatsachen der experimentellen Forschung zugänglich zu machen. In der Regel hatten die „dynamischen Betrachtungsweisen" der Autoren mit Dynamik im eigentlichen Sinn gar nichts zu tun.

Aus dieser Sachlage ergab sich für das vorliegende Thema von selbst die Aufgabe, die bisher unbekannten frühembryonalen „Entwicklungsbewegungen des Neuralrohrs" im Sinne der Begriffsbestimmungen zu untersuchen, die kürzlich in den Acta anatomica dargelegt wurden (1955).

> Danach verstehen wir unter **Entwicklungskinetik** die Beschreibung der zusammengehörigen Bewegungsvorgänge der Lage-, Form- und Strukturentwicklung der Körperteile. Die Entwicklungskinetik ist im besonderen **Differenzierungskinetik**.

Material und Methode

Das Untersuchungsmaterial entstammt meiner embryologischen Forschungssammlung, die zu Untersuchung der Entwicklungsbewegungen angelegt wurde (Blechschmidt, E.: Naturwiss. Rdsch. 1954). Bei der Auswahl der Präparate beziehe ich mich auf vergleichbare Regionen.

Die wichtigsten Stadien, die zur Übersicht über die **Entwicklungsbewegungen** und damit im besonderen zur Kenntnis der **Differenzierungsbewegungen** mittels der Fixierungstechnik dargestellt werden mussten, waren vorwiegend die „Entwicklungszustände" von 2½ bis 20 mm großen menschlichen Embryonen. Nur ausnahmsweise war es nötig, ältere Embryonen zu Vergleichszwecken heranzuziehen. Um an ihnen eine Übersicht und damit zugleich ein natürliches Schema vom Nervensystem des Erwachsenen zu bekommen, war die besondere Kleinheit der Objekte wichtig.

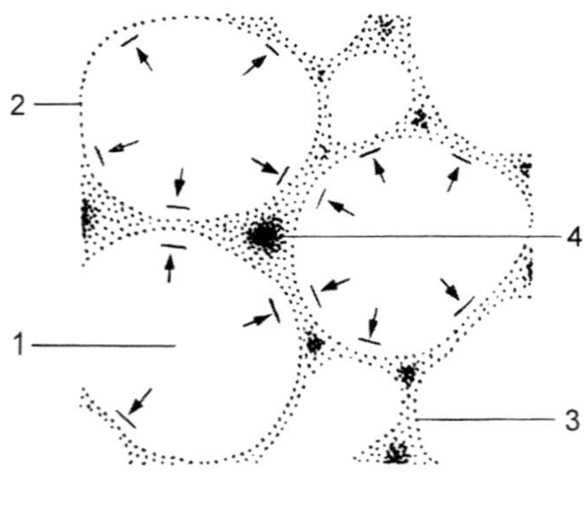

Abb. 1 Schema zur Erläuterung der folgenden Abbildungen (1) Gewebsvacuolisierung. (2) Perivacuoläres Plasma in Ausweitung begriffen. (3) Kontaktschicht des perivacuolären (syncytialen) Plasmas aneinandergrenzender Gewebsvacuolen. (4) Intervacuoläres Plasma = Intervacuoläres Cytoplasma.

Begriffe und Bezeichnungen

Ich betrachte im Folgenden das Mesenchym (Abb. 2) als **blasiges Bindegewebe** und die embryonale Glia, besonders an der Oberfläche des Neuralrohrs (Abb. 5), als **blasiges Epithel.**

Entsprechend Abb. 1 unterscheide ich sowohl im mesenchymalen Bindegewebe als auch im embryonalen Epithel **endoplasmatische Substanz in Gewebsvacuolen** (= Grundsubstanz) (1), **perivacuoläres Plasma** (2 und 3) und **intervacuoläres Plasma** (4).

Je größer die Wände der Gewebsvacuolen werden, je mehr also ihre perivacuoläre Schicht während des Wachstums an Umfang zunimmt, desto größer wird der **intervacuoläre Raum.**

In diesem intervacuolären Raum finden wir je nach den örtlichen Umständen bald Zellkerne, bald Blutcapillaren, bald lange Fortsätze von Ganglienzellen in raumzeitlich geordneten **Bewegungskoordinationen.**

Während der Entwicklung ist die endoplasmatische Substanz im Innern der „Vacuolen", d. h. die Masse an diffusionsfähigen und reaktionsfähigen submikroskopischen Teilchen, die vom syncytialen Plasma in den Vacuolen angesammelt wird, von **entwicklungsfunktioneller Bedeutung** für die Ausrichtung von Leitungsbahnen. Die Vorgänge, die hier bei Embryonen während des 2. und 3. Entwicklungsmonats ablaufen, sind in ihrer Vorentwicklung durch Vacuolisierungsvorgänge während der Primitiventwicklung des Eis **vorbereitet**.

Befunde

Vacuolisierungsvorgänge in den embryonalen Meningen

In dem Frontalschnitt (Abb. 2) ist links ein temporaler Ausschnitt aus dem embryonalen Gehirn eines 14 mm großen Embryo mit der angrenzenden

Meninx und Haut wiedergegeben. Die Meninx lässt sich durch die arteriellen Gefäßmaschen der Pia (bei 1) und durch den ableitenden Venenplexus, der sich bei (3) an die primitive Dura anschmiegt, gegen die äußere Hirnkapsel abgrenzen. Zwischen den gefäßreichen Bindegewebszonen sind im Schnitt mehrere Gefäßbrücken getroffen, die nahezu radiär zum Mittelpunkt des Kopfes ausgerichtet sind. Sie sind Kurzschlüsse zwischen den zuleitenden (1) und ableitenden Gefäßen (3). Die Kurzschlüsse sind keine Leitungsbahnen des Gefäßsystems, die alles Blut von den Arterien an der Basis der Gehirnanlage in die Venen ableiten. An meinen Totalrekonstruktionen, die noch an anderer Stelle abgebildet werden, finden sich die jüngsten Abschnitte der capillaren Piagefäße vielfach als Blindgänge distal von den Kurzschlüssen an der

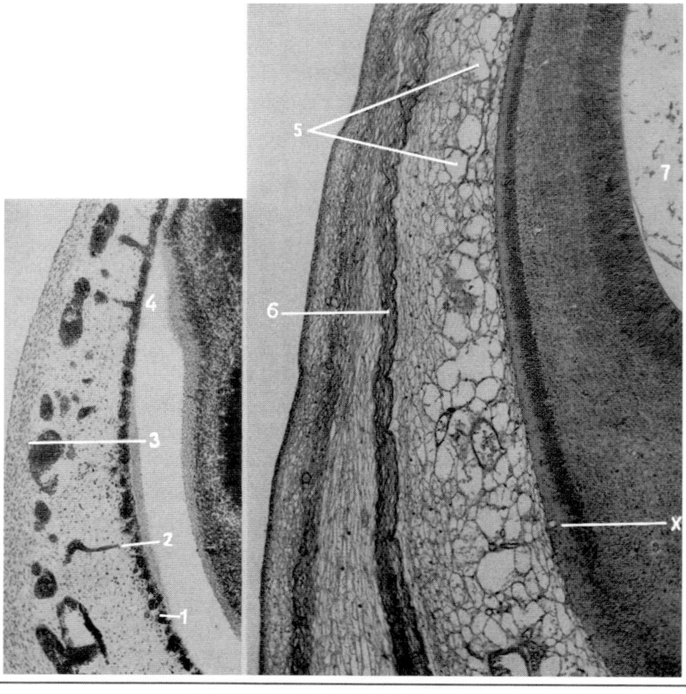

Abb. 2 Vacuolisierung in der embryonalen Meninx.
Links Entwicklungszustand bei einem 14 mm, rechts bei einem 20,5 mm großen menschlichen Embryo. Links ist die embryonale Hemisphäre artifiziell von der Pia abgehoben, so dass diese scharf gegen ihre Umgebung abgrenzbar ist. (1) Blutgefüllte arterielle Capillaren. (2) und (4) Gefäßbrücke zu den Venen. (3) Venen. (5) Größere Vacuolen als im Stadium links. (6) Dura. (7) Seitenventrikel. (X) Siehe die nachfolgende Abbildung. Vergrößerung je 43,5 x.

Gehirnoberfläche. Dies bedeutet eine Umgehung der Kurzschlüsse und lässt darauf schließen, dass besonders geregelte Druckverhältnisse in der wachsenden Pia existieren, welche die Entwicklung der Blindgänge trotz ihrer besonderen Raumbeanspruchung gewährleisten.

Wie finden die sprossenden Piagefäße bei ihrer Entfaltung den ausreichenden Platz? Um diese scheinbar nebensächliche, in Wirklichkeit aber grundsätzliche Frage prüfen zu können, untersuchte ich das Grenzgebiet zwischen der embryonalen Gehirnoberfläche und dem angrenzenden Bindegewebe mit dem Ziel, hier mit **morphologischen Mitteln** durch Untersuchungen an fixierten Objekten wirkliche **Leistungen** (Funktionen) von Organen sowohl aufzufinden als auch näher zu bestimmen.

In dem Entwicklungszustand, den der linke Bildausschnitt (Abb. 2) wiedergibt, erscheint die Meninx blassgrau. Das Bindegewebe, das zwischen den abgebildeten Gefäßen (1 und 3) eine breite Schicht bildet, ist kaum gefärbt. Es enthält viel wässrige Grundsubstanz. Mikroskopieren wir die blasse Schicht bei stärkerer Vergrößerung, als sie das Übersichtsbild zeigt, so finden wir scheinbar leere Maschenlücken im Bindegewebe, die in Wirklichkeit turgeszente, prall gefüllte Vacuolen darstellen.

«In der Zellbiologie bezeichnet der Begriff „Turgor“ den Flüssigkeitsdruck auf die Zellwand. Wenn der osmotische Wert in der Zelle größer ist als außerhalb der Zelle, so expandiert die Zelle durch Flüssigkeitsaufnahme (Deplasmolyse) der intrazellulären Vacuole. Der Druck innerhalb der Zelle nimmt zu, die Spannung der Zellmembran erhöht sich. Dieser hypotonische Zellzustand wird als turgeszent bezeichnet.» (K. Obermeier)

Sie vermögen in der Abbildung, teils weil sie klein, teils weil sie ungefärbt sind, kaum aufzufallen. Sie sind in der Fotografie nur mit der Lupe deutlich erkennbar. Die Vacuolen sind in dem rechts abgebildeten, nur wenig fortgeschrittenen späteren Entwicklungsstadium größer als in dem links abgebildeten Stadium und hier schon ohne Lupe in der Photographie deutlich (Abb. 2). Sie haben bei dem älteren Embryo, von dem die rechte Abbildung stammt, um ein Vielfaches an Volumen zugenommen und bilden da zusammen mit dem perivacuolären Plasma geräumige Blasen, die sich mit ihrer Wand zum

Teil weit von der embryonalen Gehirnoberfläche abheben. Das derart blasige Bindegewebe ist die primitive Arachnoidea. Wie die Untersuchung mehrerer ihrer Entwicklungsstadien ergibt, haben in ihr die in Expansion befindlichen, im Gewebsverband von syncytialem Plasma umschlossenen Vacuolen (Gewebsvacuolen) größtenteils etwa Kugelgestalt.

Manche Wände des perivacuolären Plasmas erscheinen perforiert, so dass benachbarte Vacuolen miteinander kommunizieren. Es gelingt leicht, für die abgebildeten Entwicklungszustände beliebige Übergangsstadien in einer geschlossenen Entwicklungsreihe aufzufinden und dabei den Beginn der Vacuolisierung schon in viel früheren Entwicklungsperioden als sie unsere beiden Vergleichspräparate zeigen nachzuweisen. Wir dürfen danach die beschriebene Vacuolisierung als Momentbild komplizierter, vom Wachstum des Gehirns abhängiger Bewegungsvorgänge im Stoffwechsel (d. h. als Momentbild wohlgeordneter Stoffwechselbewegungen*)* ansehen.

Aus dem Vergleich der Präparate lässt sich entnehmen, dass der Prozess der Gewebsvacuolisierung während des Wachstums des Embryo allmählich von innen nach außen fortschreitet. An diesem kinetisch bestimmbaren Verhalten, das wir im folgenden als ein „Bewegungsverhalten" bezeichnen, lassen sich nicht nur Lageänderungen, sondern auch Form- und Strukturänderungen der Vacuolenwände feststellen. Während die Gewebsvacuolen in der Arachnoidea sich mit dem Wachstum des Gehirns peripherwärts verlagern und dabei größer werden, entsteht zwischen ihnen und der wachsenden Gehirnoberfläche der intervacuoläre Eröffnungsraum für die Gefäße der Pia. Dieser ermöglicht, dass die wachsenden Capillaren entlang der Gehirnoberfläche einsprossen können, so dass sich das Blut, anstatt in die beschriebenen Kurzschlüsse abzufließen, distal von der Gehirnbasis allmählich gegen dessen Konvexität ergießt.

Der Raum für die an Volumen allmählich zunehmende Gefäßversorgung des Gehirns auf dem Weg über die Pia ist in seinem Gesamtvolumen in dem rechts wiedergegebenen Stadium größer als in dem links dargestellten. Er wird in dem rechts abgebildeten Entwicklungszustand nur deshalb nicht durch die Blutfüllung sichtbar, weil in dem Präparat die Capillaren künstlich blutleer geworden und deshalb kollabiert sind. Regelmäßig gehen die Vacuolisierungsvorgänge in der Basalschicht der Meningen und die Gefäßentwicklung entlang der Gehirnoberfläche einander parallel. Beide Entwicklungsvorgänge schreiten gemeinsam entlang dem wachsenden Gehirn von unten nach oben, also apikalwärts, im Embryo fort.

«Das wachsende Gehirn expandiert in Richtung des geringsten Widerstandes, also von der Schädelbasis aus gesehen nach oben (und hinten). Anatomisch und morphologisch bezeichnet „apikal" die auf eine Spitze hin gerichtete Lage oder Richtung. Die bei den Vacuolisierungsvorgängen auftretenden Wachstumsrichtungen im Inneren finden ihre Entsprechung an der Oberfläche bei der Entwicklung der kranialen Knochen und Suturen: „Man findet regelmäßig, dass alle lateralen Nähte der Kalotte nach hinten und oben divergieren. (…) Wie man hier erkennt, erweitert sich also das Cavum cranii eines noch im intensiven Wachstum befindlichen Schädels nach hinten oben." (Siehe oben, Kontokollias: Die Entwicklungskinetik der Schädelnähte).» (K. Obermeier)

Die genauere Lokalisation der Vacuolisierungsvorgänge im Innern des Gesamtkörpers des syncytialen Plasmas zeigt ein Ausschnitt aus Abb. 2 bei stärkerer Vergrößerung (Abb. 3). Hier ist das noch junge (kleinblasige) Vacuolisierungsgebiet (das Feld bei X in Abb. 2) etwa 13-mal stärker vergrößert als in der vorigen Abbildung. Dadurch erscheinen jetzt zahlreiche kleine Vacuolen nun fast ebenso groß

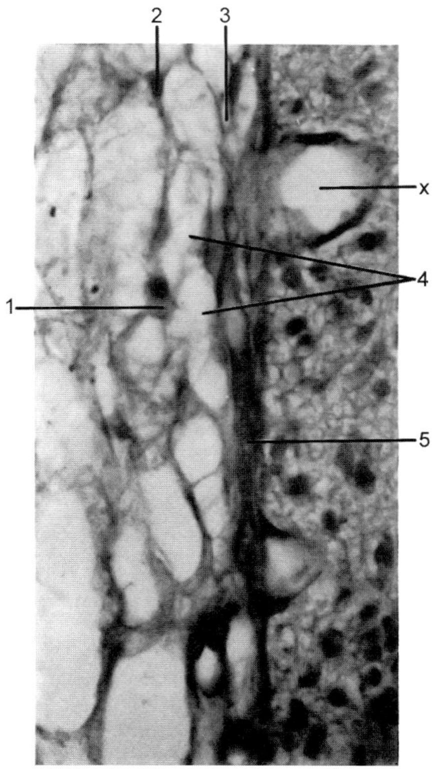

Abb. 3 Beginnende Vacuolisierung im Inneren einer Bindegewebszelle.
Die Stelle (X) entspricht (X) in der vorigen Abbildung. Bei (1) Intervacuolärer Raum mit Zellkern ähnlich (2), bei (3) ein Piagefäß, bei (4) eine relativ zu den großen Kammern (5) in Abb. 1 noch winzige erst jetzt sichtbare Gewebsvacuole. Bei (5) Entwicklungsgebiet der Piagefäße entsprechend (1) in Abb. 1. Die Capillaren sind durch Leerspülen meist kollabiert.

wie die oben beschriebenen geräumigen Vacuolen unserer Abb. 2. Wir sehen jetzt die Wände der Vacuolen selbst vacuolisiert (Aufhellungen links neben 1 und bei 4 in Abb. 3). Ähnliche Entwicklungszustände werden wir weiter unten auch im embryonalen Nervensystem (embryonales Neuroepithel) wiederfinden (Abb. 5 und Abb. 17).

Das ganze Plasma des angeschnittenen im Wachstum zu denkenden Bindegewebes ist schaumig vacuolisiert. Die Blasenwände der größeren Vacuolen bestehen jetzt nicht mehr wie in der Frühentwicklung aus dichtem Cytoplasma, sondern aus Plasma, das aufgelockert ist. Das embryonale Bindegewebe ist zu blasigem Bindegewebe geworden, das verschieden große Vacuolen mit endoplasmatischer Substanz enthält. Im Inneren der embryonalen Meninx, die basal regelmäßig nur fließende Übergänge zwischen der Arachnoidea und der gefäßreichen Pia aufweist, sind zum Unterschied von der dem Gehirn anliegenden Schicht teils großräumige in Differenzierung befindliche Blutgefäße, teils weniger voluminöse Differenzierungsgebiete mit kernhaltigem Cytoplasma zu finden. Dieses lässt sich mikroskopisch nicht genau gegen die benachbarten lokal in etwas verschiedenen Funktionszuständen getroffenen Abschnitte des embryonalen Bindegewebes abgrenzen. Aber auch hier sind besondere Wachstumsareale in den intervacuolären Räumen gelegen, deren Ausmaß und deren entwicklungs- bzw. wachstumsfunktionelle Bedeutung weitgehend von den richtenden Kräften in den umliegenden Wachstumsbezirken beeinflusst bzw. mitbestimmt werden.

Wir haben uns vorzustellen, dass alle diese Räume erst allmählich durch die Expansion der endoplasmatischen Substanz im Innern der Vacuolen im Sinne der Pfeile (Abb. 1) eröffnet werden, d. h. also entwicklungsfunktionell bzw. energetisch zunächst relativ passiv funktionierende Reaktionsgebiete darstellen. Ihre Entstehung weist uns auf Bewegungskoordinationen hin, die uns weiter unten auch im Nervensystem wieder begegnen werden.

> Würde die äussere Gehirnoberfläche ohne Zwischenlagerung der abgebildeten Vacuolisierungsschicht dem gestrafften Bindegewebe der Dura unmittelbar anliegen, so würde eine normale Gefäßentwicklung in der Pia gar nicht möglich sein: Die jungen Capillarsprossen müssten – mit Kräften ähnlich

denen von Bohrmaschinen ausgerüstet – entlang der Gehirnoberfläche die Kanalisierung für den Blutstrom gegen den Gewebsturgor des wachsenden Gehirns erzwingen. Solche Kräfte sind nicht nachgewiesen. Schon dies besagt, dass die Vacuolisierungsvorgänge wahrscheinlich normale Vorgänge sind.

Lageentwicklung der Blutgefäße in den Meningen

Die Entwicklung der Blutgefäße in den Meningen weist am cerebralen und spinalen Abschnitt des Neuralrohres keinen prinzipiellen Unterschied auf. Es genügt deshalb, wenn wir hier nur die Entwicklung in dem besonders leicht übersichtlichen spinalen Abschnitt erörtern.

In Abb. 4 zeigt der ventrale Bereich der primitiven Meningen ähnliche Entwicklungsbewegungen wie bisher. Wie ein Vergleich der beiden fotografisch festgehaltenen Entwicklungszustände ergibt, differenzieren sich die Arterien an der Ventralseite des wachsenden Rückenmarks erst dann zu der bekannten unpaaren Längsanastomose, die wir als A. spinalis ventralis bezeichnen, wenn der Platz für die Entstehung der Arterie ausreichend bereitgestellt ist. Die Anlagen der Arterie liegen anfangs ventro-lateral am Neuralrohr (zunächst bei 5, erst später bei 2). In dem abgebildeten frühen Entwicklungszustand ragen die Seitenhörner noch nicht aus dem Niveau der Bodenplatte ventralwärts vor. Das ganze Neuralrohr ist ventral noch flach. Der Sulcus ventralis fehlt noch. Die embryonale Meninx ist bei (3) noch nicht gestrafft.

Die normale Ausbildung der A. spinalis ventralis erfolgt erst, nachdem sich das Neuralrohr in Richtung der Pfeile (Abb. 4) neben der Bodenplatte vergrößert hat, so dass der Raum zwischen dem gestrafften Bindegewebe (1) und der Bodenplatte an Volumen zugenommen hat (Abb. 4 unten). Während der Entwicklung des Sulcus ventralis werden die paarigen Anlagen der A. spinalis allmählich in den Sulcus hineingezogen, sobald der Bedarf an Blut in der grauen Substanz zunimmt. Der Raum, den das wachsende Rückenmark der Arterie zu ihrer Entwicklung anbietet ist in entwicklungsfunktioneller Hinsicht wieder vergleichbar mit unserem oben sog. intervacuolären Raum (Abb. 1).

Selbst die intensivste Gefäßsprossung vermöchte auch bei der kräftigen

Rückenmarksarterie, welche die A. spinalis ventralis darstellt, keine normale Gefäßentwicklung zu zeigen, wäre nicht das wachsende Rückenmark in der beschriebenen Weise an der Entstehung und Ausbildung der Arterie beteiligt.

Es ist leicht, entwicklungskinetisch und entwickungsdynamisch analoge Vorgänge bei der Entstehung der A. basilaris (basialis), sowie bei der A. cerebri media und bei zahlreichen anderen Blutgefäßen nachzuweisen. Ich habe u. a. kürzlich über analoge Vorgänge bei der Entstehung der paarigen („capillaren“) Aorten während der Abfaltung der Neuralwülste berichtet (Blechschmidt, E.: Morph. Jb. 1956 [3]).

An meinem Sammlungsmaterial habe ich mich auch bei der Venenentwicklung von entsprechenden Vorgängen überzeugen können. Dort lässt sich, je nach Lageentwicklung, charakteristisch modifiziert regelmäßig beobachten, dass größere Bindegewebsvacuolen, also größere Ansammlungen endoplasmati-

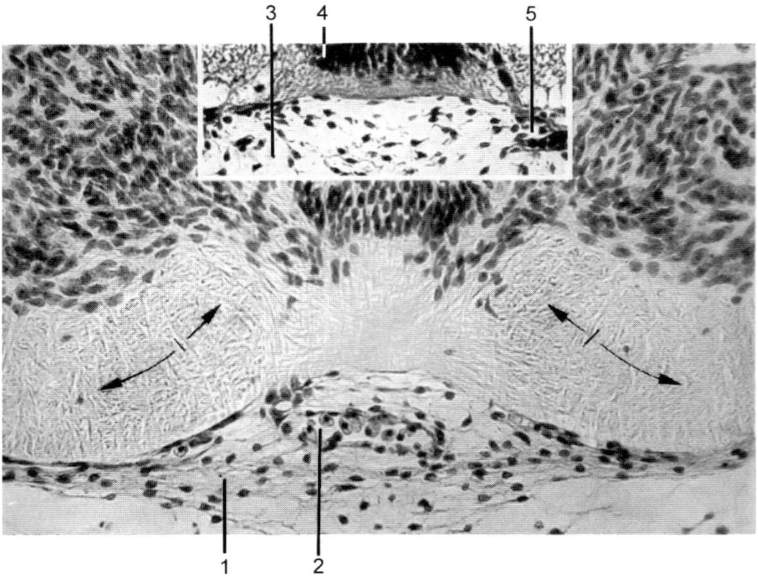

Abb. 4 Entwicklungsbewegungen der A. spinalis ventralis im Entfaltungsraum des Sulcus ventralis.
Oben Ausschnitt aus einem 7,5 mm, unten Ausschnitt aus einem 21,5 mm großen menschlichen Embryo. (1) Medio-lateral gestrafftes Bindegewebe. (2) A. spinalis ventralis (3) Aufgelockertes Bindegewebe (4) Bodenplatte (5) Noch paarige A. spinalis ventralis Katalognummern 2733 und 2730. Vergrößerung beide Mal 195 x.

scher Substanz im blasigen Bindegewebe, sich zu Bluträumen mit embryonalen Blutzeilen weiterentwickeln, die zunächst als „Gefäßinseln" und danach dann als capillare Venenanlagen eines geschlossenen Gefäßsystems erscheinen. Die lokale Entwicklung der großen Venensinus der Dura sowie die Blutinseln im Entstehungsgebiet der paraaxialen großen Rumpfvenen und im Anlagebereich der Hautvenen in den Extremitäten sind ähnliche Folgeerscheinungen von lokal verschiedenen Vacuolisierungen. Auch dort haben die „Auflockerungen", welche die Entstehung des „blasigen Bindegewebes" kennzeichnen, eine funktionelle Bedeutung für die Lageentwicklung und für die Ausbildung der äußeren und inneren Form (Gestalt und Struktur) der Blutleitungsbahnen.

Vacuolisierungsvorgänge im Neuralrohr

In Abb. 5 sind vergleichbare Entwicklungsstadien des Neuralrohrs eines etwa 3,4 mm und eines etwa 7,5 mm großen menschlichen Embryo in Frontalschnitten wiedergegeben. Welche Differenzierungsbewegungen lassen sich aus den abgebildeten Entwicklungszuständen ermitteln? Wieder „Vacuolisierungen" mit Expansionsbewegungen von Vacuolen. Wir sehen: Im Stadium 3,4 mm ist das syncytiale Plasma, das die parapiale Schicht des Neuralrohrs bildet, noch wenig, dagegen im Stadium 7,5 mm schon ausgiebig vacuolisiert. Während da das Neuralrohr, parallel den Rändern unserer Abbildung vermessen, an Länge und Breite zugenommen hat, haben sich in dem dicken Neuralepithel mächtige „Flüssigkeitstropfen" im syncytialen Plasma gebildet. Die „endoplasmatische" Substanz im Innern der Vacuolen (Abb. 1) findet sich während dieser Entwicklung ähnlich wie oben im Bindegewebe der Meningen in Blasen eingeschlossen, deren Wände zunächst von weichem Plasma gebildet werden. Ein Vergleich verschiedener Stadien zeigt wieder zusammengehörige Lage-, Form- und Strukturänderungen der Vacuolenwände.

> Wie der nur geringe Entwicklungsunterschied der untersuchten Embryonen ersehen lässt, von denen die beiden abgebildeten Präparate stammen, ist die Expansionsgeschwindigkeit der abgebildeten Vacuolen in dem dicken Neuralepithel relativ zur Wachstumsgeschwindigkeit des ganzen Embryo groß.

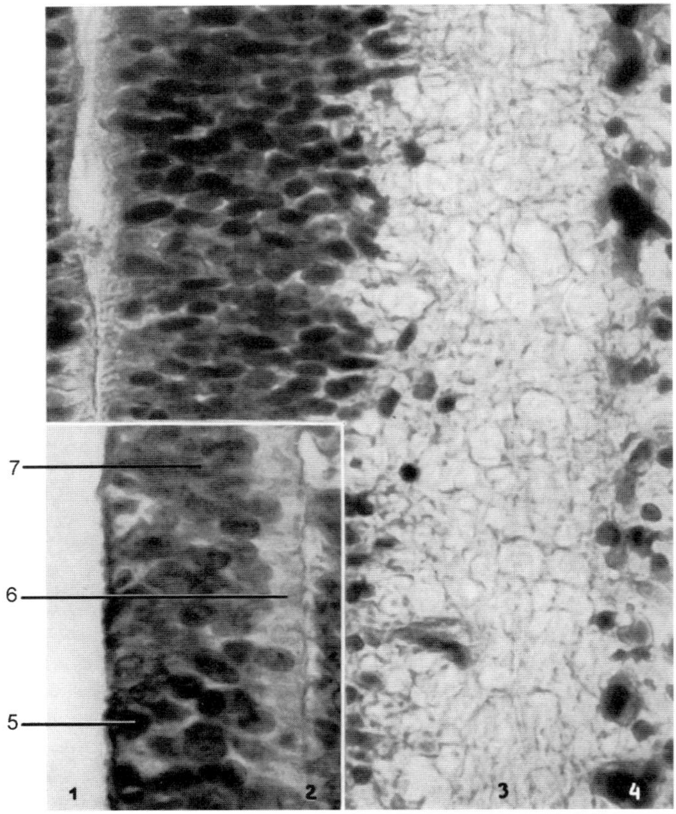

Abb. 5 Vacuolisierung im Inneren des wachsenden Neuralrohrs. Links Entwicklungszustand des Neuralrohrs eines etwa 3,4 mm, rechts eines etwa 7,5 mm großen menschlichen Embryo. Beide Mal Frontalschnitte.
Über (1) Zentralkanal. Über (2) Grenze zwischen Neuralrohr und Ursegment. Über (3) Vacuolisierungszone mit weit fortgeschrittener Grundsubstanzbildung. Über (4) Meninx im Beginn der Vascularisierung. Kernhaltige Schicht neben dem rechten Kleinbildrand: Syncytiale Plasmabildungszone mit noch geringer Vacuolisierung (Anlage der grauen Substanz). Bei (5) Schicht der ventrikulären Mitosen. Bei (6) Hauptvacuolisierungszone (Anlage der weißen Substanz). Bei (7) mitosenfreie Schicht mit Cytoplasmabildung. (2788 und 2749.) Vergrößerung beide Mal 625 x.

Während die Vacuolen in der abgebildeten Entwicklungsphase vom Beschauer nach rechts gewandert zu sein scheinen, finden wir sie vergrößert und in ihrem Bau komplizierter.

Das Plasma, das teils das Innere der großen Vacuolen durchsetzt, teils ihre Wand bildet, lässt eine fortschreitende Vermehrung der Gesamtzahl der Vacuolen während des Wachstums des Embryo erkennen. Wir haben also ein ständiges Neuentstehen von Vacuolen anzunehmen.

Viele Vacuolen lassen sich wegen ihrer Kleinheit und blassen Farbe zum Teil erst bei Lupenbetrachtung in der Abbildung wahrnehmen. Wie ein morphologischer Vergleich verschiedener Stadien ergibt, ist das Wachstum der Vacuolen für die Ausrichtung des intervacuolären Plasmas maßgebend.

Sowohl das perivacuoläre als auch das mikroskopisch von ihm nur unscharf abgrenzbare intervacuoläre Plasma besitzt bei 8–10 mm großen Embryonen in seiner Ausrichtung Hauptkomponenten, die zum Teil senkrecht und zum Teil parallel zur äußeren Oberfläche des Neuralrohrs stehen.

Die erstgenannten Ausrichtungen des Plasmas bereiten die Hauptrichtungen der Ependymzellen vor, die letztgenannten die Ausrichtungen der später sog. Assoziationsbahnen. Wir kommen hierauf noch zurück.

«Blechschmidt beschreibt an anderer Stelle „Parmeation“ als Stoffwechselbewegungen, die parallel zu membranösen Oberflächen beobachtbar sind, als „Permeation“ Stoffwechselbewegungen, die sich perpendikulär (im 90° Winkel) durch Membranen hindurch bewegen; oftmals organisieren sich Gewebe in „trajektorialen“ Strukturen. In diesem Zusammenhang definiert *Brian Freeman* in „The Ontogenetic Basis of Human Anatomy“ (North Atlantic Books, 2004) den Begriff „... trajectorial: of a series of curves or surfaces that intersect another series of curves or surfaces according to a given rule, e.g., at a constant angle“.
Hier, im Kontext der Vacuolisierungsprozesse im Nervengewebe, beschreibt *Blechschmidt* offensichtlich die räumliche „Ausrichtung“ von Flüssigkeitsansammlungen „die zum Teil senkrecht und zum Teil parallel zur äußeren Oberfläche des Neuralrohrs stehen“ als entwicklungsdynamisch bedeutsam.
In: „Biokinetics and Biodynamics of Human Differentiation“ (C. C. Thomas, 1978) definieren *Gasser und Blechschmidt* „Trajectorial structure – A structure that shows a

distribution of growth tension so that their main directions are arranged perpendicular to each other.“ Feinste, membranöse Strukturen zeigen einen Grad von Gewebespannung, in dem trajektoriell organisierte Flüssigkeiten gerichteten Wachstumsdruck herstellen.» (K. Obermeier)

Abgesehen von der Lageentwicklung der Vacuolen ist auch ihre Formentwicklung für die Ausrichtung des Cytoplasmas wichtig (Abb. 1). Nur zwischen großen Vacuolen finden wir kräftige Anlagen von Nervenfasern bzw. Neuriten. Bei dem uns noch näher interessierenden Neuralrohr eines 11 mm großen Embryo (Abb. 17) finden wir nur in dem kräftigen Vacuolisierungsgebiet (links in Abb. 17) Neuriten.

Nach dem Dargelegten kann der herkömmlicherweise sog. **Randschleier** als eine Folgeerscheinung von Vacuolisierungsvorgängen angesehen werden. Die bisher vermeintlichen Maschenlücken des Randschleiers werden in Wirklichkeit von feinen plasmatischen (perivacuolären) **Septen** eingeschlossen, die wir uns wohl intra vitam in einem Spannungszustand vorstellen müssen, weil wir vom lebenden Embryo wissen, dass seine Gewebe einen Turgor besitzen.

Erst in diesem vitalen Spannungszustand (Wanddruck) pflegt das Wachstum des intervacuolären Plasmas in bestimmte Bahnen gelenkt zu werden. Diese Bahnen heißen Zellfortsätze von Ganglienzellen bzw. Neuriten und Dendriten.

Alle diese Zellfortsätze haben lokal verschiedene Wachstumsgeschwindigkeit. Wenn wir hier den Gewebsturgor berücksichtigen, so weist uns die beschriebene Vacuolisierung auf einen Bewegungsvorgang hin, der eine Arbeitsleistung gegen Widerstände und damit einen dynamischen Prozess darstellt. Dieser bedeutet einen primitiven Wirkungszusammenhang von Grundsubstanz, Plasma und Zellkern im Sinne eines entwicklungsfunktionellen Zusammenhangs, der weitgehend mit morphologischen Methoden bestimmt werden kann.

Als Träger des Wirkungszusammenhangs kann das gesamte Gewebe des Neuralrohres als eine einzige vielkernige Riesenzelle mit endoplasmatischer

Substanz aufgefasst werden, die im Inneren der Gewebsvacuolen Grundsubstanz anreichert.

Je größer die Vacuolen im Verlauf des Vacuolisierungsprozesses werden, desto mehr verdrängen sie durch die Volumenzunahme ihres Inhaltes das perivasculäre Plasma. Wird dieses durch die Verdrängung entfaltet, werden die Vacuolenwände flach und dünn. Mit zunehmender Verschmälerung der Vacuolenwände werden die Zellkerne in die weniger stark beengten relativ plasmareichen Gewebsbezirke in Richtung des geringsten Widerstandes abgedrängt.

Dies bringt die Differenzierung in die weiße und graue Substanz zustande. Die Arbeit, die hierzu erforderlich ist, scheint, nach der Intensität der Vacuolisierung zu schließen, mit ausgiebigen Wassertransporten verknüpft, die auf eine Beteiligung des Liquor cerebrospinalis an der Differenzierung des Neuralrohrs und der Meningen schließen lassen.

Die Intensität der Vacuolisierung ist örtlich different. In der Zone neben dem rechten Kleinbildrand (Abb. 5) sind die scheinbaren „Tropfen", die den Inhalt der Vacuolen ausmachen, klein und, wie die unterschiedliche Größe der Vacuolisierung in den beiden Vergleichspräparaten mit noch älteren Stadien ermessen lässt, erst im Entstehen begriffen. Mehr intermediär über (3) haben die Vacuolen um ein Vielfaches ihrer ursprünglichen Größe an Volumen zugenommen (rechts in Abb. 5). Dort ist der Prozess der Vacuolisierung weit fortgeschritten. Dort ist somit auch die mechanische Auswirkung des Stoffwechsels, die gestaltbildende **Stoffwechselmechanik** (Blechschmidt 1955, S. 386) gegenüber derjenigen in der Tiefe der primitiven weißen Substanz different. Hierauf haben wir noch zurückzukommen.

Einstweilen bemerken wir nur, dass die Orte der Vacuolisierung regelmäßig die Anlagegebiete der **weißen Substanz,** die Orte der hauptsächlichen Plasmabildung dagegen die Anlagegebiete der **grauen Substanz** und die Gebiete mit stärkster Kernvermehrung regelmäßig die Anlagezonen des **Ependyms** sind.

Als Ependym bezeichnet man eine einschichtige Lage von Gliazellen; diese trennt die inneren Flüssigkeitsräume des Zentralnervensystems (Zentralkanal und Ventrikelsystem) – also den Liquor – vom eigentlichen Nervengewebe.

Differenzierungsbewegungen des Ependyms sowie der grauen und weißen Substanz

Es wäre unrichtig, sich den Bau des Nervensystems aus Glia und Ganglienzellen als gleichsam fertigen Bauelementen zusammengesetzt zu denken, da weder der Embryo selbst noch wir in der Lage sind, ein Organ wie aus den Steinen eines Baukastens zusammenzusetzen. Die Annahme, dass Gliazellen und Neuronen (Neuren) als Einheiten nach Art von isoliert existierenden Bausteinen zu einem Gebäude zusammengesetzt ein Nervensystem ergeben könnten, stünde mit der Beobachtung im Widerspruch, dass während der ganzen Frühentwicklung im Nervensystem zunächst weder Gliazellen noch Ganglienzellen vorkommen, dass diese vielmehr späte *„Entwicklungsprodukte"* des bereits weit entwickelten Nervensystems sind.

> Glia- und Ganglienzellen sind stets Entwicklungsprodukte, die schon ein hochentwickeltes Nervensystem voraussetzen: Vor der Entstehung von Ganglioblasten weist der in Vorderhirn, Mittelhirn und Hinterhirn gegliederte Kopfteil des Neuralrohres regelmäßig eine Dreischichtung in Form einer **Grundsubstanzbildungs-,** einer **Plasmabildungs-** und einer **Kernbildungszone** auf (a, b, c in Abb. 6), welche die Entstehung der weißen Substanz, sowie der grauen Substanz und des Ependyms (Abb. 16) zu einer Zeit vorwegnimmt, längst bevor die Differenzierung in Neuro- und Glioblasten sichtbar wird.

Die Bildung der Grundsubstanz ist in den abgebildeten Schichten ebenso wie die Plasmabildung und die Kernbildung nachweisbar. Bei Vergleich mit nachfolgenden Stadien finden wir eine Vermehrung der Grundsubstanz in der Zone (a), sowie Gefäßbildung und Cytoplasmaanreicherung mit nachfolgender Bildung von Neuriten in der Zone (b) und Mitosen in der Zone (c). Dieser Sachverhalt wurde mit der bisherigen Unterscheidung einer „Matrix",

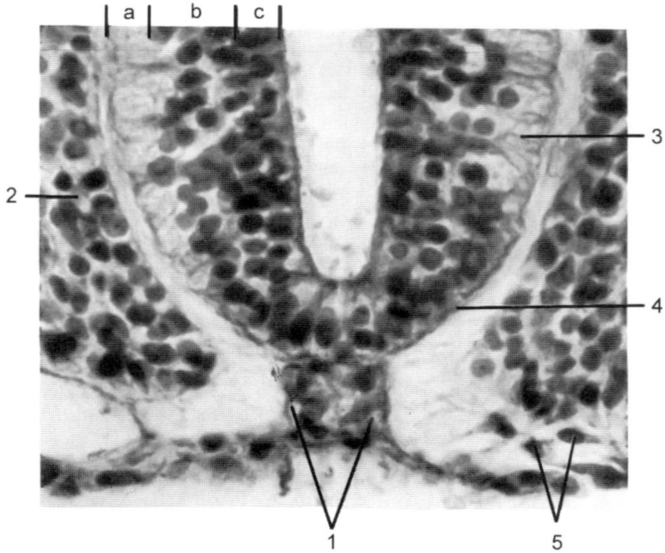

Abb. 6 Beginn der Vacuolisierung des Neuralrohrs in seinen lateralen Abschnitten. Neuralrohr eines menschlichen Embryo mit 13 Somitenpaaren. Bei (1) Chorda dorsalis noch breit dem Entoderm aufsitzend. Bei (2) Ursgement. Bei (a) Anlage der weißen Substanz. Bei (b) Anlage der grauen Substanz. Bei (c) Anlage des Ependyms. Bei (4) Schiff-Reagens-positive faserige Substanz entsprechend den nachfolgenden Stadien zum Teil schon zirkulär zur Längsachse des Neuralrohrs ausgerichtet. Bei (5) capillare Aorta. Katalognummer 2772. Vergrößerung wie bei den folgenden Schnitten 625 x.

einer Mantelschicht und einer kernfreien Randzone (Randschleier) noch nicht berücksichtigt.

Nachdem ich in den Acta anatomica (1955) im Abschnitt Begriffserläuterungen (S. 386ff.) die Regel beschrieben habe, dass Entwicklungszustände differenter Organe regelmäßig Momentbilder differenter Entwicklungsbewegungen sind, lässt sich erwarten, dass die Deckplatte, die Seitenplatten und die Bodenplatte differente Entwicklungsbewegungen und damit im besonderen koordinierte Differenzierungsbewegungen in einem gemeinsamen entwicklungsfunktionellen Zusammenhang haben. Da die Differenzierungsbewegungen der Deckplatte bereits in der vorangehenden Abhandlung [1956 (1)] beschrieben sind, bleibt nunmehr nur noch übrig, die Entwicklungsbewegungen der Seitenplatten und der Bodenplatte in ihrem Verhältnis zueinander regional vergleichend zu untersuchen und dabei einen entwicklungsfunktionellen Zusammenhang der Teile des Nervensystems mit morphologischen Methoden nachzuweisen. Hierzu vergleichen wir jetzt zunächst die verschiedenen Entwicklungszustände Abb. 6–9 mit dem Entwicklungszustand, den die Übersichtsabbildung 16 zeigt.

Differenzierungsbewegungen des Neuralrohrs in medio-lateralen und dorso-ventralen Dimensionen

Ein Vergleich der Vacuolisierungen Abb. 6–8 ergibt, dass sie sich sowohl durch ihre Lage als auch durch ihre zugehörige Form- und Struktur unterscheiden. Lage, Form und Struktur gehören auch hier wieder zusammen. Die ventral gelegene Bodenplatte ist in allen Stadien schmaler als die lateral befindlichen Seitenplatten. Die Wölbungen ihrer äußeren, dem Mesoderm zugekehrten Oberflächen sind different. Die Seitenplatten haben lateralwärts konvexe Oberflächen, deren Wölbung besonders in Querebenen deutlich wird, dagegen besitzt die Bodenplatte konvexe Oberflächen, die besonders in sagittalen Schnittebenen erkennbar sind (Abb. 10 und 11a). Im lnneren der Seitenplatten und der Bodenplatte haben die kernreichen und kernarmen Zonen charakteristisch verschiedenes Aussehen. Die Bauweise der Seitenplatten und der Bodenplatte ist in allen abgebildeten Entwicklungsstadien für ihren ungleichen Entstehungsort typisch. ln der „Bodenplatte" vermehren sich ventral die zirkulären, dorsal davon [unter *y* Abb. 7] die radiären Faserzüge.

In Abb. 6 ist die Bodenplatte im Entwicklungszustand eines menschlichen Embryo mit noch offenem kranialen und caudalen Neuroporus dargestellt. Der Embryo, der bei Lupenbetrachtung äußerlich nur 10 Somitenpaare erkennen ließ, war frisch fixiert. Er ist wohl der erste dieser Art, der bisher mit neueren Färbemethoden untersucht werden konnte. Seine Schnittserie zeigt bei Vergleich mit den nachfolgenden Stadien Abb. 7 und 8, dass das Neuralrohr nur lateral bei (3) in stärkerer Vacuolisierung steht. Hier hat das Neuralrohr Kontakt mit dem gegliederten Mesoderm. Der Kontakt ist wie bei der Entwicklung aller bisher untersuchten Primitivorgane für den Ablauf der Differenzierungsbewegungen dynamisch wichtig.

Die Vacuolisierung ist in den Frühstadien nicht überall gleich intensiv. Sie fehlt in ihrer **parazentrikulären** (paraliquären) Zone der Grenzzone gegen den

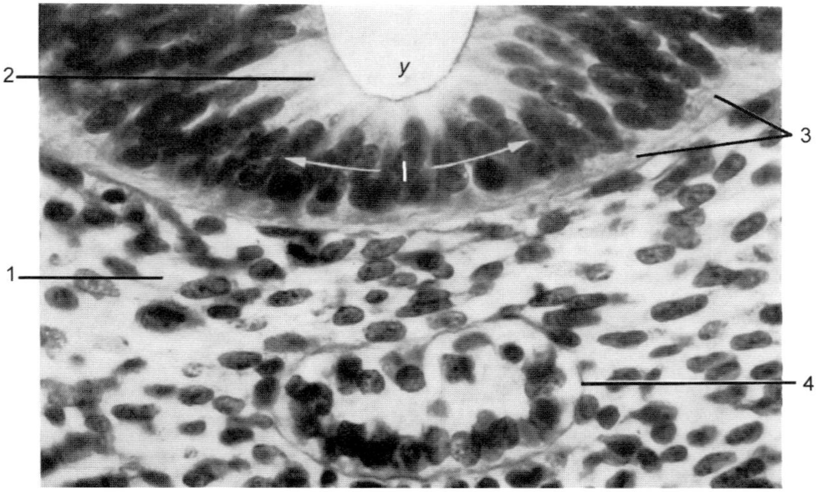

Abb. 7 Neuralrohr eines 8 mm großen menschlichen Embryo zum Vergleich mit den Stadien Abb. 6 und 8. Unter (y) sind keine ventrikulären Mitosen. Die Zellkerne der Bodenplatte sind stärker ventralwärts abgedrängt als im Stadium zuvor. Der Pfeil ← → bedeutet radiären Wachstumszug und tangentialen Wachstumsdruck. Ventral von den Kernen ist bei (3) das intervacuoläre Plasma bevorzugt circulär, dorsal davon radiär zur Längsachse des Neuralrohrs ausgerichtet. 1 Zirkuläres Bindegewebe. 2 Kernfreies Cytoplasma. 3 Anlage der vorderen Commissur. 4 Chorda dorsalis. (2773). Vergrößerung wieder 625 x.

Zentralkanal dort, wo die Wand des Neuralrohres kernreich ist, sowie in der Bodenplatte, die noch eng mit der Chorda dorsalis zusammenhängt, fast ganz. In der Bodenplatte erreicht die Vacuolisierung erst später merkliche Grade. Aber schon vorher finden wir die Zellkerne weit ventralwärts ins Cytoplasma gedrängt. so dass sie schon ähnlich wie in den nachfolgenden Stadien bis dicht an die Schiff-Reagens-positive Zone (4) herankommen.

In den Seitenplatten, die eine größere Wachstumsintensität als die Bodenplatte, also ein eigenes Bewegungsverhalten haben, sind die Vacuolen, wohl von der Fixierung abhängig, als tropfenförmige Aufhellungen erkennbar, die den Charakter der ganzen **paradesmalen** Schicht (a) im Bereich der Seitenplatten bestimmen. In der großblasig vacuolisierten Schicht grenzen die einzelnen Vacuolen regelmäßig an schmale, dunkel gefärbte Plasmastreifen, die sich beim Mikroskopieren mit stärkerer Optik regelmäßig medial bis in die unmittelbare Umgebung von Zellkernen verfolgen lassen (Abb. 6 links neben 3).

> Das Neuralrohr hat keine eigentlichen Zellgrenzen, sondern nur abwechselnd hell und dunkel erscheinende **kernhaltige Plasmaareale,** die örtlich verschiedene, einstweilen nicht näher bekannte **Funktionszustände** des in sich zusammenhängenden Gewebes darstellen.

Weder der Begriff Syncytium noch der Begriff Neuralrohrepithel kann den beobachteten Sachverhalt ausreichend anzeigen, da diese Begriffe nichts von der charakteristischen Vacuolisierung besagen, die den tatsächlichen Gewebecharakter bestimmt. Die Lagebeziehung jedes zellkernhaltigen Cytoplasmabezirks zum Liquor im Zentralkanal einerseits und zum mesenchymalen Bindegewebe andererseits, d. h. also der sog. „diatheliale" Charakter des Epithels ist für die örtlich verschiedene Beschaffenheit der Zellen im Neuralrohr bezeichnend.

Während der starken Anreicherung der quellungsfähigen Substanzen im Vacuolisierungsgebiet finden wir das Plasma zu schmalen Septen perivacuolärer Substanz zusammengepresst und dementsprechend keine Zellkerne im Inneren des Plasmas. Es ist auch hier kaum zu bezweifeln, dass die vom Cytoplasma eingeschlossenen Substanzen im Innern der Vacuolen in vivo Arbeit leisten, also im physiologischen Sinn Wirkungszusammenhänge haben.

Die Schicht des Neuralrohrs mit den dichtgedrängten Zellkernen lässt zwei Zonen unterscheiden, die wir ihrer Lage nach als **intermediäre** und **paraventrikuläre** (oder paraliquäre) Zonen bezeichnen können. Die erstgenannte Zone ist die oben genannte Plasmavermehrungsschicht, die zweitgenannte die erwähnte Kernvermehrungsschicht. Die letztere erwähnten wir schon oben (Zone c in Abb. 6). Sie ist die Schicht der bekannten ventrikulären Mitosen, die Matrixschicht der deskriptiven Embryologen (Mitosen Abb. 8 und Abb. 10). Beide Zonen zeichnen in einfachster Form, wie in einem *„natürlichen Schema"*, den Bauplan des ganzen späteren Nervensystems vor: Seinen Aufbau aus weißer und grauer Substanz und Ependym. Die fließenden Übergänge unseres Stadiums (Abb. 6) in die nachfolgenden Stadien (Abb. 7–9 und Abb. 16) zeigen den Bauplan in verschiedener Variation.

In der intermediären Zone (b), also zwischen der paradesmalen und der paraventrikulären Schicht (a und c), haben die im Schnitt rund erscheinenden Zellkerne in den Seitenplatten zunächst fast ausnahmslos Kugelform

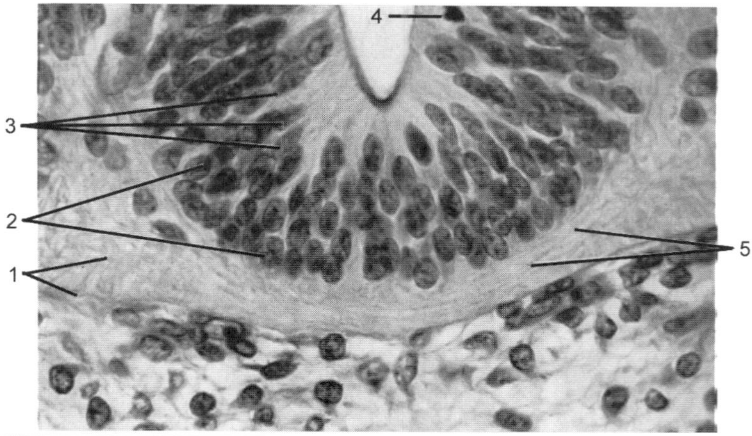

Abb. 8 Fortschreiten der Vacuolisierung in der ventralen Region der Bodenplatte. Die Zellkerne haben bei (2) mehr kugelige, bei (3) mehr längliche Form.
Bei (1) intervacuoläres Plasma radiär bei (3) zirkulär zur Längsachse des Neuralrohrs ausgerichtet. Die primitive vordere Commissur setzt sich links oben am Bildrand ähnlich wie über (2) in Abb. 9 in die Anlagen zirkulärer Bahnen fort. (Embryo 10,5 mm). Vergrößerung wieder 625 x.

(Abb. 6 und 8). Diesseits und jenseits davon bekommen sie später Spindelform (Abb. 9). Ihre Ausrichtung wird regelmäßig vom Plasma vorgezeichnet (Abb. 9 bei 3), das seinerseits von der Entwicklung der Grundsubstanz in den Vacuolen abhängig ist (Abb. 8).

Alle drei Schichten weisen im Vergleich zur Bodenplatte unterschiedliche Differenzierungsbewegungen auf. Alle weisen auch Anzeichen verschiedener Beanspruchung auf. Nur die Bodenplatte wird frühzeitig extrem auf Biegung beansprucht, dagegen die Seitenplatten nicht (Abbildungen in Morph. Jb. 1956 [3]). Nur in der Bodenplatte rücken die Zellkerne von der konkaven Seite der Neuralrohrwand gegen die konvexe Oberfläche vor. Hier allein bringen regelmäßig nur spärliche ventrikuläre Mitosen eine geringe Kernvermehrung zustande. Die wenigen Zellkerne, die wir im Stadium Abb. 6 in der Bodenplatte finden, weisen zunächst noch keine so deutliche Mehrreihigkeit auf wie in Abb. 7. Erst in den nachfolgenden Stadien tritt stärkere Mehrreihigkeit auf (Abb. 8).

Charakteristisch für die Differenzierungsbewegungen der Bodenplatte und ihre Verschiedenheit gegenüber den Seitenplatten ist außerdem folgendes: Das in der Bodenplatte befindliche syncytiale Plasma ist nahe dem Zentralkanal

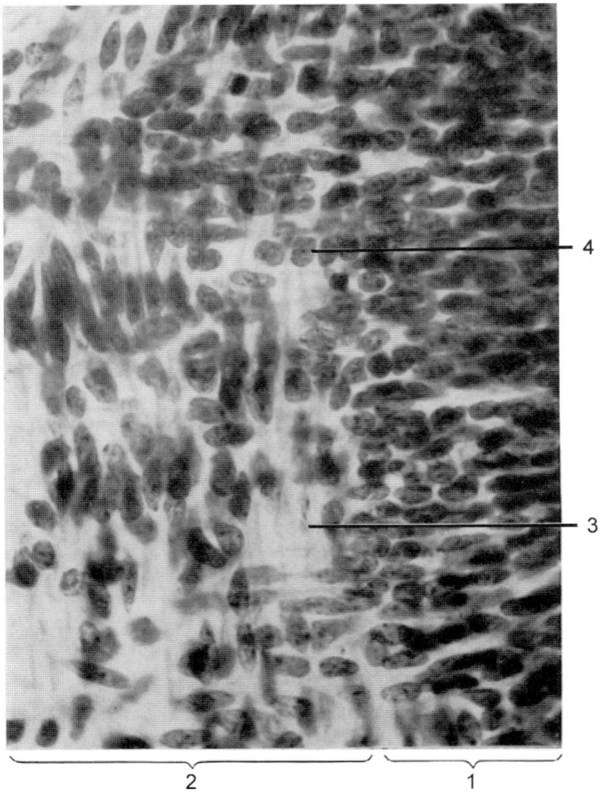

Abb. 9 Fortsetzung der Entwicklungsbewegungen Abb. 6–8. Dieselbe Schnittebene und dieselbe Vergrößerung wie dort. Orientierung wie bisher entsprechend dem Übersichtspräparat Abb. 16, also links: laterale Grenze der grauen Substanz, rechts: Übergang zum Ependym.
Über (1) in der Plasmabildungszone noch immer langsame Vacuolisierung. Über (2) intensivere Vacuolisierung mit entsprechender Verformung des syncytialen Plasmas und der von Plasma eingeschlossenen Zellkerne. Beachte die orthogonale Ausrichtung der Vacuolenwände bei (3) und die Übergänge von radiären zu zirkulären Formen der Zellkerne z. B. bei (4). Vergrößerung wie bei Abb. 6–8 wieder 625 x.

mit seinen Hauptrichtungen vorwiegend radiär zur Längsachse des Neuralrohrs ventral divergent ausgerichtet. Die Ausrichtung nimmt mit fortschreitender Kernvermehrung, die nur entlang dem Zentralkanal bekanntlich in Form von ventrikulären Mitosen stattfindet, an Deutlichkeit zu (Abb. 7 und 8).

Im Inneren des Cytoplasma ist die Ausrichtung der Zellkerne ähnlich. In charakteristischem Unterschied zu den Seitenplatten bildet das paraliquäre

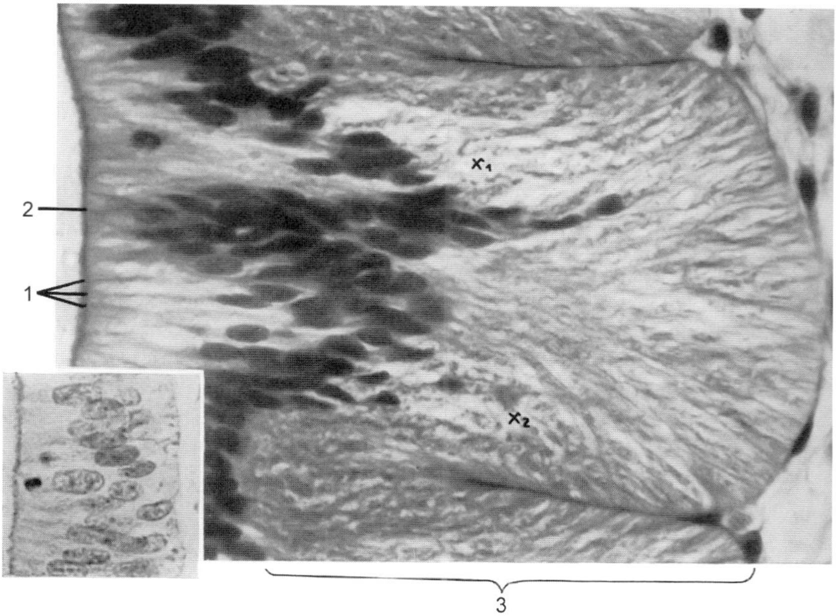

Abb. 10 Entwicklungsbewegungen der Bodenplatte in sagittalen Dimensionen; links: sagittales Zustandsbild der Bodenplatte eines 3,4 mm; rechts eines 21 mm großen menschlichen Embryo (Zentralkanal linkerhand).
Bei (1) radiäre Ausrichtung des intervacuolären Plasmas entsprechend dem Schema Abb. 11a. Bei (2) flachgeschnittene Vacuolenwände. Bei (X_1) und (X_2) punktförmig erscheinendes intervacuoläres Plasma, das größtenteils (z. B. neben X_1) an lange zarte Septen perivacuolärer Substanz angelagert ist (Commissurenfasern quer). Vergleiche hiermit die nachfolgenden Schnitte. (2777 und 2769.) Vergrößerung beide Mal wieder 625 x.

(paraventrikuläre) Plasmasyncytium Verbände von Keilen, die abwechselnd bald hell, bald dunkel erscheinen (Zone unter *y* in Abb. 7). Die hellen Keile erscheinen im Schnitt breiter als die dunklen. Nur die dunklen können als intervacuoläres Plasma aufgefasst werden. Sie sind primitive „Leitungsbahnen", in denen ständig neue Zellkerne in radiären Richtungen in die Bodenplatte einrücken, so dass die Anzahl der Zellkerne in der wachsenden Bodenplatte langsam zunimmt (vgl. Abb. 6–8). Diese Differenzierung werden wir in den Seitenplatten in einer anderen Variation finden.

Während der Vermehrung des syncytialen Plasmas und der in ihm enthaltenen Zellkerne wird das vacuolenhaltige Plasma, das die Radiärschicht umgibt, vorwiegend zirkulär zur Längsachse des Neuralrohrs ausgerichtet [Faserung

(3) parallel den Pfeilen in Abb. 7 analog Faserung (4) in Abb. 6 und (5) in Abb. 8]. Bei dieser Differenzierung zeigt das entwicklungskinetische Verhalten des Gewebes andere Varianten als in den Seitenplatten. In der Bodenplatte, die entsprechend Abb. 10 an ihrer ventralen Oberfläche quere Falten besitzt (Abb. 11a), bildet das perivacuoläre Plasma mehr oder weniger vollständige Quersepten aus, die ventralwärts senkrecht zur äußeren Oberfläche des Neuralrohrs divergieren (Abb. 10 rechts bzw. Schema Abb. 11a Verweisungspunkt „Abb. 11").

Dagegen differenzieren sich in den Seitenplatten vertikale Septen von perivacuolärem Plasma aus. Auch diese stellen sich gleichfalls senkrecht zur äußeren Oberfläche des Neuralrohrs ein [Septen in Richtung des Verweisungsstrichs (X) in Abb. 16].

In beiden Differenzierungsgebieten richtet sich die perivacuoläre Substanz in Form von Septen senkrecht zur äußeren Oberfläche aus, steht also in der Bodenplatte quer, dagegen in den Seitenplatten senkrecht kranio-caudal. Sie hat in einem Fall eine vorwiegend medio-laterale, dagegen im anderen eine vorwiegend kranio-caudale Hauptrichtung. Alle diese „Septen" werden durch kleine Zwischensepten miteinander verbunden, deren Schnittlinien mit den Hauptsepten die Hauptrichtungen des intervacuolären Plasmas anzeigen. In dem Sagittalschnitt Abb. 10 erscheint das intervacuoläre Plasma bei (X_1) und (X_2) in Form von kleinen punktförmigen Herden, die den Neuriten bei (3) in Abb. 7 und bei (5) in Abb. 8 entsprechen.

Sie sind die Vorläufer der bekannten Commissurenbahnen in der Commissura alba, also Ganglienzellfortsätze, denen in den Seitenplatten die Anlagen von Projektionsbahnen entsprechen (Abb. 17 und Übersichtspräparat Abb. 16).

Differenzierungsbewegungen in sagittalen Dimensionen

Auch in sagittalen Dimensionen bestätigt ein morphologischer Vergleich verschiedener Entwicklungszustände unsere bisherigen Beobachtungen. Wieder können wir geordnete Entwicklungsbewegungen in den schichtweise verschiedenen kern-, plasma- und grundsubstanzreichen Zonen nachweisen. Wieder finden wir raumzeitlich messbare Differenzierungsbewegungen von Vacuolisierungsvorgängen. In der schon erwähnten Abb. 10 ist in dem kleinen Bildausschnitt die Bodenplatte aus dem Entwicklungsstadium eines 3,4 mm großen Embryo und in dem großen Hauptbild die Bodenplatte eines 21 mm großen Embryo wiedergegeben. Die strichweise abwechselnden Helligkeitsunterschiede im Plasma der paraventrikulären Schicht der abgebildeten jüngeren Bodenplatte zeigen wieder örtlich verschiedene Wachstumsphasen der aneinander angrenzenden kernhaltigen mehr oder weniger vacuolisierten syncytialen Plasmaabschnitte.

Die lokal verschiedenen Strukturbilder lassen sich mit denen in den vorangehenden Abbildungen leicht vergleichen: Die dunkel gefärbten Streifen, die scheinbar Zellgrenzen ähneln, enthalten wieder gut lokalisierbare Zellkerne. Sie stellen also wieder keine Zellgrenzen dar. Sie sind intervacuoläres Plasma, das in der Nähe des Zentralkanals (links in der Abbildung) in der wiedergegebenen Art für die Bodenplatte charakteristisch ist. Die nämlichen Plasmabezirke finden wir in dem Stadium 21 mm bei (1) und (2) noch fast in der gleichen Anordnungsweise wie in dem abgebildeten jüngeren Stadium: in Abständen, die etwa der Größe von queren Kerndurchmessern entsprechen.

In der Bodenplatte ist die Bauweise in allen untersuchten Entwicklungsphasen besonders übersichtlich (Abb. 10). Wir sehen da, dass das peri- und intervacuoläre Plasma wie bei (X_1) und (X_2) stets miteinander zusammenhängen und dass die Anzahl der Vacuolen und dementsprechend auch die perivacuolären Septen mit den zugehörigen intervacuolären Leitungsbahnen im Lauf der Entwicklung an Zahl zunehmen. Während die plasmaerfüllten Zwischenräume zwischen den Vacuolen zahlreicher werden, finden in zunehmendem Maß neue Zellkerne im syncytialen Plasma zwischen den Vacuolen Platz.

Entsprechend dem langsameren Wachstum der Bodenplatte im Vergleich zu den Seitenplatten lassen sich in ihr die Mitosen nur in größeren Schnittserien nachweisen und auszählen. Ihr Nachweis macht in solchen Serien keine Schwierigkeit. Unsere willkürlich herausgegriffenen Schnitte enthalten wegen ihrer geringen Dicke zufällig gar keine Mitosen.

Ähnlich wie bei den Seitenplatten erreicht die Vacuolisierung auch in der

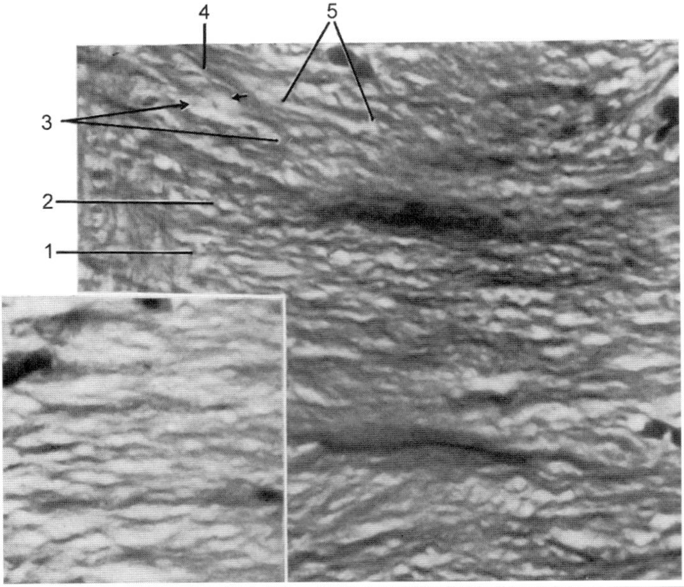

Abb. 11 Entwicklungsbewegungen der Bodenplatte in frontalen Dimensionen (s. hierzu Lageskizze Abb. 11a). Aufspaltung des perivacuolären Plasmas durch fortschreitende Vacuolisierung. Während das Neuralrohr, parallel den Bildrändern gemessen, an Länge und Breite zunimmt, vermehren sich die Commissurenfasern im intervacuolären Raum links: Frontales Zustandsbild aus der Bodenplatte eines etwa 6,3 mm, rechts eines etwa 11 mm großen menschlichen Embryo. Links von (1) vorläufige Projektionsbahnen in der Grundplatte. Etwa 2 mm neben (2) und zwischen den Pfeilen ➨ ⬅ bei (3): Intervacuoläres Plasma (Neurit zwischen Vacuolen quer geschnitten). Bei (3) eine zirkulär zur Längsachse des Neuralrohrs ausgerichtete Vacuole.
Vergrößerung wieder 625 x.

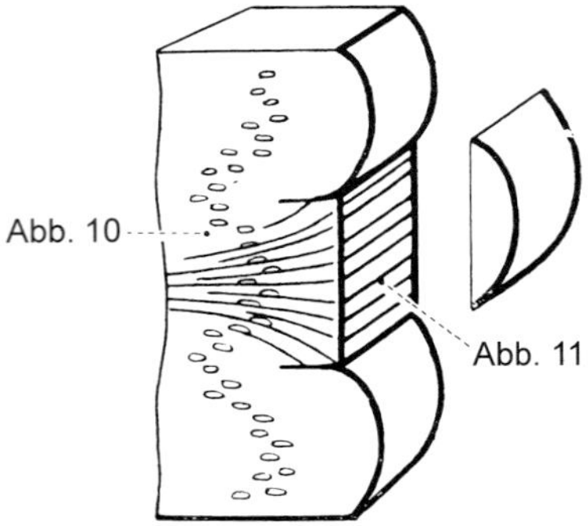

Abb. 11a Lageskizze zu Abb. 11 zum Vergleich der Abb. 11 mit Abb. 10.

Bodenplatte erst dann in der paradesmalen Zone größere Ausmaß und größere Geschwindigkeit, wenn sich die Oberfläche des Neuralrohrs wölbt (Abb. 10). Der besonderen Wölbung der paradesmalen Schichten entsprechend verlaufen die intervacuolären Bahnen in der Bodenplatte mehr quer, dagegen in den Seitenplatten mehr längs.

Die Seitenplatten, die oben schon erwähnten Vorläufer der Projektionsbahnen, lassen sich nur lateral von der Bodenplatte in Sagittalschnitten feststellen. Sie haben dort ein ähnliches Aussehen wie die Leitungsbahnen, die uns weiter unten geeignete Frontalschnitte (Abb. 14 und 15) zeigen werden.

Differenzierungsbewegungen in frontalen Dimensionen

Untersuchen wir dieselben Strukturveränderungen, die uns die Sagittalschnitte (Abb. 10) demonstrieren, in den zugehörigen frontalen Schnittebenen, so lässt sich auch hier wieder der beschriebene Vacuolisierungsprozess nachweisen (Abb. 11 und Schema Abb. 11a).

Auch in den frontalen Dimensionen lässt die Bodenplatte in den frühen Entwicklungsstadien eine schnelle Vermehrung der Vacuolen während des Wachstums des Neualrohrs erkennen (Abb. 11 Stadium links und rechts). Wenn wir die gegenseitigen Abstände der tief horizontal in die Bodenplatte einschneidenden Äste der A. spinalis (Abb. 13) zur Orientierung benutzen, ist es leicht, sich genauer über die Vacuolisierung zu informieren. Untersuchen wir lateral von der Bodenplatte, so treffen wir an der Grenze zwischen der weißen und grauen Substanz regelmäßig Übergänge zwischen zirkulären und longitudinalen Hauptrichtungen von Vacuolen. Dasselbe findet sich beim intervacuolären Plasma (Abb. 12 bei 1 und 1' bzw. 2 und 2'). Zwischen den zirkulären Vacuolen sind auch hier wieder viele intervacuoläre Plasmastraßen zu sehen, die quergetroffen sind und deshalb punktförmig erscheinen. Soweit sie das paraliquäre mit dem paradesmalen Plasma verbinden, sind sie embryonale Gliafasern.

Erst Präparate wie in Abb. 13 und 14 geben uns eine Übersicht über die Differenzierungsbewegungen. Ein Vergleich der beiden Abbildungen ergibt bei Berücksichtigung der räumlichen Abmessungen folgendes: Während die Septen zwischen (2) und (2') (Abb. 12) sich mit der fortschreitenden Vacuolisierung spalten und dadurch vermehren, nimmt die Zahl der longitudinalen Bahnen (4) (Abb. 13) und (3) (Abb. 14) zu. Dabei werden sie und ihre führenden Septen in den Seitenplatten – zum Unterschied zu denen der Bodenplatte – mit dem zunehmenden Längenwachstum des Neuralrohrs in kranio-kaudalen Richtungen lang.

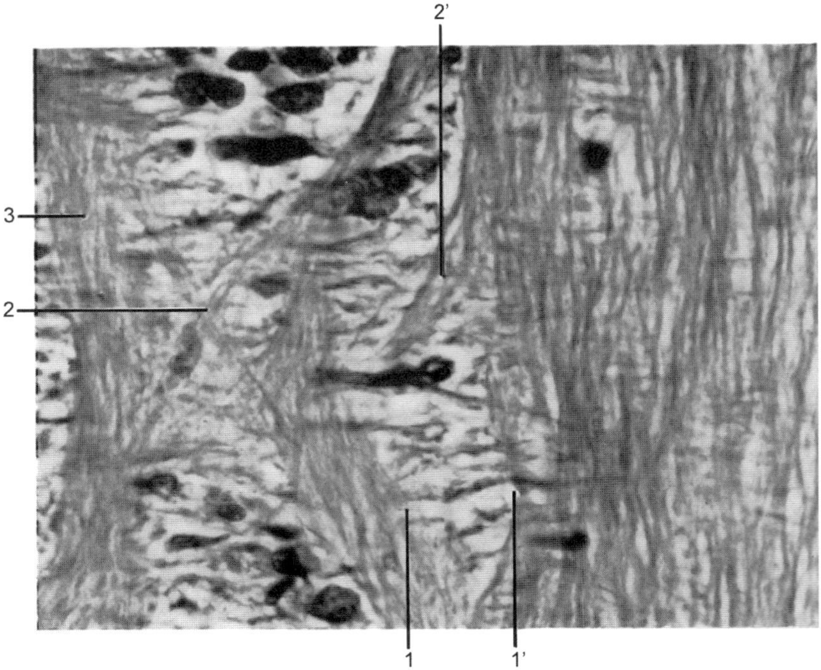

Abb. 12 Fortgeschrittene Vacuolisierung des syncytialen Plasmas im Neuralrohr eines etwa 25 mm großen menschlichen Embryo. Frontalschnitt aus der Vordersäulenregion.
Zwischen (1) und (1') Gewebsvacuole mit vorzugsweise querer Hauptrichtung. Bei (2) und (2') fließende Übergänge zwischen longitudinalen und zirkulären Bahnen. Bei (3) longitudinale Neuriten der vorderen Grundbündel. In der Mitte: Graue Substanz flach geschnitten. Vergrößerung wie im Frontalschnitt Abb. 11 wieder 625 x.

Ihre unterschiedliche Differenzierung bestimmt die Wachstumsrichtung der Projektions- und Commissurenbahnen.

Vergleichen wir die beschriebenen Differenzierungsbewegungen, die wir oben in transversalen und sagittalen Dimensionen kennenlernten mit den zuletzt demonstrierten, die wir in den frontalen Dimensionen fanden, so lässt sich das bisher Geschilderte folgendermaßen zusammenfassen:

Das primitive Nervensystem, welches das Neuralrohr in unserem Stadium (Abb. 6) noch vor der Bildung der peripheren Nerven darstellt, hat schicht-

weise unterschiedliche Entwicklungsbewegungen (Differenzierungsbewegungen):
- eine äußere, dem blasigen Bindegewebe angrenzende (paradesmale) Schichtenbildung,
- eine innere, der Ventrikelflüssigkeit des Zentralkanals angrenzende (paraventrikuläre oder paraliquäre) und
- dazwischen eine intermediäre Schichtenbildung (Zonen a, c und b in Abb. 6).

Die zweite der genannten Schichtenbildungen grenzt an den Liquor im Zentralkanal, also an die Anlage des Ventrikelsystems an. Die erstgenannte dagegen, die äußere, schließt nicht an den Liquor, sondern an das osmotisch stärkere (vascularisierte) Mesenchym, an das blasige Mesenchym an. Zwischen den angrenzenden, extrem verschiedenen Stoffwechselarealen bildet das Neuralepithel eine Zwischenschicht (Diathel). Dieses weist entlang seinen Nachbarn ein unterschiedliches Bewegungsverhalten auf, das durch die Intermediärschicht gekoppelt wird.

Die schichtweise verschiedenen Differenzierungsbewegungen zeigen an, dass die Stoffwechselbewegungen schichtweise örtlich besonderen Umständen entsprechen.
- Die innere Schicht stellt so die oben beschriebene **Kernbildungszone,**
- die intermediäre die **Plasmabildungszone** und
- die äußere die **Grundsubstanzbildungszone** dar (c, b, a in Abb. 6).

Alle drei Schichten sind in der Bodenplatte im Vergleich zu denen der Seitenplatten lokal modifiziert. Da ist eine hohe Differenzierung schon zu einer Zeit nachweisbar, längst bevor die sehr viel jüngere Deckplatte entsteht.

Die Differenzierungsbewegungen der Schichten des Neuralrohrs lassen die auffallend allgemeine Regel erkennen, dass die vacuolisierenden Substanzen den Rahmen für die Ausrichtung des Cytoplasmas und erst das Cytoplasma den Rahmen für die Ausrichtung der Zellkerne bildet. Auf diese Art und Weise werden schon bei den jüngsten Embryonen das Ependym sowie die graue und weiße Substanz des Nervensystems als **Wachstumsstrukturen** angelegt, die in einfachster Form den **Bauplan** des ganzen Nervensystems entwicklungsfunktionell vorzeichnen.

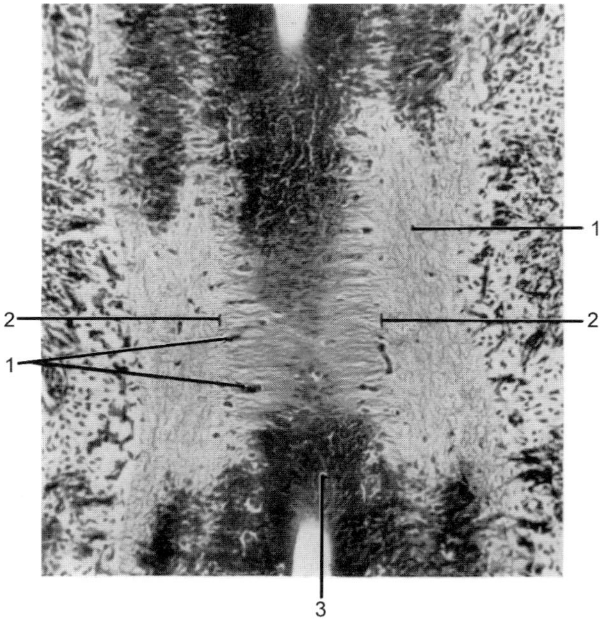

Abb. 13 Ausrichtung der Vacuolenwände und des intervacuolären Plasmas in radiären, zirkulären und longitudinalen Richtungen entsprechend x, y, z in Abb. 14. Entwicklungszustand eines etwa 6,3 mm großen menschlichen Embryo (Frontalschnitt).
Bei (1) Äste der A. spinalis quer geschnitten. Zwischen (2) und (2') zirkuläre Bahnen wie in Abb. 11 (Commissurenbahnen). Bei (3) Ependym mit punktförmig erscheinenden nahezu quer getroffenen (radiär ausgerichteten) Zellkernen und entsprechend ausgerichteten Wurzeln von Gliafasern. Bei (4) Projektionsbahnen entsprechend Abb. 14 und 15. Vergrößerung wie bei der nachfolgenden Abbildung 110 x.

Allgemeines zur Topogenese nervöser Leitungsbahnen

Unsere Befunde lassen folgende Vorstellung zur Diskussion stellen:

- Die Zellkerne in der Kernvermehrungsschicht (Abb. 6 bei c) werden zahlreicher (Abb. 7). Dadurch ändert sich die Kern-Plasma-Relation in der paraventrikulären Zone. Es entsteht ein Substanzbedarf in der unmittelbaren Umgebung der neu gebildeten Zellkerne und dadurch ein Konzentrationsgefälle vieler Substanzen, die von außen antransportiert werden.

- Dem Gefälle passen sich die neugebildeten, erst in wenig Cytoplasma eingebetteten Zellkerne durch Radiärstellung zur Längsachse des Zentralkanals an, indem sie sich während der Vermehrung des Cytoplasmas senkrecht zur Grenzfläche des Neuralrohrs gegen den Liquor im Zentralkanal einstellen. Wachstumsgradient ähnlich wie in der Haut von Extremitätenanlagen.
- Während dieses Wachstums kommt im Inneren des Cytoplasmas allmählich die Vacuolisierung zustande. Durch die zunehmende Vacuolisierung im Inneren des Cytoplasmas vermehren sich die intervacuolären Cyto-

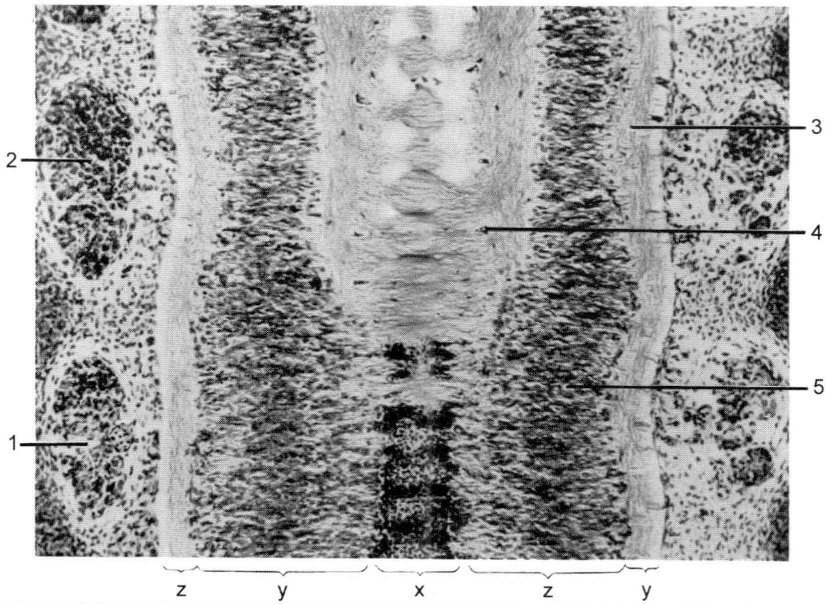

Abb. 14 Neuralrohr wie zuvor wieder frontal geschnitten. Stadium eines etwa 11 mm großen menschlichen Embryo. Während die übereinander gestapelten Reihen von Kernen an Anzahl zugenommen haben, hat das Neuralrohr parallel den Bildrändern gemessen an Länge und Breite gewonnen.

Bei (1) und (2) Spinalganglien. Bei (3) vertikale Bahnen. Bei (4) Ast der A. spinalis ventralis quer geschnitten. Bei (5) Vorderhornzellen, deren Neuriten in der Schnittserie in lange ventrale Wurzeln verfolgt werden können. Vergrößerung wieder wie zuvor 110 x.

plasmastraßen. Diese sind Bahnen, auf denen die Zellkerne Material und Energie zum Aufbau des Chromatins der ventrikulären Mitosen erhalten.

- Infolge der Größenzunahme der Vacuolen entsteht intervacuoläres Plasma. Dieses liefert den Raum zur Aufnahme von Zellkernen aus der paraliquären Zone. Dadurch kommt eine allmähliche Verbreiterung des ganzen Neuralrohres im Sinne der Pfeile Abb. 7 zustande.

Die Weiterstellung des Neuralrohrs geschieht zum Teil mit Hilfe der Grundsubstanz (endoplasmatische Substanz) in den Vacuolen. Während diese an der Grenze gegen das Bindegewebe größer werden, kommt es in ihrem Inneren zu lokaler Wasseraufnahme, vielleicht durch Diffusion von Wasser aus dem Zentralkanal. Die hohe Diffusionsfähigkeit des Wassers ist möglicherweise eine der Ursachen dafür, dass die weiße Substanz im ganzen Neuralrohr zunächst stets außen entsteht, während die graue Substanz anfangs der Intermediärzone angehört.

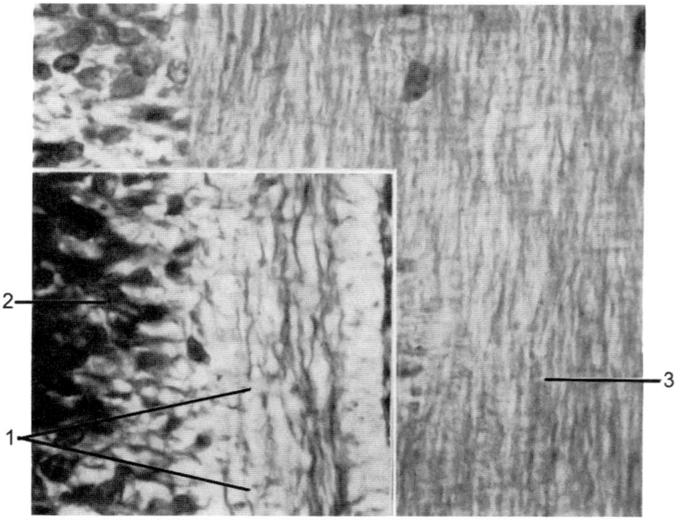

Abb. 15 Wachstum der weißen Substanz und ihrer Projektionsbahnen. Links: Stadium Embryo 11 mm (Ausschnitt aus der paradesmalen Zone Abb. 14.) Rechts: Stadium Embryo 25 mm. Die Vacuolen und die zugehörigen Projektionsbahnen haben sich während des Längenwachstums des Neuralrohrs parallel der geringsten Krümmung seiner paradesmalen Oberfläche ausgerichtet. 1 Longitudinale Vacuolen. 2 Graue Substanz. 3 Weiße Substanz.
Vergrößerung beide Mal wieder 625 x.

Während das perivacuoläre Plasma sich in Form eines blasigen Wabenwerks gegen den Widerstand der Meningen erweitert, vermögen die Zellkerne bereits wegen ihrer Größe im allgemeinen nicht in das weiter peripher gelegene Plasma einzudringen, wenn nicht besondere Spezialbedingungen eintreten, die nur in extrem geräumigen Anlagegebieten des Neuralrohrs bestehen. Die Vacuolisierung verhindert eine diffuse Verteilung des Plasmas und damit indirekt eine beliebige Anordnung der Gliafasern und der nervösen Leitungsbahnen, da diese normalerweise nur intervacuolär entstehen.

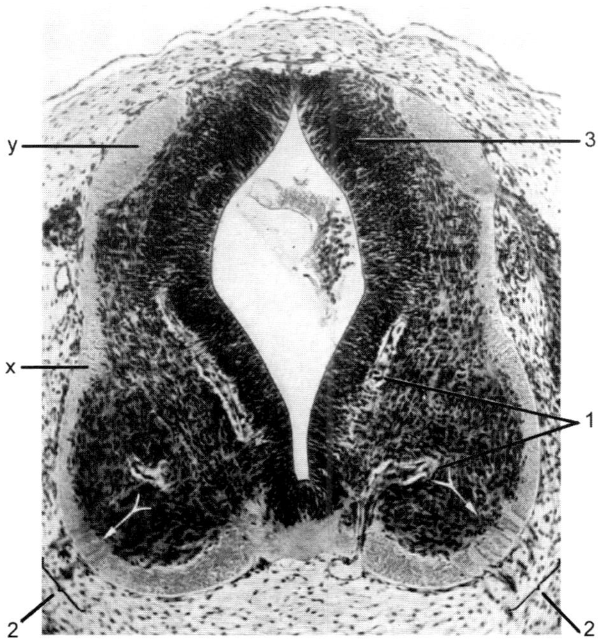

Abb. 16 Hauptwachstumsrichtungen efferent wachsender Leitungsbahnen (weiße Pfeile >→). Bei (1) Rohstoffquellen für den Wachstumsfluss des Plasmas in den Leitungsbahnen (große Äste der A. spinalis ventralis). Bei (2) ventrale Wurzeln in efferentem Wachstum. Bei (3) keine Rohstoffquellen und keine Neuriten mit efferentem Wachstum. Bei (X) radiäre Septen der perivacuolären Substanz mit quergetroffenen Neuriten (nur bei Lupenvergrößerung der Fotografie zu sehen). Bei (y) ovaläres Längsbündel quer getroffen. Vergleiche hiermit die nachfolgende Abbildung (ovaläres Längsbündel längs). Entwicklungsstand beim etwa 11 mm großen menschlichen Embryo. Vergrößerung 85 x.

Unter dem Einfluss der primitiven Grundsubstanz im Inneren der an Volumen zunehmenden Vacuolen wird das syncytiale Plasma veranlasst, sich je nach den örtlich verschiedenen Randbedingungen, welche die gesamte Formentwicklung des Neuralrohrs beherrschen, in allen drei Raumrichtungen verschieden, aber dennoch nach einheitlichen physikalischen **Rahmengesetzen** zu entwickeln. Die anfänglich besondere Kleinheit der örtlich verschiedenen intervacuolären Räume bedingt, dass längere Plasmastraßen in Form von Neuriten immer erst sekundär nach hinreichender Vergrößerung der Vacuolen und immer nur lokal verschieden entstehen. Erst diese Neuritenbildung ermöglicht die normale Formbildung der örtlich verschiedenen Ganglienzellen.

> Es wäre daher verkehrt, die Nervenzellen des Erwachsenen als Bauelemente im Sinne einer bequemen **Baukastenanatomie** aufzufassen. Wie Präparate dokumentieren, vermögen die erst spät und individuell differenzierten Nervenzellen nur noch wenig an dem eigentlichen Grundplan des Nervensystems zu ändern. Die sog. Bauelemente des Nervensystems im Sinne der herkömmlichen Anatomie sind ausnahmslos späte Entwicklungsprodukte und nur von sekundärer Bedeutung für den Bau des Nervensystems. Sie entstehen erst, wenn alle entscheidenden Differenzierungen im Nervensystem schon längst in sichtbarer Form abgelaufen sind, wenn im besonderen die embryonale Glia durch ihre Vacuolisierung als erster „Entwickler" der nervösen Leitungsbahnen in dem 1955 dargelegten Sinn schon längst aktiv funktioniert hat (Blechschmidt, E.: Acta anat. [Basel] 24, 386ff. [1955]).

Wir können daher folgendes fragen: Was geschieht, wenn mit fortschreitendem Wachstum des Neuralrohrs die Vacuolisierung in Richtung gegen die embryonalen Meningen fortschreitet? Dann treten richtende Kräfte im Plasma auf, die auf dem Wege über das intervacuoläre Plasma die Zellkerne örtlich verschieden beeinflussen. Jetzt erst entstehen verschiedene Systeme nervöser Leitungsbahnen. Bei diesen lassen sich verschiedene Verhaltensweisen unterscheiden. Manche Bahnen haben **efferentes Wachstum** (Pfeile Abb. 16), manche **afferentes Wachstum** (Pfeil ↣ Abb. 17). Dieses Wachstum ist ein **Wachstumsfluss,** der bei jedem Neuriten und Dendriten eine **Quelle**, eine **Fluss-**

mündung und zwischen diesen ein Flussbett mit einem **Wachstumsgefälle** besitzt. Liegt die Quelle wie bei (1) in Abb. 16 zentral und liegt der Bedarfsort an nervöser Substanz peripher, so leitet das Flussbett, das von dem embryonalen Gliasyncytium dargestellt wird, den Plasmafluss in dem wachsenden Neuriten efferent (motorische Wurzeln Abb. 16). Liegen aber wie bei (3) in Abb. 16 die Bedarfsstellen an nervöser Substanz zentral und die Quellen peripher, so strömt der Wachstumsfluss der nervösen Leitungsbahn afferent (Pfeil

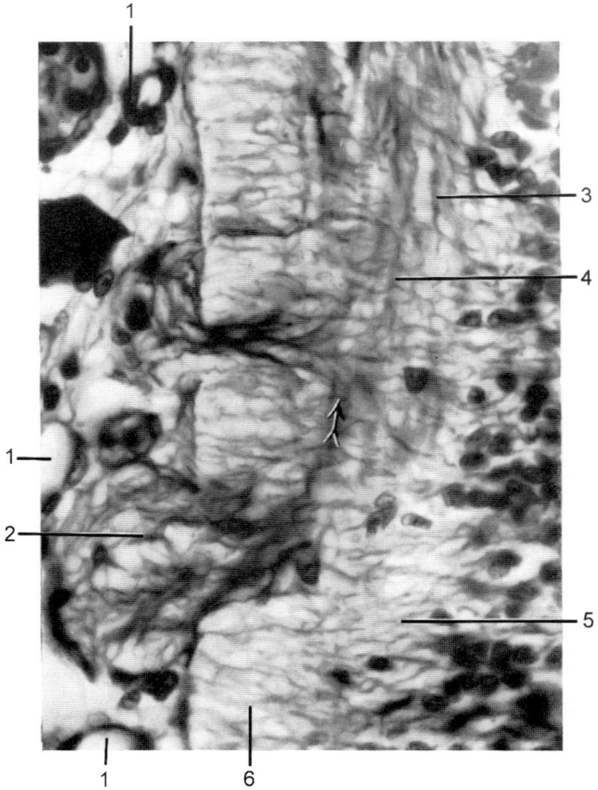

Abb. 17 Eintritt von afferent wachsenden Neuriten in den intervacuolären Raum (ovaläres Längsbündel entsprechend *y* in Abb. 16). Wieder Entwicklungszustand eines 11 mm großen menschlichen Embryo wie zuvor (Längsschnitt).

Bei (1) Blutcapillaren. Bei (2) Neurit im intervacuolären Raum einer dorsalen Wurzel quer getroffen. Bei (3) und (4) Neuriten längs geschnitten. Bei (5) schwächere Vacuolisierung als lateral. Keine Neuriten in den engen intervacuolären Räumen. Bei (6) lateral: kräftigste Vacuolisierung senkrecht zur Oberfläche des Neuralrohrs. Wie in Abb. 14 Vergrößerung wieder 625 x.

→ Abb. 17): Die Spinalganglienfortsätze, die den Weg der später afferenten Erregungsleitung vorbereiten, wachsen afferent. Deshalb verläuft dann später die Erregungsleitung in den meisten Bahnen der hinteren Wurzeln afferent. «Weiterführend siehe dazu: The Programming of Afferent and Efferent Nervous Fibers in Man (E. Blechschmidt) 1977.» (K. Obermeier)

> Wie Vergleichsuntersuchungen ergaben, besteht zwischen den Entwicklungsbewegungen des spinalen und cerebralen Abschnitts des Neuralrohrs in dieser Hinsicht kein grundsätzlicher Unterschied.

Besprechung der Befunde und Schlussfolgerung

Wirkliche Gesetzmäßigkeiten im Bau des Nervensystems wären aufgefunden, wenn mit exakten Methoden bestimmte Aufgaben dieses Körperteils nachgewiesen werden könnten, die mit Notwendigkeit verlangen, dass das Nervensystem so gebaut sein muss, wie es tatsächlich gebaut ist. Bekanntlich liegt für solche Schlussfolgerungen kein Beweismaterial vor. Noch immer ist nicht einmal klar, nach welchen Gesetzen sich die Pyramidenbahnen kreuzen. Ähnliches gilt für die Lokalisation der Zentren und für alle beliebigen bisher untersuchten Leitungsbahnen.

Davon unabhängig wäre eine Gesetzmäßigkeit im Bau des Nervensystem auch nachgewiesen, wenn wir die Zentren und Bahnen vergleichend anatomisch in exakter Weise erklären könnten, d. h. wenn sich zeigen ließe, dass der Bau des menschlichen Gehirns nach einem bekannten Gesetz exakt aus dem des Gehirns eines niederen Wirbeltieres abgeleitet werden könnte. Auch ein solcher Nachweis ist nicht bekannt. Verständlicherweise und auch wohl berechtigterweise wurden Erklärungsversuche in der genannten Richtung gar nie ernstlich versucht.

Starck (1955) hat zwar in seiner Embryologie die Meinung vertreten, für die menschliche Anatomie sei in experimentellen Untersuchungen bei niederen Vertebraten der alleinige Ausweg zu suchen. Aber auch dagegen bestehen Bedenken. Alle Tatsachen der neueren vergleichenden Anatomie und der experimentellen Entwicklungsphysiologie sprechen gegen die Auffassung *Starcks,* dass ausschließlich „nur in experimentellen Untersuchungen an niederen Wirbeltieren" in fruchtbringender Weise morphogenetische Prozesse erforschbar seien.

Wie wir heute wissen, hängen experimentelle Untersuchungen auch an niederen Wirbeltieren in der Luft, solange sie nicht morphologisch u. a. durch Untersuchungen der Entwicklungsbewegungen unterbaut sind. Aus diesem Grund habe ich versucht, die Entwicklungsbewegungen (Differenzierungsbewegungen) wenigstens beim Menschen näher kennenzulernen. Dabei fand sich, dass ihre Untersuchung eine Lücke zwischen den morphologischen und physiologischen Arbeitsgebieten ausfüllt. Nachdem heute das Zustandsbild des Nervensystems vom Erwachsenen wenigstens in gewissen Umrissen klargestellt ist, scheint es nicht verfrüht, nunmehr zu diesem **Zustandsbild** hinzu auch einmal die **Zustandsänderungen** kennenzulernen, die allmählich zu dem fertigen Bau des Nervensystems führen.

> Deshalb interessierten uns die Entwicklungsbewegungen. Sie zeigten uns nicht die vermeintlichen Bauelemente des ausgewachsenen Organismus nach der klassischen Zellenlehre, wohl aber die Art und Weise des Verfahrens, nach dem der Organismus sein Nervensystem baut. Um sein Verfahren kennenzulernen, schien es angezeigt, unsere Aufmerksamkeit von der gut begründeten deskriptiven **Neuroanatomie** in Richtung auf die allerdings noch fast unbearbeitete **Gestaltungsanatomie** des Nervensystems zu lenken.
> Erst da ergab sich, dass eine Reihe von wichtigen Differenzierungen im Nervensystem tatsächlich auf gewissen Grundeigenschaften, nämlich auf **Wachstum mit streng geordneten Wachstumsbewegungen,** beruht. Die Lokalisation der weißen und grauen Substanz und des Ependyms und damit die Anordnung der Zentren und Bahnen ergibt sich weitgehend durch die Vacuolisierung des wachsenden Neuralrohres. Die Vacuolisierungsvorgänge sind eine Folge streng raum-zeitlich geordneter Entwicklungs- und damit Stoffwechselbewegungen, die den Bauplan des Nervensystems zusammen mit vielen bisher unbekannten Faktoren zumindest mitbestimmen. In diesem Resultat scheint mir im Augenblick das Hauptergebnis der erörterten Befunde zu liegen.

Zusammenfassung

Bei menschlichen Embryonen mit 10 bis 13 Ursegmentpaaren lässt sich bereits die Differenzierung des Nervensystems in graue und weiße Substanz mikroskopisch nachweisen. In dieser frühen Entwicklungsperiode finden sich nach Behandlung mit Pararosanilin-Schiff-Reagens dorsal und ventral im Neuralrohr in unterschiedlicher Menge perjodat-reaktive Substanzen. Die perjodat-reaktive Zone des Neuralrohrs liegt ventral nächst seiner Kontaktfläche mit der Chorda dorsalis in der äußeren kernarmen Zone.

Die Verteilung der Zellkerne unter der kernarmen Schicht ist intermediär und nahe dem Zentralkanal verschieden. Die unterschiedlich dichte Anordnung der Zellkerne lässt bereits die Anlage der grauen Substanz gegen das primitive Ependym abgrenzen.

Bei wenig älteren Embryonen weist die Aussenschicht des Neuralrohrs fortschreitende Vacuolisierung auf, die topogenetisch genau verfolgt werden kann und sich maßstäblich darstellen lässt. Die Anzahl und Größe der Vacuolen nimmt schnell zu. Die Form der Vacuolen ist in den ersten Entwicklungswochen in jedem Entwicklungsstadium sowohl in der Bodenplatte als auch in der Grund- und Flügelplatte gesetzmäßig verschieden. Die intensivste Vacuolisierung findet in der Außenschicht des Neuralrohrs statt. Sie bestimmt dort die Struktur des „Randschleiers“. Während des Wachstums vergrößern sich die Vacuolen. Gleichzeitig entstehen neue kleine Vacuolen. Zwischen den wachsenden Vacuolen nimmt der „intervacuoläre Raum“ an Volumen zu. Das Cytoplasma, das den intervacuolären Raum erfüllt, weist longitudinale, zirkuläre und radiäre Hauptrichtungen auf. In diesen Richtungen wachsen die Ependymfasern und die Fortsätze der Ganglioblasten je nach den topografischen Umständen verschieden.

Die Topogenese der nervösen Leitungsbahnen ist in jeder Entwicklungsphase eng mit der Topogenese der Vacuolisierungsvorgänge verknüpft.

Auch in dem Bindegewebe, das dem Neuralrohr anliegt, sind Vacuolisierungsvorgänge nachweisbar. Die embryonalen Meningen sind „blasiges Bindegewebe“. Die Piagefäße entstehen in dem intervacuolären Raum des blasigen

Gewebes, das dem Neuralrohr anliegt. Die große Ähnlichkeit der Vacuolisierungsvorgänge in den Meningen mit denen im angrenzenden Neuralrohr lässt auf eine gegenseitige Abhängigkeit ihrer Entwicklung und auf eine Beteiligung des Liquor cerebrospinalis an ihrer Differenzierung schließen.

> Die bisher angenommene „Wanderung" der Glio- und Ganglioblasten erscheint nicht bewiesen. Es ist vielmehr wahrscheinlich, dass viele der vermeintlichen Zellwanderungen im embryonalen Nervensystem in Wirklichkeit Verlagerungen von Zellkernen im Cytoplasma sind.

Literatur

Bargmann, W.: Histologie und mikroskopische Anatomie des Menschen. Stuttgart: Georg Thieme 1948.

Blechschmidt, E.: Gesetzmäßigkeiten der Entwicklungsbewegungen bei der Organbildung. Naturwiss. Rdsch. 7, 503–506 (1954).

Blechschmidt, E.: Embryologische Untersuchungen unter funktionellen Gesichtspunkten (Abschnitt Begriffserläuterungen). Acta anat. (Basel) 24, 339–392 (1955).

(1) Blechschmidt, E.: Entwicklungsfunktionelle Untersuchungen am Nervensystem. Z. Anat. 119, 112–130 (1956).

(2) Blechschmidt, E.: Entwicklungsfunktionelle Untersuchungen am embryonalen Eingeweidesystem (Glatte Muskulatur). Morph. Jb. 96, 393–416 (1956).

(3) Blechschmidt, E.: Entwicklungsfunktionelle Untersuchungen an der menschlichen Keimscheibe (Metamerie). Morph. Jb. 97, 1–27 (1956).

(4) Blechschmidt, E.: Entwicklungsfunktionelle Untersuchungen am Bewegungsapparat. Acta anat. (Basel) 27, 62–88 (1956).

Clara, M.: Das Nervensystem des Menschen. Leipzig: Johann Ambrosius Barth 1942.

Graumann, W.: Zur Standardisierung des Schiffschen Reagens. Z. Mikrosk. 61, 225–226 (1953). Held, H.: Die Entwicklung des Nervengewebes bei den Wirbeltieren. Leipzig: Johann Ambrosius Barth 1909.

Herrick, C. I.: Morphogenesis of the brain. J. of Morph. 54, 327–258 (1933).

Kahle, W.: Zur Entwicklung des menschlichen Zwischenhirns. Dtsch. Z. Nervenheilk. 175, 259–318 (1956).

Kuhlenbeck, H.: The derivates of the thalamus and their relation to the so called subthalamus. Mil. Surgeon 102, 205–256 (1951).

Spatz, H.: Über Gegensätzlichkeit und Verknüpfung bei der Entwicklung von Zwischenhirn und „basaler Rinde". – Allg. Z. Psychiatr. 125, 166–177 (1949).

Starck, D.: Embryologie. Vorwort S. VII. Stuttgart: Georg Thieme 1955.
«Weiterführend siehe dazu: R.F. Gasser: Evidence That Some Events of Mammalian Embryogenesis Can Result From Differential Growth, Making Migration Unnecessary; in: The Anatomical Record (Part B: New Anat.) 289B:53–63, 2006)» (K. Obermeier)

III Nervensystem

Konrad Obermeier

Einen umfassenden Überblick über die Entwicklung des Nervensystems erhalten wir durch die Beantwortung der Fragen:

- Wo entsteht das Nervensystem? → **Lageentwicklung**
- Welche Prozesse tragen zur Entstehung der charakteristischen Form des Nervensystems bei? → **Formentwicklung**
- Wie vollzieht sich die Unterteilung in ein peripheres und ein zentrales Nervensystem und welche Strukturen werden dabei hervorgebracht? → **Strukturentwicklung**

Die nachfolgenden Texte orientieren sich wieder an dieser systematischen Fragestellung und beleuchten aus unterschiedlichen Blickwinkeln zentrale Prozesse, die zur Entwicklung des Nervensystems beitragen. Es ist letztlich das expansive Flächenwachstum des (ektodermalen) Grenzgewebes im Neuralrohr, aus dem sich die Strukturen von Rückenmark und Gehirn entwickeln. Dabei sind unterschiedlich starke Wachstumswiderstände aus den lokal assoziierten Binnengeweben von zentraler Bedeutung für jegliche Formfindung.

Im ersten Text des folgenden Kapitels: „Die Entwicklung des menschlichen Nervensystems“, erhalten wir einen umfassenden Überblick zu den wichtigen Prozessen von Wachstum und Differenzierung im jungen Nervensystem. Die Darstellung ist komplett und beleuchtet praktisch alle relevanten Aspekte die uns helfen die komplexen Entwicklungsbewegungen nachvollziehen zu können.

Der Artikel: „Entwicklungsfunktionelle Untersuchungen am Nervensystem“ beschliesst unsere Auswahl von Originalarbeiten von Erich Blechschmidt. In ihm wird insbesondere die Differenzierung von Pia, Arachnoidea und Dura ausführlich dargestellt, und die gestaltende Funktion der Flüssigkeiten wird noch einmal unterstrichen.

11 Die Entwicklung des menschlichen Nervensystems
Die Entstehung der Gehirntätigkeit

Erich Blechschmidt

Eine so hochdifferenzierte Struktur, wie sie der menschliche Embryo hervorbringt, ist nur mit dem genetischen Material verifizierbar, welches das lebende Ei für die einwirkenden Entwicklungsreize bereitstellt.

Ein menschliches Ei wiegt ca. 0,0004 mg und ein Spermium ca. 0,0000006 mg. Die Struktur der mütterlichen bzw. väterlichen Anlagen des nach der Befruchtung zunächst einzelligen Keims ist zwar schon im mikroskopischen Bereich sehr kompliziert, aber im Verhältnis zum Gesamtorganismus des Erwachsenen doch von unvergleichlich geringer Vielfältigkeit. Im Lauf von rund 280 Tagen entsteht nach der Befruchtung aus dem einzelligen

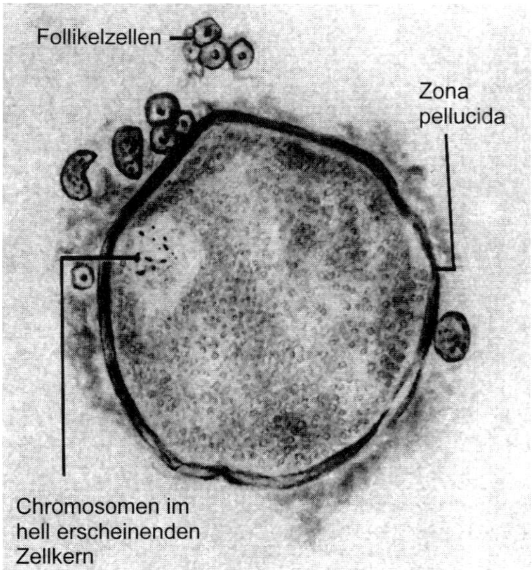

Abb. 1 Menschliche Eizelle, junges Tubenei (ca. 250-fach); nach *Allen, Prat, Newell, Bland.*

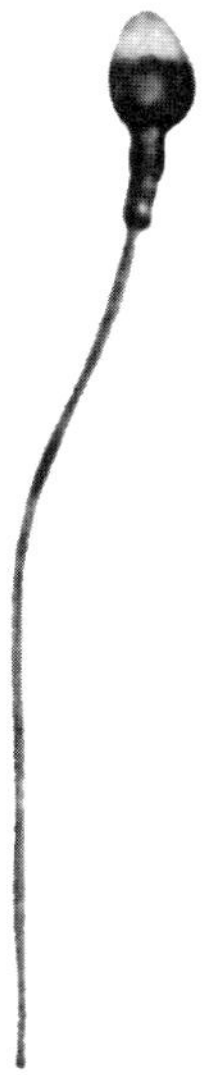

Abb. 2 Menschliches Spermatozoon (ca. 1.600-fach) (nach *Eissner*).

Keim nicht nur ein kompliziertes Gebilde von etwa 3000 g, sondern ein Organismus in der individuellen Ausprägung eines menschlichen Säuglings.

Die Lageentwicklung des Nervensystems

Wo entsteht das Nervensystem? Öffnen wir ein etwa 2 Wochen altes menschliches Ei, so finden wir in seinem Innern ein zweikammeriges blasiges Gebilde, den Entocyst (Abb. 3). Er enthält einen scheibenförmigen Abschnitt, die Entocystscheibe. In der Abb. 4 sehen wir im Querschnitt als Teil der Scheibe ein dickes Epithel, das eine Zwischenschicht zwischen dem Fruchtwasser und dem Mesoderm darstellt. Dieses Epithel bildet an der dorsalen Seite des Mesoderm eine Grenzschicht, die während ihres Wachstums wahrscheinlich Fruchtwasser als ein Abbauprodukt ihrer Zellen in den Fruchtwasserraum abscheidet. Die Abscheidung hat als Entlastung des Stoffwechsels seit der frühembryonalen Ablösung des Amnions vom Ektoderm für das Flächenwachstum der Entocystscheibe bzw. für die Nabelbildung Bedeutung. Der centromediale Teil des

1 Wandmesoblast des Chorion
2 Haftstiel
3 Chorionzotten
4 Entocyst

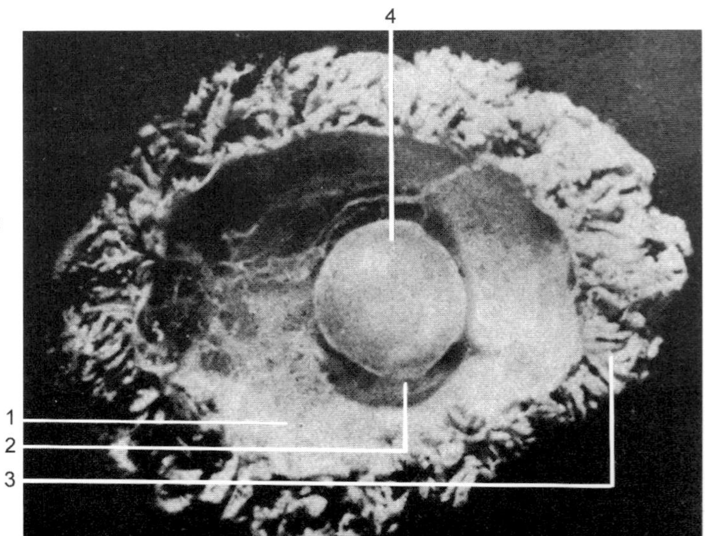

Abb. 3 Zwei Wochen altes menschliches Ei (ca. 6-fach) nach *Rosenbeck*.

Ektoderm genannten Grenzgewebes ist das sog. **Neuralepithel.** Dieses vermag als Grenzgewebe keine größeren Mengen von Interzellularsubstanz zwischen seinen Zellen anzusammeln. Dagegen staut das junge Binnengewebe, das Mesoderm, relativ viel Interzellularsubstanz als Grundsubstanz zwischen seinen Zellen. Wir werden sehen, dass diese frühen wachstumsfunktionellen Unterschiede bereits auf verschiedene primitive Organfunktionen der schon jetzt lokal ungleich festen und damit gut lokalisierbaren Körperabschnitte des Keims hinweisen.

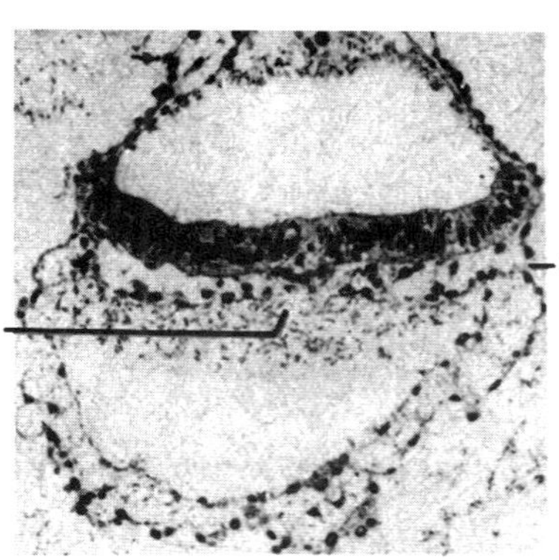

1 Zone der späteren Längsachse des Embryo im Querschnitt. 2 Randmesoblast im Übergang zum Mesoderm

Abb. 4 Zweikammeriger Entocyst mit Entocystscheibe (125-fach) nach *Heuser.*

In dem ektodermalen Gewebe zeigen sich starke Assimilationsvorgänge unter dem Bild der Zellvermehrung. Die Assimilationsprozesse führen hier am Rande des Ektoderm, wo viel Platz ist, zu verstärktem Flächenwachstum, sodass sich das Ektoderm hier schnell ausbreitet, dünn wird und damit neue freie Reaktionsflächen bekommt. Mehr beim Zentrum der Entocystscheibe dagegen, (Abb. 4) nahe dem sog. Invaginationsstreifen entlang der Anlage der Chorda dorsalis, führen die Assimilationsvorgänge kompensatorisch zu verstärktem Dickenwachstum (Abb. 5).

Mit diesem ungleichmäßigen Wachstum faltet sich die Entocystscheibe (siehe Abb. 5). Im Verlauf der Faltung entsteht die Neuralrinne. Ihr Epithel bildet zusammen mit dem an die Rinne angrenzenden Epithel die Anlage des Neuralrohrs (Abb. 6).

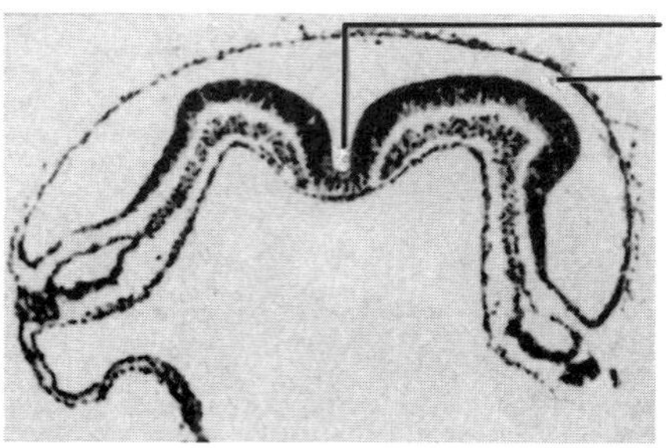

Entocystscheibe in einem Stadium ihrer ersten intensiven Oberflächenvergrößerung (Faltung) 1 Neuralrinne. 2 Dorsalwulst

Abb. 5 Späteres Stadium, etwa halb so stark vergrößert wie Abb. 4 (nach *Ludwig*).

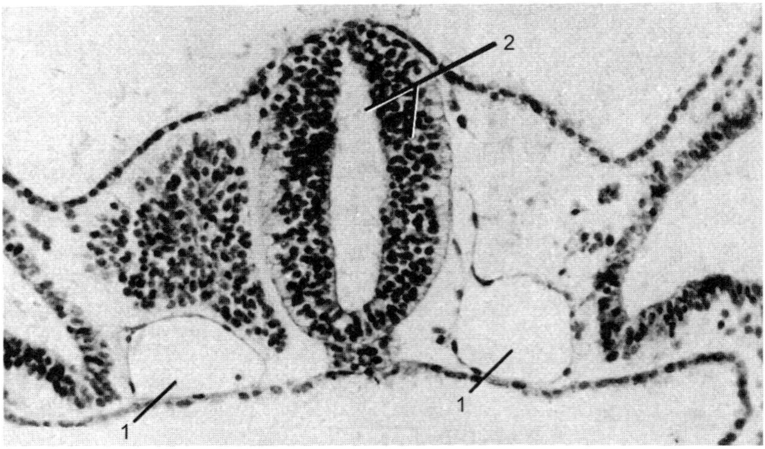

1 Paarige, noch kapillare Aortenanlage
2 Neuralrohr mit Neurocoel

Abb. 6 ca. 3 mm großer Embryo. Schnitt quer zur Längsachse des Neuralrohres (ca. 200-fach).

Die lateralen Zellen der Neuralrinne, die nicht von den Zellen der Chordaanlage unterlegt sind, bilden an ihrer Kontaktseite mit dem Fruchtwasser Mitosen. In den mitosenreichen Bezirken entstehen zahlreiche Tochterzellen, die alsbald mit Fortsätzen in Richtung auf die Basalmembran an der Mesodermseite des Ektoderm vorwachsen. Das hierfür die Nahrung spendende Gewebe ist das Mesoderm. Entlang der Basalmembran zeigt das wachsende Neuralepithel eine schnellere Oberflächenvergrößerung als entlang der Grenzfläche, die Kontakt mit dem Fruchtwasser hat. Dadurch wölbt sich der anfangs konvex gegen das Fruchtwasser gebogene Teil der Dorsalwülste allmählich konkav gegen das Fruchtwasser vor. Es entwickelt sich das Neuralrohr (Abb. 6).

Da die Entocystscheibe ein breites und ein schmales Ende hat, besitzt auch das Neuralrohr, dessen Anlage als Teil der Entocystscheibe in seiner Entwicklung von den Randbedingungen der ganzen Entocystscheibe mitbestimmt wird, ebenfalls ein breites und ein schmales Ende (Ähnlichkeit eines Strukturteils mit der ganzen Struktur). Gegen Ende des ersten Entwicklungsmonats zeichnet das dickere Ende bereits zahlreiche Formmerkmale des späteren Gehirns vor, das dünnere solche des späteren Rückenmarks.

In diesem Stadium ist bei einem 3–4 mm großen menschlichen Embryo die Grenze zwischen Gehirn und Rückenmark noch unscharf und das Rückenmark relativ zum Gehirn noch klein.

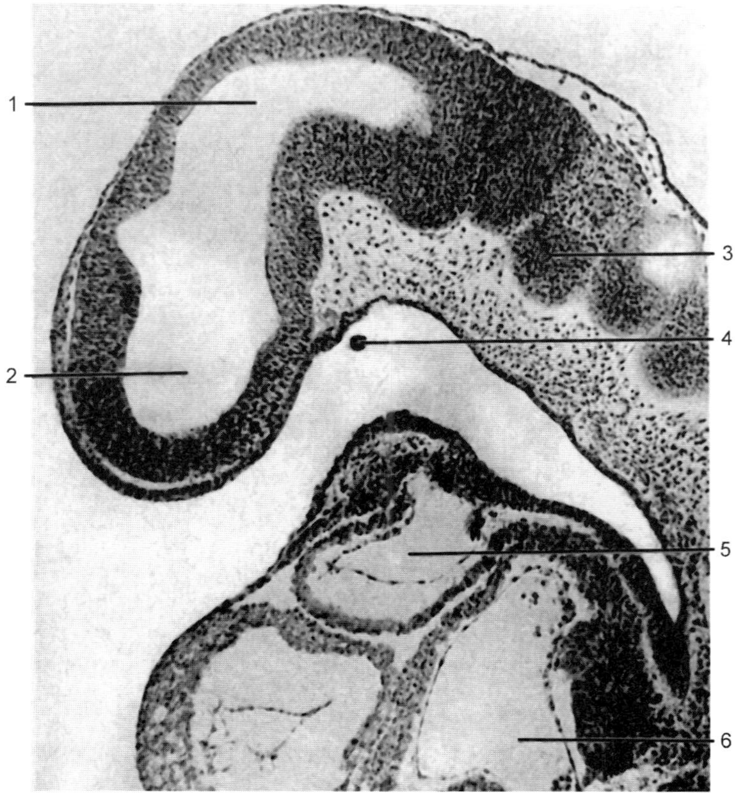

1 Primitives Mittelhirn (Gehirn etwa in der Mitte der Kopfregion)
2 Primitives Vorderhirn (Gehirn in der vorderen Kopfregion)
3 Krümmungsfalten des Neuralrohrs (Neuromeren)
4 Anschnitt der Chorda dorsalis und Rest der Membrana oralis (Mundeingang)
5 Aorta ventralis
6 Atrienabschnitt des Herzens

Abb. 7 ca. 2,5 mm großer Embryo. Das Neuralrohr ist in der vorderen Kopfregion nahezu längs getroffen. Der kürzeste Längsdurchmesser des Embryo ist kleiner als bei dem jüngeren Keim in Abb. 6, da die Krümmung des Embryo zugenommen hat.

Während das Kopfende des Neuralrohrs zunächst in einem dünnen, blindsackförmigen Teil des primitiven Kopfes liegt (Abb. 7) und sich hier leicht nach mehreren Seiten ausdehnen kann, wird das Rückenmark ventral und lateral von kräftigen Abschnitten der Körperwand eingeengt (Abb. 6 und 7). In der dicken Körperwand, die das Bett für das junge Rückenmark bildet, liegen u. a. die Aortenanlagen, die Anlage der Wirbelsäule und die Somiten (Abb. 8). Sie beengen das Wachstum des Rückenmarks in einer örtlich genauer bestimmbaren Weise.

Während das lang werdende Neuralrohr die häutige Kopfwand an seinem breiten Ende weitet, ascendiert es gegenüber dem Eingeweidetrakt. Mit dem Ascensus kollabiert die kaudale Körperwand. Auf diese Weise bedingt die

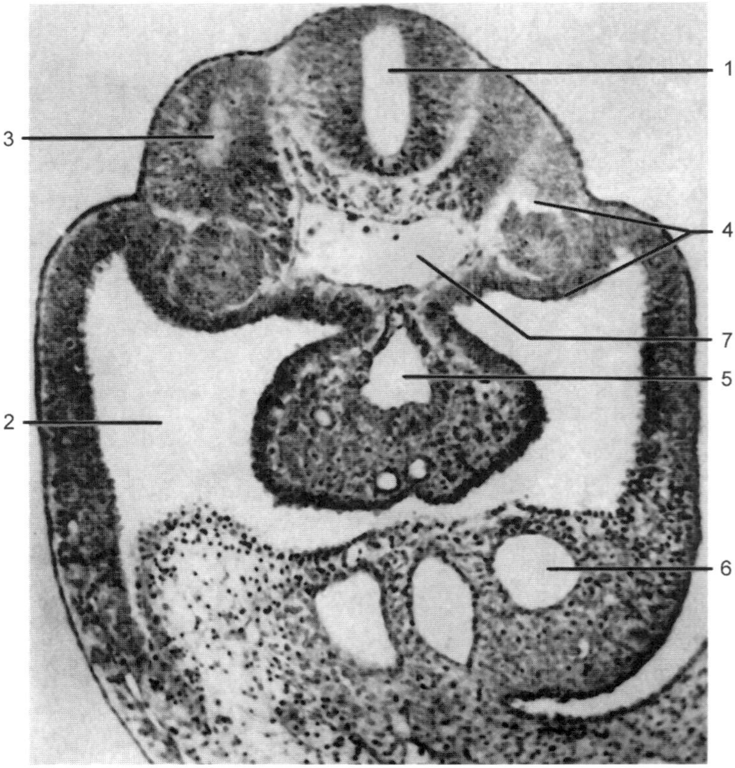

1 Neurocoel
2 Coelom (Mesocoel)
3 Ursegment
4 Exkretionsapparat
5 Darm
6 A. umbilicalis sinistra
7 Unpaar gewordener Abschnitt der Aortenanlagen

Abb. 8 ca. 3,4 mm großer Embryo, Schnitt quer zur Längsachse des Neuralrohres (ca. 110-fach).

Cerebralisation in der Kopfregion das Kleinbleiben des Embryo kaudal in der Steißregion.

Zur Zeit seines Ascensus ist das wachsende Neuralrohr der hauptsächliche Nutznießer der durch die paarigen noch kapillaren Aorten gelieferten Nahrung. Das erkennt man daran, dass die jungen Aorten bevorzugt Äste zum Neuralrohr bzw. zum Gehirn abgeben.

> Die Anordnung der Gefäße entspricht einem Nährstoffgefälle.

Wo bedingt durch eine frühe Zellanhäufung ein großer Bedarf an Nahrung, besonders an Sauerstoff besteht, sprossen aus den vorgegebenen Stammgefäßen regelmäßig Blutgefäße in Richtung zu diesen Bedarfsstellen aus. Diese Arterienanlagen stellen eine unentbehrliche, neue Voraussetzung für nachfolgende Entwicklungsvorgänge dar.

> Die gestaltende, wachstumsfunktionelle Bedeutung der Gefäße für die ganze Körperbildung zeigt sich später u. a. darin, dass das nahrungspendende Aortensystem im Vergleich zu dem nahrungsaufnehmenden Neuralrohr kurz bleibt und so zu einem Halteapparat wird. Sobald das Neuralrohr durch zahlreiche Äste der Aorten an den großen Gefäßstämmen fester verankert ist, passt es sich während des weiteren Wachstums des Embryo durch eine zunehmende dorsalkonvexe Krümmung den kurz bleibenden Aorten an: Einrollung des Embryo (Abb. 9). Sie ist etwa bei 6 mm großen Embryonen maximal.

Wie Abb. 7 zeigt, ist das paracordale Mesenchymbett des Neuralrohres massiver als das antibasale Bett. Die Mesenchymmaschen, die das Neuralrohr am primitiven Kopfende umschließen, divergieren antibasalwärts (Feld links von 3). Das exzentrische Wachstum des Neuralrohres führt hier zur Krümmung des Mittelhirns (S. Abb. 24).

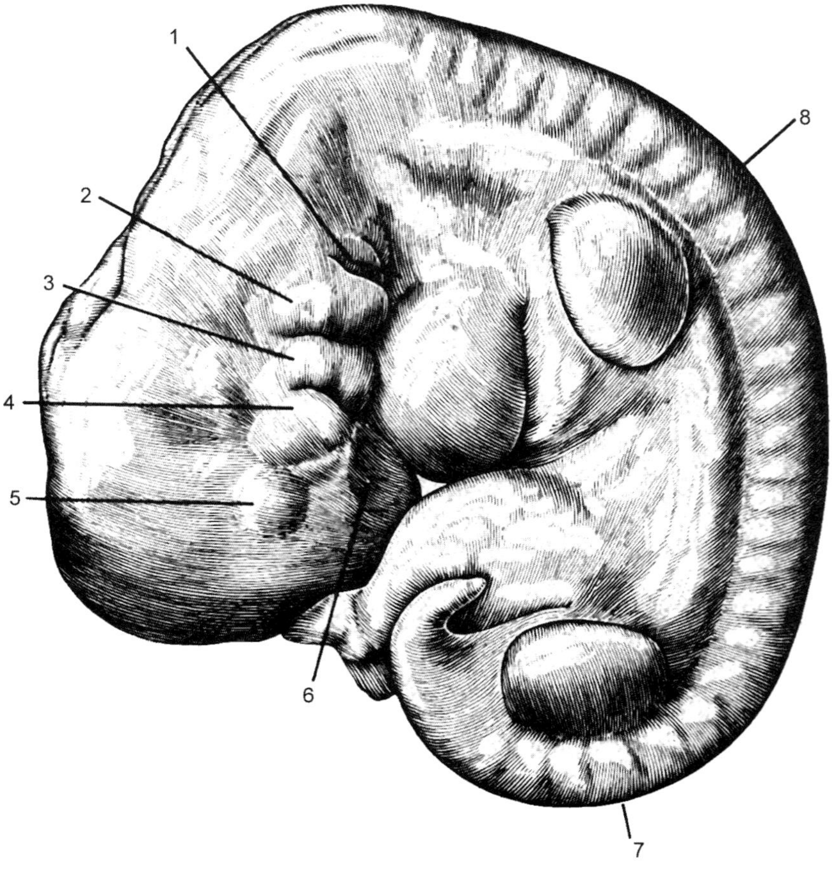

1 Visceralbogen III mit Eingang in die Cervikalbucht
2 Visceralbogen II (Hyoidbogen)
3 Visceralbogen I (Mandibularbogen)
4 Maxillarwulst
5 Auge
6 Nasengrube (Riechgrube)
7 Untere Rückenbeuge
8 Obere Rückenbeuge

Abb. 9 ca. 6,3 mm großer Embryo. Einrollung maximal. Das Gehirn liegt jetzt deutlich exzentrisch. Es nimmt bereits einen Hauptteil des Kopfes ein. Das Herz ist mittels großer Körperwandvenen am Nabel befestigt, der mit der Ausrollung der Aa. umbilicales descendiert (Abb. 20, 21). Das Herz liegt in dem vorstehend abgebildeten Stadium nicht mehr in der Kopfregion. Sein Abstand vom Rücken hat sich mit einer zunehmenden Begradigung seiner Ausflussbahn (im Entwicklungsgebiet des Arcus aortae und des Truncus pulmonalis) vergrößert. Die Leber ist bereits zu stärkerer Entwicklung angeregt.

Die Formentwicklung des Nervensystems

Wie bekommt nun das wachsende Nervensystem allmählich seine charakteristische Form? Die Beteiligung des Neuralrohrs an der Krümmung des Embryo bedingt eine besondere entwicklungskinetische Beziehung des Gehirns zum Herzen. Das Herz eines etwa 4 mm großen Embryo ist mit seinen Gefäßstämmen, die sich mittels der Nabelschnur ins Chorion fortsetzen, im Nabel (Nabelring) verankert. Dadurch kann es nicht mit dem wachsenden Gehirn ascendieren, sondern entfernt sich mit der zunehmenden Krümmung des Embryo kaudalwärts von ihm. Das Herz descendiert also relativ zum Gehirn und gibt dieses damit kranial frei zu einer relativ selbständigen Entwicklung (Abb. 34). Wie man leicht nachweisen kann, wird das Neuralrohr jetzt in seinem Kopfteil sehr mitosenreich.

Sobald der Descensus des Herzens dazu führt, dass das Gehirn allmählich mehr Raum über dem Herzen gewinnt, spreizen sich die das wachsende Gehirn versorgenden Blutgefäße von der Anlage der Schädelbasis aus peripherwärts (Abb. 10). Dabei gibt das Wachstumsarbeit leistende Gehirn Liquor (Arachnoidealflüssigkeit) in das umgebende Mesenchym ab (Abb. 11). Mit der Volumenzunahme der Arachnoidea strafft sich das peripher angrenzende Mesenchym und bildet die frühembryonale (basale) Dura.

> Nahe der basalen Anlage der Dura bleiben die herznahen Abschnitte der Hirngefäße kurz. Diese arteriellen Gefäßstämme des Gehirns sind, relativ zu den antibasalen vor allem venös weitläufig vernetzten und dünnwandigen Gefäßplexus kräftig. Sie stellen mit dem ventral nahe den Gefäßen bereits kräftig gestrafften Abschnitt der Dura basal besonders feste Halteapparate dar. Diese „verklammern" das anti-basalwärts excentrisch wachsende Gehirn (Abb. 11, konvergente Pfeile →◄ unten).

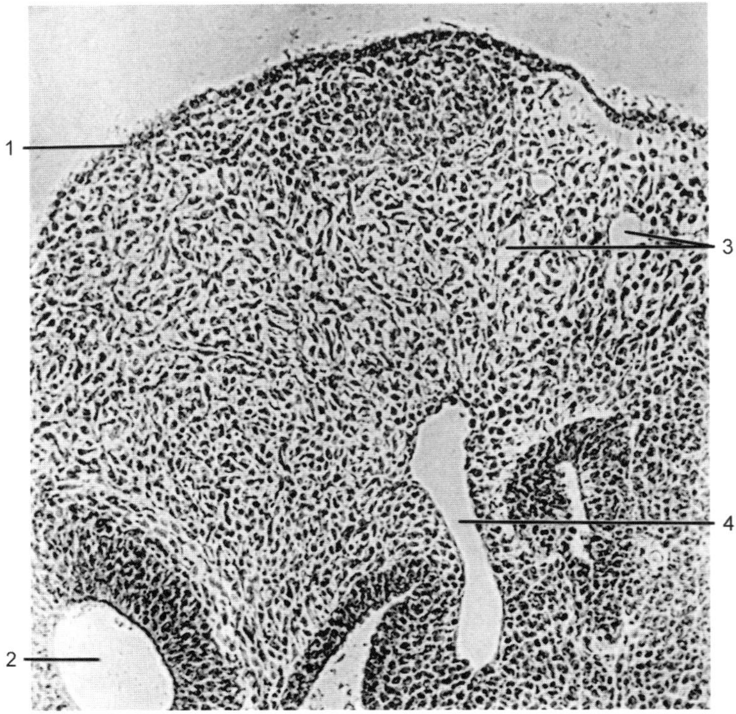

1 Ektoderm
2 Augenblase

3 und 4 nach oben gespreizte Piagefäße. 4 Anastomose zwischen Aorta ventralis und Aorta dorsalis sinistra (Visceralbogen-Arterie I)

Abb. 10 Erläuterung zu Abb. 7, Flachschnitt durch die Kopfwand in der Mittelhirnregion (paramedian), Phasenkontrast (ca. 220-fach).

Die Dura strafft sich also zunächst in den kurzgebliebenen Abschnitten, wo sie wahrscheinlich die Pulsstöße der besonders kräftigen Schlagadern des Gehirns auffangen muss (Abb. 11, bei 5). Das gestraffte Gewebe stellt den Hauptteil der desmalen Anlage des Schädels dar. Ein Teil der desmalen Schädelanlage setzt rechts und links vom Gehirn das Mesenchymbett der paarigen Aortenanlagen fort. Diese Fortsetzung bildet die sogenannten Großhirnzügel (Abb. 20).

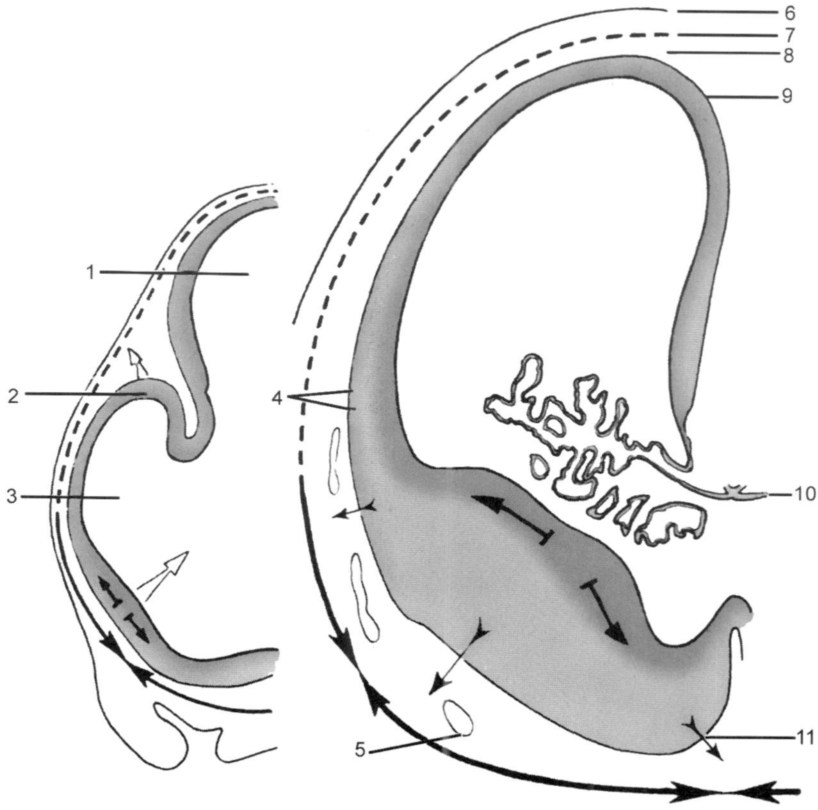

1 Ventriculus III. 2 Mantelkante. 3 Seitenventrikel. 4 Rinde. 5 Äste der A. cerebri media; sie behindern gemeinsam mit der Dura während ihres geringen Längenwachstums das Flächenwachstum des Gehirns. 6 Oberhaut. 7 Noch schwache Dura. 8 Noch schwach vakuolisierte Arachnoidea. 9 noch junge Pia. 10 Plexus chorioideus. 11 Ausschwitzung von Liquor arachnoidealis.

An der Wurzel des hellen Pfeiles unten ⇨: Entstehung der Basalganglien. Alle Pfeile bedeuten Organfunktionen bei der Entstehung der zentralen Ganglien. Sie stellen wieder keine rein mechanischen und keine rein chemischen Vorgänge dar

Abb. 11 ca. 14 und 24 mm große Embryonen, nach Frontalschnitten der Kopfregion gezeichnet (ca. 20-fach).

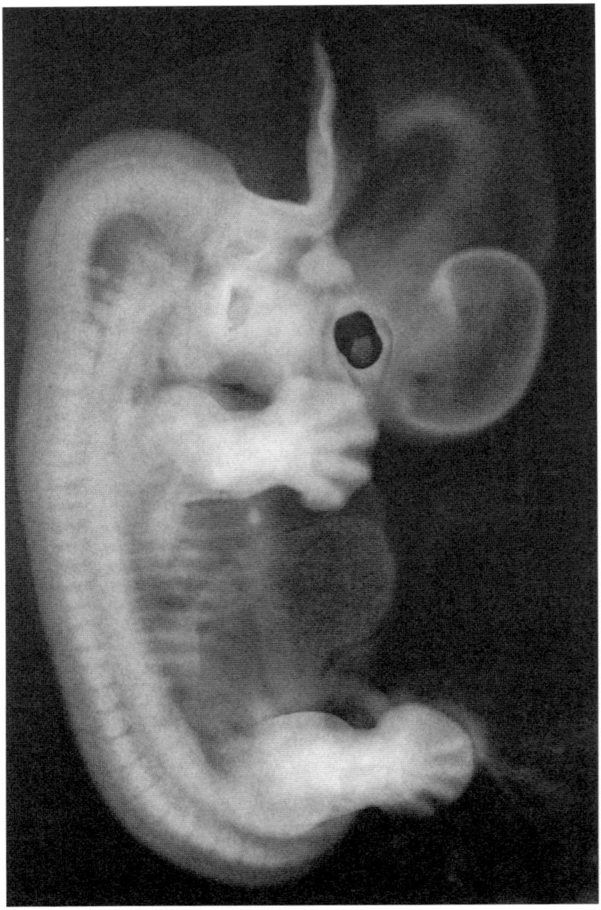

Abb. 12 ca. 14,5 mm großer Embryo nach Fixierung im Schräglicht fotografiert (nach *Hinrichsen*). In dem Rückenmarkabschnitt an der Nackenbeuge haben sich bereits Anlagen der Hinterstrangkerne lokalisiert.

Die nahezu symmetrischen Großhirnzügel flankieren das Neuralrohr und schnüren es dicht über der Anlage der Mundspalte von rechts und links ein. An der taillenförmigen Einschnürung grenzt sich allmählich das Diencephalon gegen die Großhirnhemisphären ab (Abb. 13). Dorsal davon bildet das Mittelhirn die Scheitelbeuge (Abb. 12). Der mit dem Gesicht in Verbindung

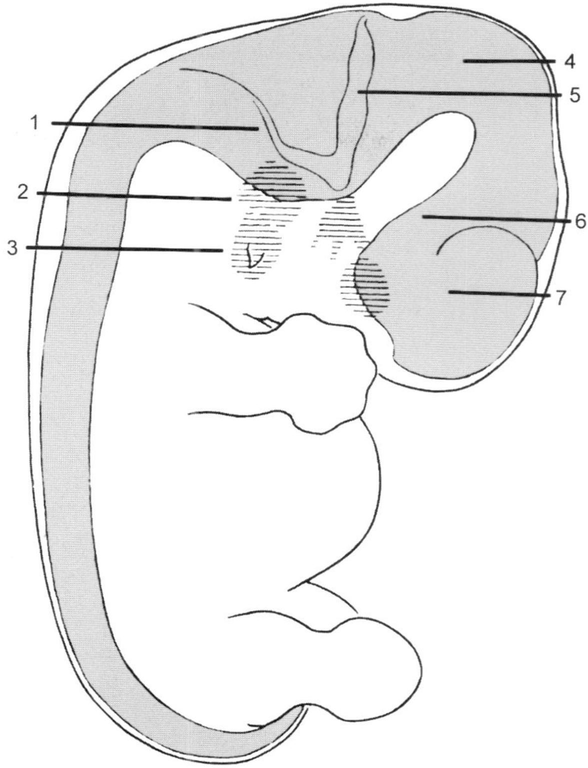

1 Medulla oblongata (lateraler und medialer Rand)
2 Innenohr
3 Äußeres Ohr
4 Mittelhirn
5 Kleinhirn (lateraler und medialer Rand)
6 Zwischenhirn
7 Rechte Großhirnhemisphäre

Abb. 13 (Erläuterung zu Abb. 12) Augen- und Ohranlage sowie Ganglion semilunare (Gasseri) schraffiert.

stehende Gehirnabschnitt zwischen Mittelhirn und Rückenmark erscheint nun als Hinterhirn. Damit wird erstmals die Gliederung des Gehirns in Prosencephalon, Mesencephalon und Opistencephalon realisiert (Abb. 13).

Die beschriebene Gliederung ist eine durch integrierte Entwicklungsvorgänge hervorgebrachte wachstumsfunktionelle Bildung. Seine Form und Struktur erlangt das Gehirn nur im Zusammenhang mit den Geweben seiner Umgebung. Wie jedes Organ, so besitzt auch das Gehirn schon embryonal eine den besonderen Verhältnissen angepasste Form.

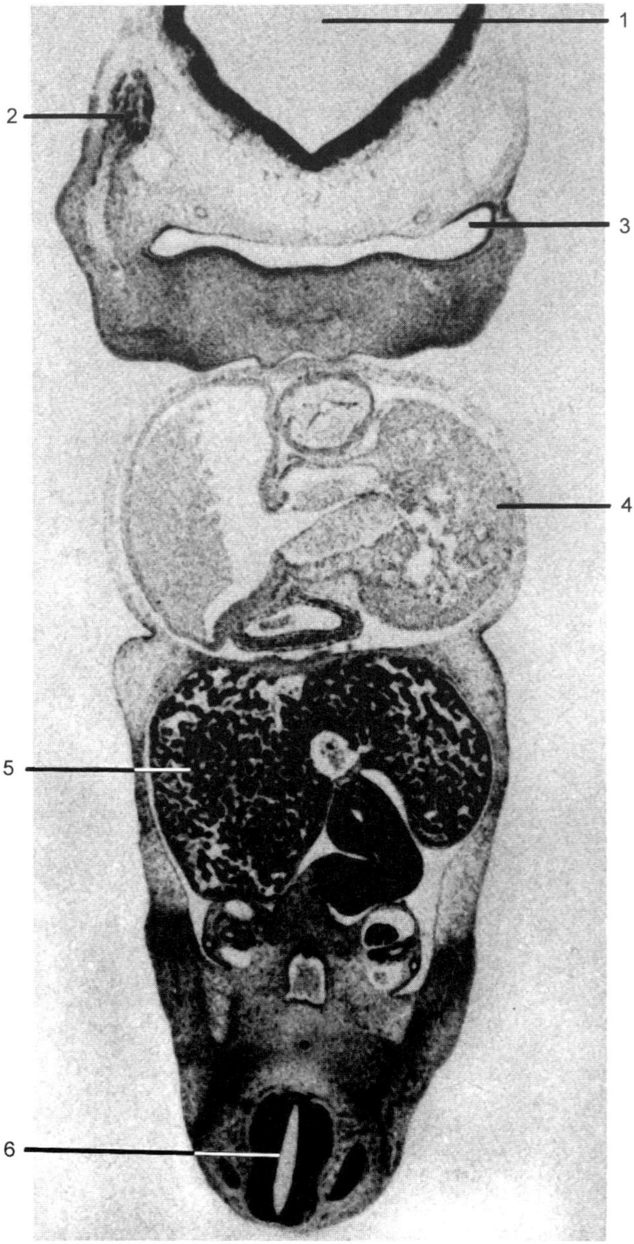

1 IV. Ventrikel
2 Ganglion semilunare (Gasseri)
3 Kopfdarmlumen
4 Herz
5 Leber
6 Neuralrohr

Abb. 14 ca. 16,3 mm großer Embryo (48-fach), wenig schräg zur Frontalen geschnitten. (Übersicht s. Abb. 9).

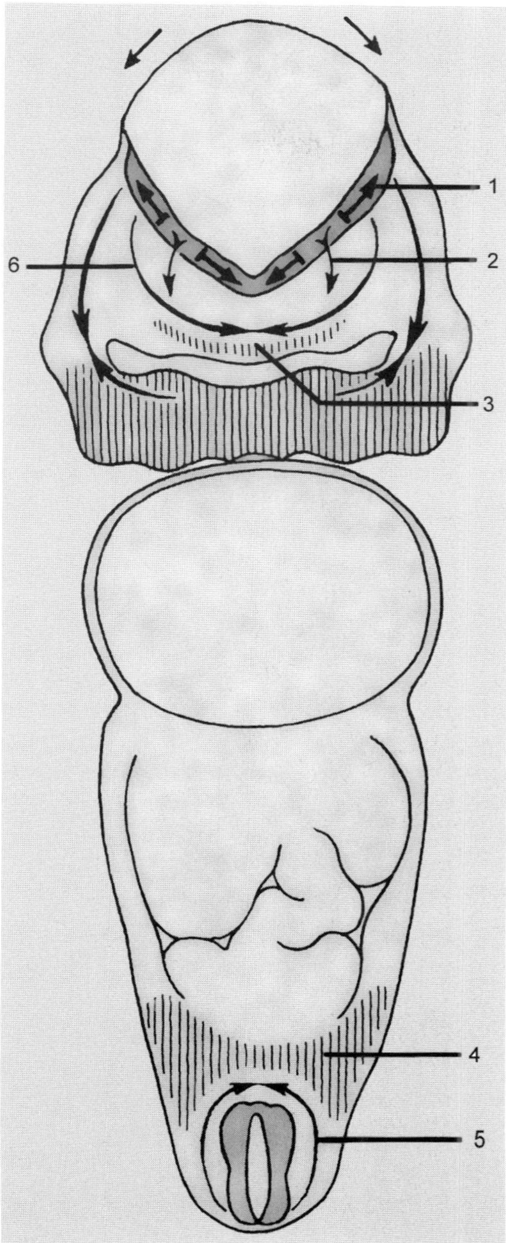

1 Flächenwachstum des Rautenhirns
2 Liquorausschwitzung in das basale Mesenchym (Entstehung einer Cisterna basalis)
3 Vorknorplige Schädelbasis bzw. verdichtete Körperwand der Unterkieferregion
4 Axiale und paraaxiale Verdichtungszone im Rumpf, Anlage des Rumpfteils des Bewegungsapparates
5 Haltefunktion der basal besonders kräftig gestrafften Dura (siehe hierzu auch Abb. 11 unten)

Abb. 15 Erläuterungsskizze zu Abb. 14. Seitwärtskippen der ventrolateralen Wand des Hinterhirns.

> Zu Beginn des zweiten Entwicklungsmonats liegt das Vorderhirn noch breit ventro-kaudal vor dem Mund (Abb. 12). Das Hinterhirn steht in breitestem Kontakt mit dem Gesicht (Abb. 13). Das Hinterhirn ist mit dieser Position bereits das eigentliche Gesichtshirn. Es ist zu dieser Zeit mittels der bekannten großen Hirnnerven, vor allem der Trigeminus- und Acustico-Facialis-Gruppe, in den Visceralbögen verankert, die beim Menschen die ersten stärker Oberflächen vergrößernden (massivsten) Teile der Gesichtsregion sind (Abb. 9). Wegen der hier besonderen Art der Verankerungen vermag das Gehirn im Verlauf seines weiteren Längenwachstums nur partiell vom Gesicht und von der Schädelbasis abzurücken.

Der lokal besonders fest verankerte Gehirnabschnitt entwickelt sich zur Brücke (Abb. 12). Nur vor und hinter der Brücke wölbt sich das Gehirn noch längere Zeit stark antibasalwärts vor, so dass es hier zur Ausbildung der Scheitel- und Nackenbeuge kommt (Abb. 12).

Die beschriebenen Biegungen leiten eine weitere Entwicklungsperiode ein. Durch die Expansion des Gehirns wird die Dura gestrafft und dem Wachstum des Gehirns größerer Widerstand entgegensetzt. Sie strebt eine relativ zum Gehirnvolumen kleine Oberfläche an und nähert so allmählich ihre Gestalt der Kugelform an.

Unter den beschriebenen Umständen schieben sich die Gehirnteile allmählich mit verschärften Knickungen in dorso-ventraler Richtung ziehharmonikaartig zusammen. Dadurch erscheint das Gehirn mit seiner wellig gebogenen Längsachse (Abb. 21) in den Stadien Abb. 12 und 18 mehrfach geknickt. Bei Betrachtung von oben zeigt das in Knickfalten gelegte Gehirn im Hinterhirnbereich allmählich Rhombenform. Diese kommt dadurch zustande, dass der Kopf sich mit seiner Hinterhirnanlage früh über den zunächst breiten Herzwulst legt, dabei seine antibasale Wand fast ohne Materialzunahme vergrößert und dementsprechend verdünnt. Nur die im Verankerungsgebiet des Trigeminus schon im I. Entwicklungsmonat kräftig angelegte laterale Wand wird dick und stellt sich nun allmählich parallel zur Längsachse des Hinterhirns (Abb. 15 und 18).

Bei allen diesen Entwicklungsreaktionen wächst das Gehirn stets lagebedingt bevorzugt entlang seinen Grenzflächen. Dort hat es Kontakt mit der ernährenden Pia und wächst bevorzugt flächenhaft.

Dort, wo es breiten Kontakt mit dem ernährenden Stroma bekommt und nur wenig Behinderung in seinem Flächenwachstum erfährt, wächst es viel stärker parallel zur Kontaktfläche als senkrecht dazu (Abb. 11 und 16).

Ungleiche Stoffwechselbewegungen in diesen Stoffwechselfeldern führen in den Hauptappositionsgebieten des Gehirns, an der (antibasalen) Konvexität der schnell wachsenden Groß- und Kleinhirnhemisphären, allmählich zu den bekannten Oberflachenfaltungen in Form der Gyri und Sulci.

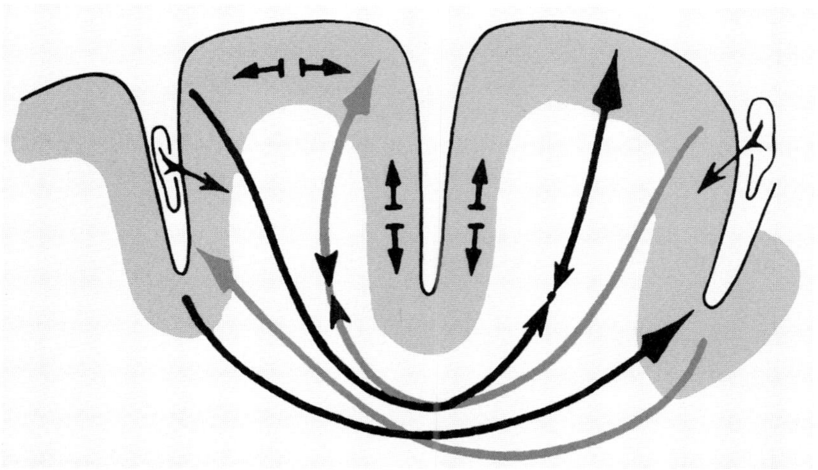

Abb. 16 Noch im Wachstum befindliche Gyri und Sulci des Großhirns. Graue Schicht reich an zellkernhaltigen dicken Teilen von Neuronen (Neuroganglien). Weiße Schicht reich an dünnen zellkernarmen Teilen von Neuronen (Leitungsbahnen)
Divergente Doppelpfeile ◄┤├►: Schnelles Flächenwachstum des Gehirns entlang seiner Kontaktfläche mit der Pia
Konvergente Pfeile —►◄—: Haltefunktionen der bereits faserförmigen Assoziationsbahnen ähnlich denen der Kommissurenfasern in Abb. 17
Geschwänzte Pfeile ≻—►: Submikroskopische Bewegungsvorgänge (Stoffwechselbewegungen).

1 Sinus sagittalis superior
2 Splenium corporis callosi
3 A. frontalis
4 Forceps minor
5 A. temporalis superficialis
6 A. occipitalis. Schädel nicht dargestellt

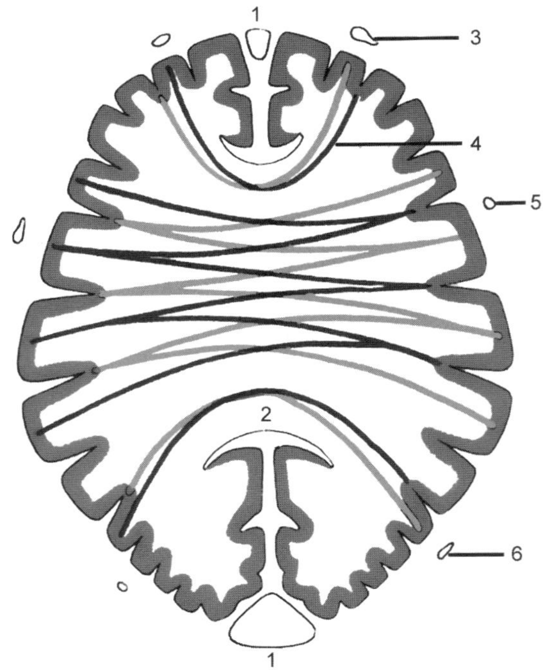

Abb. 17 Großhirn mit nahezu symmetrisch faserförmigen Kommissurenbahnen im Nucleus semiovalis bzw. im Balken. Ähnliche Verhältnisse im Großen wie in Abb. 16 im Kleinen. Beachte, dass die abgebildeten Leitungsbahnen regelmäßig senkrecht zur Außenfläche des Gehirns stehen (trajektorielle Grundstruktur). Vgl. hiermit auch die rechtwinkligen Überschneidungen der Faserstrukturen Abb. 23.

Damit entstehen kinetisch verschiedene Zonen mit differenten Zentren und Bahnen (Abb.16 und 17). Wie alle Reliefbildungen des Gehirns sind auch die Bildungen der Sulci und Gyri Ausdruck einer gemeinsamen Leistung des Gehirns und seiner Kapsel.

> Ein Vergleich der Entwicklung des Kleinhirns mit der des Großhirns zeigt, dass die Bildung der Sulci und Gyri gemeinsamen Regeln entspricht. In beiden Fällen ist die gefäßreiche Pia der Nahrungsspender und das Gehirn der Verbraucher.

Die Pia fungiert als Wachstumswiderstand gegen das expandierende Gehirn. Der Hauptnahrungsspender wächst mit weniger Energieaufwand als der

1 Isthmus infracommissuralis (Schnürfurche zwischen Mesencephalon und Diencephalon)
2 Isthmus rhombencephali (N. trochlearis [IV] abpräpariert)
3 Recessus lateralis mit der Pinzette gefenstert
4 Cerebellum
5 Pars parieto-occipitalis des Chondrocranium; Incus
6 A. vertebralis; Massa lateralis atlantis; Processus styloideus
7 Processus transversus, Ganglion cervicale medium n. sympathici; A. carotis interna
8 M. teres major
9 Insula
10 Hypophyse; Opticus; Ala orbitalis chondrocranii

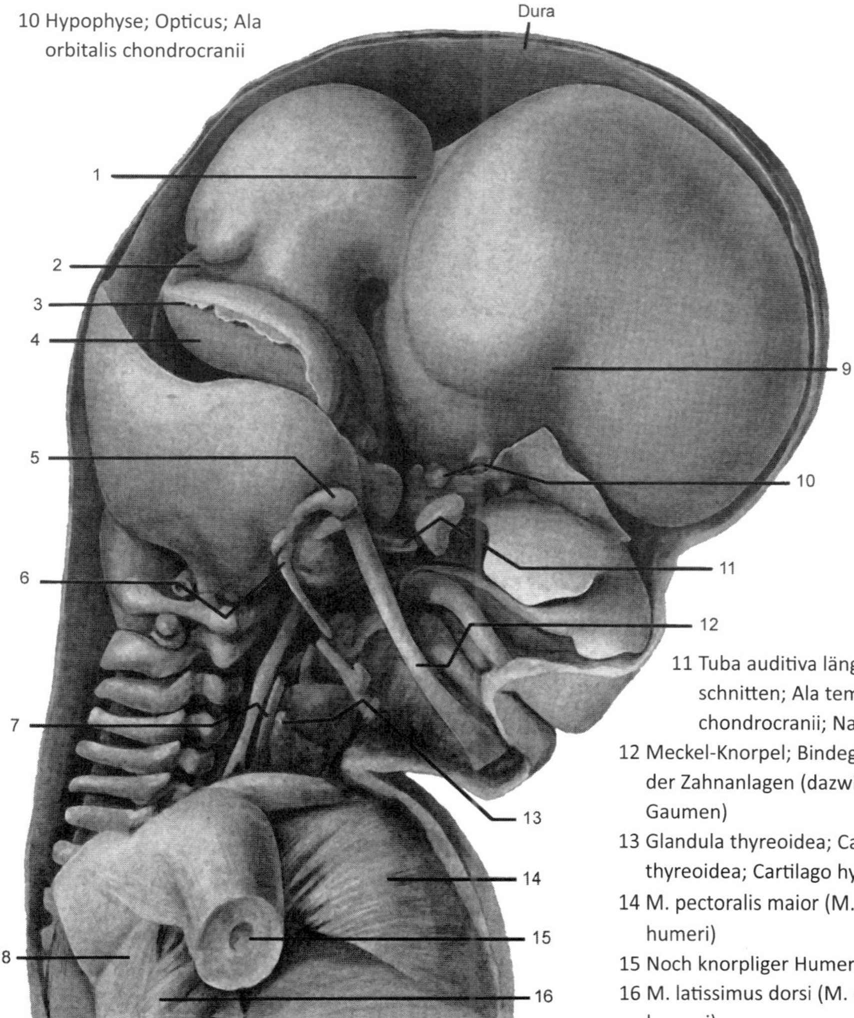

11 Tuba auditiva längs aufgeschnitten; Ala temporalis chondrocranii; Nasenkapsel
12 Meckel-Knorpel; Bindegewebsbett der Zahnanlagen (dazwischen Gaumen)
13 Glandula thyreoidea; Cartilago thyreoidea; Cartilago hyoidea
14 M. pectoralis maior (M. pectoralis humeri)
15 Noch knorpliger Humerus
16 M. latissimus dorsi (M. dorsalis humeri)

Abb. 18 ca. 29 mm großer Embryo. Gehirn stärker oberflächenvergrößert als die Dura.

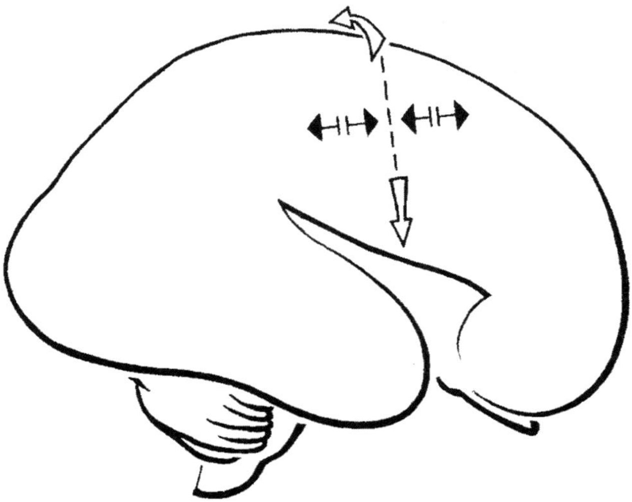

⇨ Weiße Pfeile: Primäre (schnelle) Oberflächenvergrößerung mit Wandverdünnung im Entstehungsgebiet des Sulcus centralis
⟼ Schwarze Pfeile: Sekundäre (langsame) Oberflächenvergrößerung·mit Wandverdickung in den Entstehungsgebieten des Gyrus praecentralis und postcentralis

Abb. 19 Gehirn eines ca. 200 mm großen Embryo. Die Grenzen der Insel imitieren die Form der Mantelkante in Form von drei verschieden großen Lippen (Ähnlichkeit entwicklungskinetisch zusammengehöriger Strukturen verschiedener Größenordnung). Zwischen der Insel und der Mantelkante entsteht der Sulcus centralis durch Abflachung.

Hauptnahrungsverbraucher. In allen genannten Stoffwechselfeldern besteht ein den geometrischen, physikalischen und chemischen Gesetzen gehorchendes Nährstoffgefälle. Die Wegverhältnisse zwischen den beteiligten Geweben sind jeweils örtlich verschieden. Die Gefällrichtung wird durch den Verlauf der Blutgefäße angezeigt. Abb. 20; 11; 19 erläutern die entsprechenden Reliefbildungen.

Mit der Abkugelung der Dura zwängen die lateralen Abschnitte des Endhirns (die späteren Großhirnhemisphären) das Diencephalon und damit teilweise den durch zahlreiche Nerven basal verankerten Hirnstamm ein. Hierbei gerät das Diencephalon zwischen den Hemisphären so in die Enge, dass seine lateralen Wände sich medialwärts in den dritten Ventrikel wölben (Bildung des Thalamus).

1 Saccus opticus (beachte das rechtwinklig gegen das Mesencephalon abgewinkelte Prosencephalon)
2 N. trigenimus (V)
3 Mesencephalon
4 noch offene Ohrblase
5 V. cardinalis superior (primitive Kopfvene)
6 Atrium dextrum

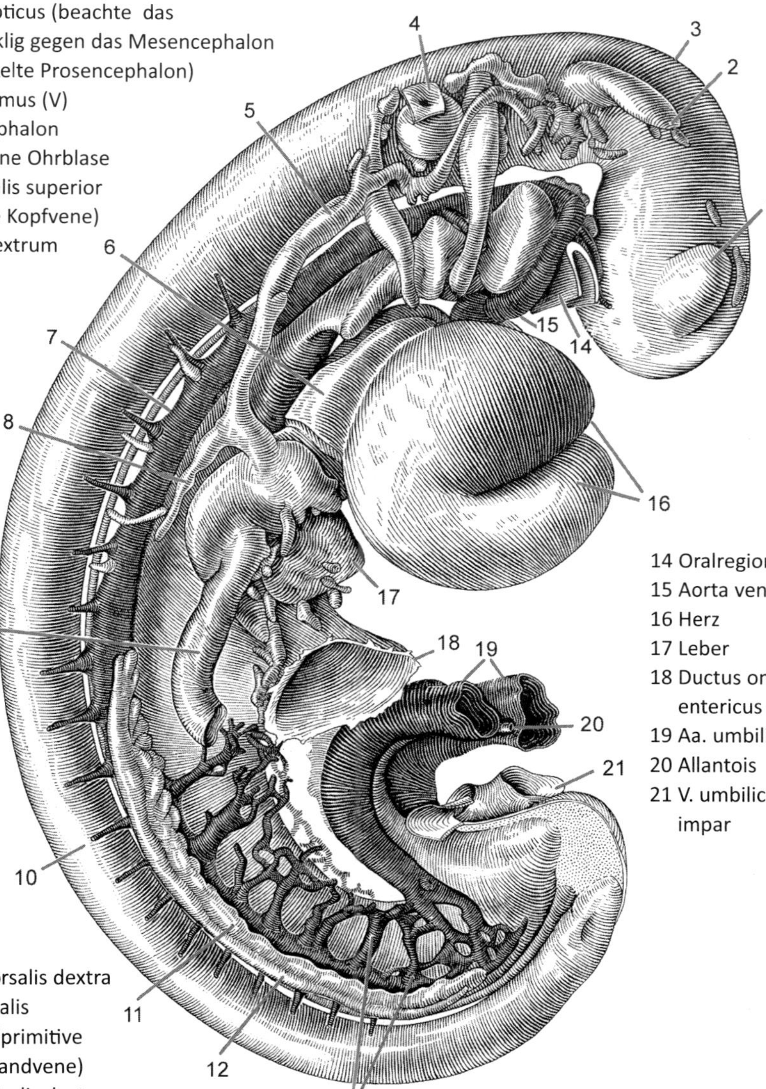

14 Oralregion
15 Aorta ventralis
16 Herz
17 Leber
18 Ductus omphalo-enterīcus
19 Aa. umbilicales
20 Allantois
21 V. umbilicalis impar

7 Aorta dorsalis dextra
8 V. cardinalis inferior (primitive Rumpfwandvene)
9 V. umbilicalis dexter
10 Ramus dorsalis aortae an der Hals-Brust-Grenze
11 Mesonephrogener Strang (Urniere)
12 Wolff-Gang, noch nicht in die Kloake eingewachsen
13 Plexus intestinalis

Abb. 20 ca. 2,5 mm großer Embryo (ca. 55-fach) wie in Abb. 7. Noch keine Segmentation des Rückenmarks. 5 ascendiert relativ zu 7 (s. Abb. 21). Zwischen den Aortae dorsales und der Kerbe über der Ziffer 1 sind die Großhirnzügel nicht eingezeichnet.

Die Entstehung des peripheren Nervensystems

In den abwärtigen Teilen des Neuralrohrs kommt es nahe der Kontaktfläche zwischen dem Neuralrohr und seinem Mesenchymbett zur Ausbildung der Nerven. Ihre Entwicklungsbewegungen zeigen sich kinetisch-anatomisch, sobald sich die Gefäßäste der paarigen Aortenanlagen in Richtung auf das zellreiche Neuralrohr ausbilden. Die Gefäße entwickeln sich in dem engen Bett des Rückenmarks besonders regelmäßig in nahezu gleichen Abständen: es entstehen, metamer von oben nach unten fortschreitend, die Rr. dorsales der Aortenanlagen als erste Anzeichen der metameren Gliederung der Körperwand.

Das Rückenmark bekommt durch die frühe Metamerie seiner Blutgefäße lateral unterschiedliche Randbedingungen für sein weiteres Wachstum, je nachdem, ob ein Ramus dorsalis aortae seiner Wand anliegt oder nicht.

> Das Rückenmark passt sich der Gefäßsegmentation während seines Wachstums an.

Wo die metameren Äste der Aorten entsprechend Abb. 20 den Seitenwänden des jungen Rückenmarks anliegen, bleibt das Rückenmark lokal schmal, wächst dagegen zwischen den Gefäßen in der Leitstruktur, welche die Dura für die wachsenden Neuralrohrzellen bildet, nach außen vor (Abb. 21 und 24). Diese nun vorragenden Abschnitte sind die **Neurotome,** d. h. die Anlagen der Nerven samt ihren jeweiligen Wurzeln und Ganglien.

Prinzipielle Unterschiede bei der Bildung der Spinalganglien und der dem Gehirn anliegenden Hirnnervenganglien finden sich nicht. Letztere haben anfangs kaum größere kranio-kaudale Abstände voneinander als die Spinalnerven (Abb. 21). Nach der Entstehung der Neurotome erscheint das Rückenmark mit dem benachbarten Gefäßsystem verzahnt (Abb. 21).Die Richtungen der Nerven stellen Strömungslinien zwischen dem Neuralrohr und seinen Versorgungsgebieten dar.

> Der Rücken des Embryo nimmt mit dem Wachstum des Neuralrohrs an Länge zu.

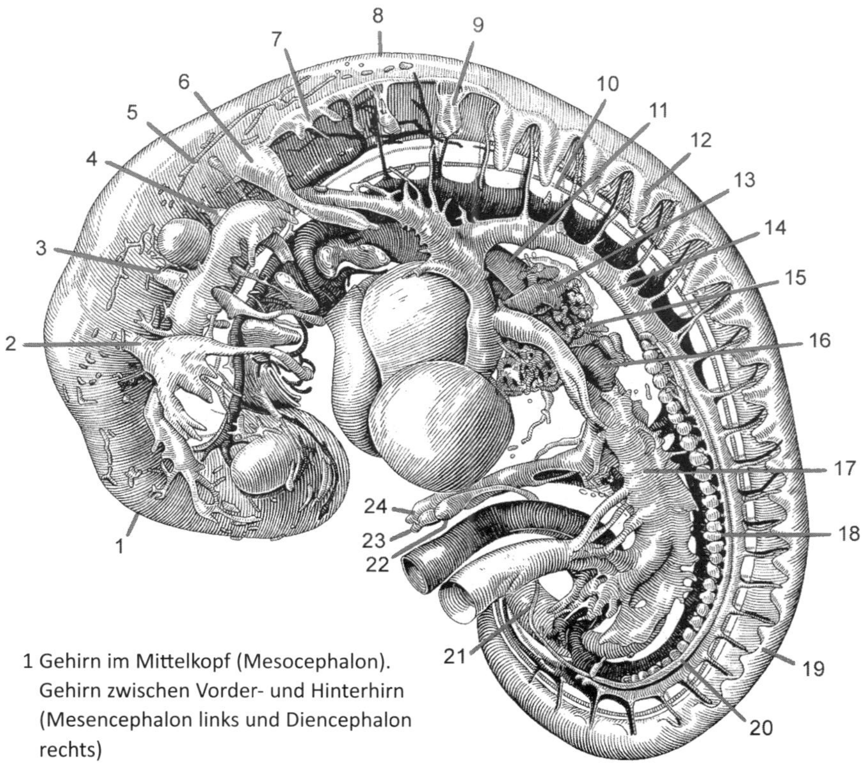

1 Gehirn im Mittelkopf (Mesocephalon). Gehirn zwischen Vorder- und Hinterhirn (Mesencephalon links und Diencephalon rechts)
2 N. trigeminus (V) (Ggl. semilunare)
3 N. facialis (VII); N. vestibulocochlearis (VIII) (Ggl. statoacusticum)
4 N. glossopharyngeus (IX) (Ggl. intra- und extracraniale noch nicht durch die Dura voneinander getrennt)
5 Vene
6 N. vagus (X)
7 N. accessories (XI)
8 Nackenbeuge im Entstehen
9 Ggl. cervicale I
10 Chorda dorsalis
11 Magen (Entoderm)
12 Ggl. cervicale n. trigemini (V)
13 V. hepatica
14 V. cardinalis inferior
15 Leberparenchym
16 V. omphalo-enterica sinistra
17 V. umbilicalis sinistra
18 Ductuli mesonephritici (Parenchym im mittleren Teil des Exkretionsapparates)
19 Crista neuralis
20 Wolff-Gang
21 Apikales Entoderm
22 Allantois
23 Ductus omphaloentericus
24 V. et A. omphaloenterica

Abb. 21 ca. 4,2 mm großer Embryo. Beginnende Segmentation des Rückenmarks. Die Neurotome sind noch nicht deutliche in Nervenwurzeln, Ganglien und Nerven unterteilt. In der primitiven Gesichtsregion haben sich zwischen der Aortal ventralis und den dorsalen Aorten Anastomosen gebildet (Visceralbogenarterien).

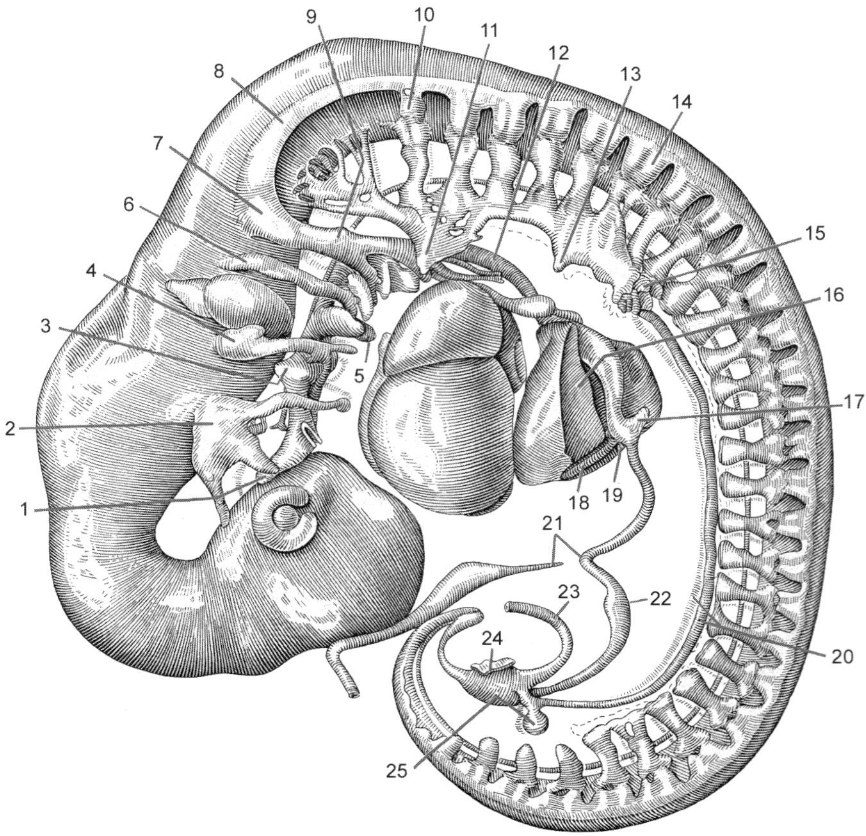

1 N. trigeminus (V/1); Rathke-Tasche
2 N. trigeminus (V) (aus ventralwärts divergenten Mesenchymsträngen freigelegt)
3 Schlundtasche I
4 N. facialis (VII); N. vestibulocochlearis (VIII)
5 Glandula thyreoidea
6 N. glossopharyngeus (IX)
7 N. vagus (X)
8 N. accessorius (XI)
9 N. hypoglossus (XII) (typisch abgewinkelt gegen den Vagusstamm)
10 Ganglion spinale C 1
11 Plexus cervicalis
12 Ösophagus (Entoderm)
13 N. phrenicus
14 Ganglion spinale C 5
15 Plexus brachialis
16 Lobus sinister hepatis (angeschnitten); Magen (Entoderm). Ventral davor hat sich die Herzspitze mit der zunehmenden Abflachung des Arcus aortae weit vom Rücken entfernt
17 Pancreas dorsale
18 Vesica fellea
19 Pancreas ventrale
20 Wolff-Gang (Ductus mesonephriticus)
21 Ductus omphaloentericus mit dem Längenwachstum der Aa. umbilicales bereits von der primären Darmschleife abgerissen
22 Entodermale Anlage des Caecum und des Processus vermiformis
23 Urachus
24 Membrana cloacalia (Zone mit breitem Flächenkontakt von Ektoderm und Entoderm)
25 Cloaca, Nierenanlage (kaudaler Teil des Exkretionsapparats)

Abb. 22 ca. 6,3 mm großer Embryo. Im peripheren Teile des Nervensytems bereits Nerven gebildet.

1 Neurocoel
2 Ependymzellen mit typischen sich gegenseitig beengenden senkrecht zum Zentralkanal ausgerichteten Zellkernen
3 Zirkuläre Leitungsbahnen (Kommissurenbahnen, vergleichbar denen in Abb. 16)
4 Zwischen den Verankerungen des Rückenmarks, welche die ventralen Wurzeln darstellen, ist der Boden des Rückenmarks medial erst wenig dorsalwärts gerückt: Sulcus ventralis (Abb. 29) erst im Entstehen, noch paarige Aa. spinales
5 Vakuolisiertes, liquorgefülltes Mesenchym (Arachnoidea vergleichbar dem Gewebe bei 2 Abb. 15)
6 Weiße Substanz (Neuriten aus mehreren dorsalen Wurzeln kommend und in der Ascensusrichtung des Gehirns aufsteigend)
7 Radiäre Ependymfasern von zirkulären Bahnen gekreuzt, beide senkrecht zu den Fasern bei 6 eingestellt (trajektorielle Struktur des Rückenmarks)

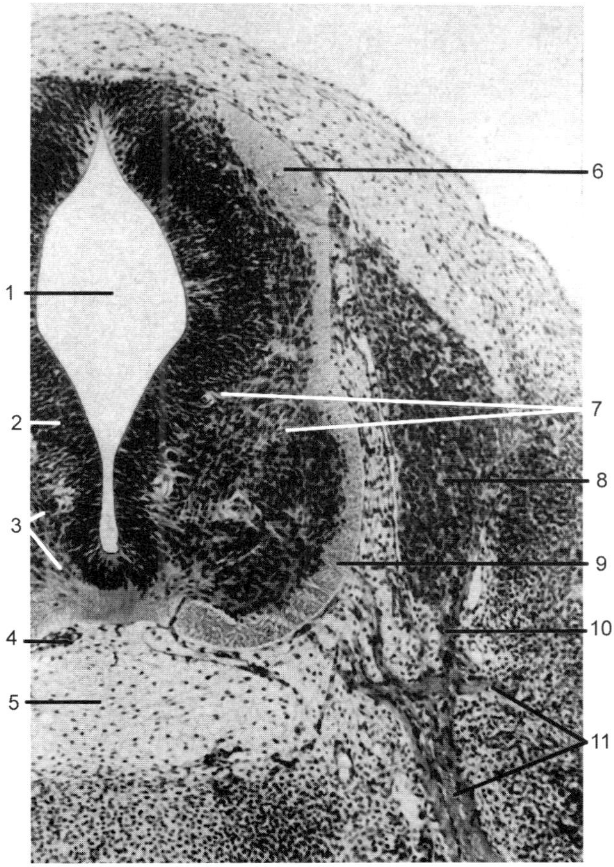

8 Bipolares Ganglion (Spinalganglion mit zahlreichen bipolaren Ganglienzellen)
9 Ventralwärts mit mehreren Filia radicularia peripherwärts konvergierende Neuritenbündel einer ventralen Wurzel (efferente Bahnen). Daneben als punktförmige Gebilde kaum erkennbar die longitudinalen Leitungsbahnen der Grundbündel (quer getroffene Neuriten)
10 Dendritenbündel, noch von undifferenzierten Wanderzellen begleitet (Anlage der Glia)
11 Ramus dorsalis und ventralis n. spinalis ohne dickere Teile von Neuren, also frei von Neuroganglien

Abb. 23 ca. 14 mm großer Embryo. Teilbild aus dem Schnitt Abb. 25. Ca. 125-fach.
Dorsal im Hauptzuwachsgebiet des Neuralrohrs noch vorwiegend primitive (ependymale) Struktur. Ventro-lateral und im Bereich des Neurotoms schon zahlreiche Neuroblasten und bereits intensive intraepitheliale Vaskularisation in der grauen Substanz. In der grauen Substanz des noch unentwickelten Hinterhorns noch fehlende Vaskularisation.

Das Rückenmark hebt sich von der Anlage der Wirbelsäule dorsalwärts ab (Stadien Abb. 24 und 25). Dabei streift sich die dorsolaterale Schicht des Neuralrohrs von ihrer Unterlage ab und bildet Neurotome mit Zentren und Bahnen (Abb. 26). Mit ihren Entwicklungsbewegungen vollzieht sich die Unterteilung des Nervensystems in zwei große Abschnitte, einen zentralen und einen peripheren (Ausschnitt Abb. 23). Damit wird die Entwicklung der nervösen Zentren und Bahnen für das ganze Nervensystem eingeleitet.

In dieser Periode produziert das wachsende Neuralrohr – als Zeichen seiner basal (ventral) besonders intensiven Arbeitsleistung bei der Expansion des Rückenmarks – Liquor. Dieser dringt basal zwischen die Anlage der Pia und der Dura in das Bett des Rückenmarks ein. Durch den Liquor wird zunächst vor allem das ventrale Mesenchymbett des Rückenmarks veranlasst, mittels Vakuolisierung die Arachnoidea zu bilden. Sie erscheint im Schnittpräparat

1 Schwacher, sich stark dorsalwärts ausweitender noch junger Abschnitt der Dura (in Abb. 25 punktiert)
2 Kräftiger, sich wenig vergrößernder und allmählich abflachender, älterer Abschnitt der Dura
3 Oberhaut, in vivo schwach elastisch gespannt
4 Neurotom
5 Arachnoidea (noch arm an Liquor arachnoidealis)
6 Vorknorplige Anlage der Wirbelsäule

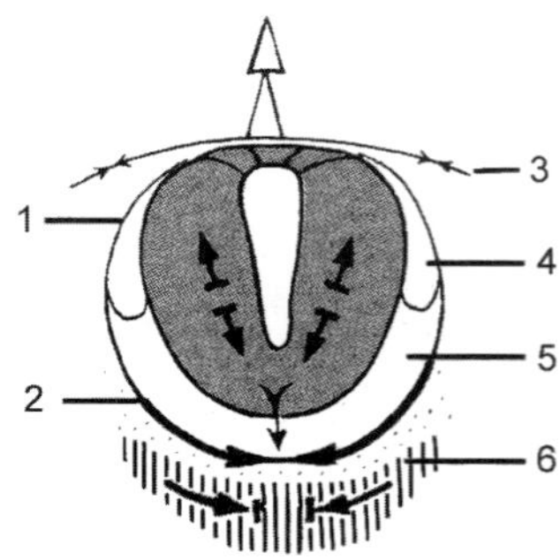

⇨ Der nach oben gerichtete und die nach oben divergierenden Pfeile ◄┤├►: Exzentrisches Wachstum des Rückenmarks
≻► Geschwänzter Pfeil: Ausschwitzung von Liquor arachnoidealis
►◄ Konvergente (kleine) Pfeile oben: Geringer Wachstumswiderstand der Oberhaut
►◄ Konvergente Pfeile unten: Großer Wachstumswiderstand des dicken Teils der Dura und Auswirkungen ihrer Abflachung
Die vertikal schraffierte Zone entspricht der schraffierten Zone in Abb. 25 (Anlage der Wirbelsäule)

Abb. 24 ca. 6,3 mm großer Embryo. Untere Rumpfregion quer. Ca. 100-fach. Rückenmark erst wenig dorsalwärts von der Anlage der Wirbelsäule abgerückt. Medial von den Verankerungen des wachsenden Rückenmarks an der seitlichen Dura ist der Boden des Rückenmarks noch nicht stärker dorsalwärts gerückt. Ein tiefer Sulcus ventralis, wie ihn in der Anlage Abb. 25 bzw. 23 und weiterentwickelt Abb. 29 zeigen, ist noch nicht gebildet.

nunmehr allmählich hell (Abb. 23). Mit der Volumenvergrößerung der ventral angelegten Arachnoidea hebt sich das wachsende Rückenmark mit seinem Boden von der Wirbelsäule ab, bleibt aber lateral an der Dura verankert. In dem Verankerungsgebiet vereinigen sich die Nervenwurzeln zu Nerven (vgl. Abb. 24 mit Abb. 25 und 23).

«Vakuole: Flüssigkeitsgefüllter Zellbestandteil variabler Größe der kontinuierlich besteht oder auch nur vorübergehend auftritt; Vakuolen werden verschiedene Funktionen zugeschrieben, sie spielen eine wichtige Rolle bei der Aufrechterhaltung des intrazellulären hydrostatischen Drucks (Turgor). Zur Vacuolisierung siehe Artikel oben!» (K. Obermeier)

Das exzentrische Wachstum des Rückenmarks bzw. des ganzen Zentralnervensystems vollzieht sich rhythmisch mit den Pulsstößen. Dabei werden die ventro-lateral an der Dura verhafteten Neurotome mit ihren dorsalen En-

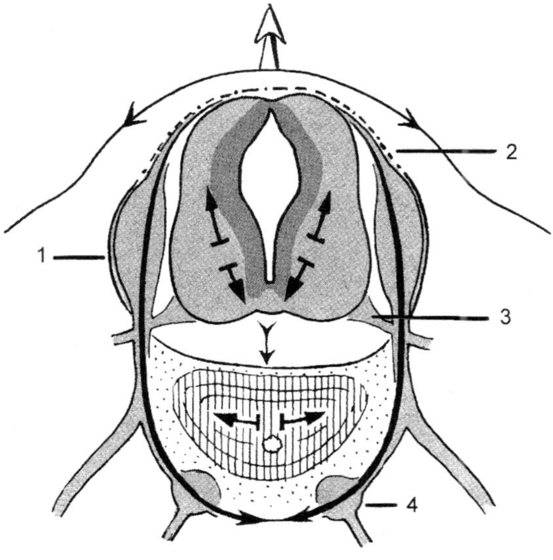

1 Spinalganglion mit anliegender kräftiger Dura
2 Schwacher Abschnitt der Dura
3 Ventrale Wurzel im Ablösungsgebiet der Dura
4 Grenzstrang des Sympathicus

Die ventralen, divergenten Pfeile ←→ deuten eine Wachstumskomponente der knorpligen Wirbelsäule an. Übrige Pfeile wie Abb. 24

Abb. 25 ca. 11 mm großer Embryo (35-fach).
Abheben des Rückenmarks von der basalen Dura durch Ausschwitzung von Liquor in Richtung des geschwänzten Pfeils ≻→.

den an die Haut gequetscht. Es kommen hier von den in den Neurotomen ausgelagerten Zellen nur dünne Teile zur Entwicklung. Die dickeren Teile lagern sich in dem größeren ventralen Abschnitt des Raumwinkels ein, der den Neurotomen zwischen Haut und Rückenmark zur Verfügung steht. In Anpassung an diese Verhältnisse bilden sich in den Neurotomen Kolbenzellen mit afferent zum Rückenmark zugespitzten Neuriten (Abb. 35). Ähnliches gilt für die ventralen Wurzeln. Die Neuroblastenbündel weichen der Expansion der ventralen Arachnoidea aus. Sie spitzen sich von den Vorderhörnern aus ventro-lateralwärts in efferenter Richtung zu (vgl. Abb. 26 mit 23 und siehe Schema Abb. 27).

Beide Male sind an den dicken und dünnen Teilen der Kolbenzellen verschiedene Ernährungsbedingungen gegeben (Abb. 23). In beiden Fällen lässt die Entstehung der Neuriten auf einen Wachstumsfluss (Fluxion) schließen.

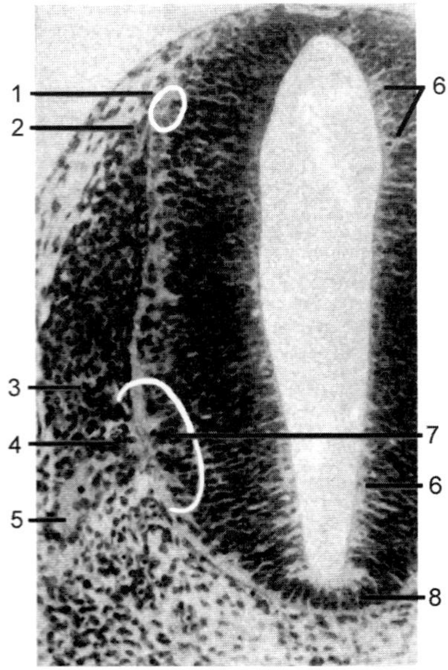

1 und 2 Weiße Substanz (hintere Wurzel mit ovalärem Längsbündel, bereits kranialwärts konisch zugespitzte Bündel von Neuriten enthaltend)
3 Periphere graue Substanz im Spinalganglion
4 Ventrale Wurzeln mit lateralwärts konisch zugespitzten Neuritenbündeln
5 Spinalnerv zum Teil schon Dendriten enthaltend
6 Ventrikuläre Mitosen
7 Zentrale graue Substanz im Vorderhorn
8 Bodenplatte, im Wachstum fast stillgelegt (fast ohne Mitosen)

Abb. 26 ca. 8 mm großer Embryo, ca. 170-fach. Dorsal noch vorwiegend ependymale Struktur. Ventrolateral bzw. lateral schon neuroblastische Struktur mit oberflächlicher noch sehr entwicklungsfähiger Glia.

Dieser Fluss erfolgt in den Neuriten der dorsalen Wurzeln zunächst nur in afferenten Richtungen zum Rückenmark, dagegen in denen der ventralen Wurzeln in efferenten Richtungen. Die Fluxion ist also beide mal in Richtung von den dicken (in der grauen Substanz bereits gut vaskularisierten) Teilen der Neuroblasten zu den dünn zugespitzten Enden der Zellen (vgl. hierzu Abb. 35 mit Abb. 27).

Die Auslagerungsvorgänge, die zur Bildung der Nervenwurzeln und damit der Nerven führen, erfahren an verschiedenen Stellen des Neuralrohrs eine nachträgliche Korrektur des zuvor erkennbaren Bauplans. Durch das Wachstum der primären Darmschleife und der übrigen ventralwärts expandierenden Rumpfeingeweide kommen noch weitere Wachstumskräfte hinzu. Nur dorsal von diesem Massiv geraten mit der ventralgerichteten Dickenzunahme der Eingeweide massenhaft Zellen des jungen Neuralrohrs (etwa zwischen C 8 und

1 Relativ passives Wachstum, wenig Materialzunahme. Daher als Wachstumsfunktion: Widerstand gegen das expansiv wachsende Rückenmark
2 Neurit einer bereits bipolaren Zelle in einem bipolaren Ganglion liegend
3 Stark vergrößert gezeichnetes Neuroganglion eines Neuroblasten
4 Dendrit der bipolaren Zelle 2; 3; 4
5 Neurit genannter Abschnitt einer noch kolbenförmigen Zelle (siehe hierzu Abb. 35)
6 Ausscheidung von Liquor cerebrospinalis
7 Ausscheidung von Liquor arachnoidealis

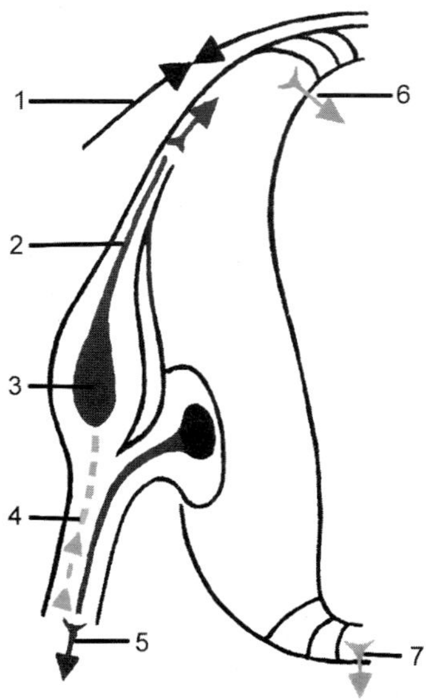

Abb. 27 Erläuterung zu Abb. 26. Die Entstehung einer dorsalen und ventralen Wurzel (unter dem Gesichtspunkt der dargelegten Fluxionstheorie dargestellt). Geschwänzter Pfeil ⤚► oben über 2: Fluxion relativ zum Rückenmark afferent (relativ zu dem nicht eingezeichneten Zellkern im Neuroganglion bei 3 karyofugal). Geschwänzter Pfeil ⤚► unten bei 4: karyopetale Fluxion relativ zum Zellkern des Neurons bei 3. Geschwänzter Pfeil ⤚► unten bei 5: Efferente Fluxion relativ zum Rückenmark.

L 3) in die Gewebe des Intestinaltrakts. Hier bildet sich als ein besonderer Abschnitt des peripheren Nervensystems der **Truncus sympathicus** aus (Abb. 28).

Die Zellbewegungen, die sich an seiner Bildung beteiligen, weisen charakteristische Merkmale amöboider Bewegung auf. Wir finden sie morphologisch erkennbar allein im Rahmen der gesamten Entwicklungsbewegungen der Eingeweide normal ablaufen. Für die in den Eingeweidetrakt des Rumpfes vom Rückenmark einwandernden amöboiden Zellen bietet das Mesenchym der Eingeweide multipolar gerichtete Leitstrukturen. Die lokal verschiedene Ausrichtungen seiner Maschen ermöglicht den Zellen zwischen der Rückenregion und den Eingeweiden von verschiedenen Zentren aus in mehreren Richtungen zu wachsen.

Diese Leitstrukturen entwickeln sich während der Aufrichtung des Embryo in dem Gewebsbett der Aorta descendens zunächst in longitudinaler Richtung. Im Gewebsbett des Eingeweideparenchyms entwickeln sie sich in verschiedenen Richtungen stumpfwinklig dazu. In den Knotenpunkten der Leitstrukturen entstehen die vertebralen und prävertebralen Ganglien.

Abb. 28 ca. 10 mm großer Embryo, in einem Stadium des ersten stärkeren Längenwachstums der knorpligen Wirbelsäule bei geringerem Längenwachstum der Rückenmuskulatur (Stadium aus der Periode der Aufrichtung des Embryo Abb. 34). Die Nervenplexus der Extremitäten markieren oben und unten die Grenzen der Leibeshöhle. Dorsal von ihr ist der Truncus sympathicus bereits entwickelt. Kranial und kaudal von ihr befindet sich der Parasympathicus erst im Entstehen

1 Durch Ablösen verfestigten Mesoderms freigelegter Nerv (N. trigeminus [V/1])
2 N. oculomotorius (III)
3 N. trochlearis (IV)
4 In der Gesichtsanlage verankertes Nervengewebe (Ggl. N. trigemini [V].)
5 Ggl. N. facialis (VII), N. vestibulo-cochlearis (VIII)
6 Einsinkende Epithelwand; Pars vestibualis der Ohrblase
7 Ductus endolympathicus
8 Zellansammlung proximal von der Duraanlage (N. vagus [X])
9 N. accessories (XI)
10 N. nasociliaris
11 N. trigeminus (V/2)
12 N. abducens (VI)
13 Nerv durch Ablösen des parallel zu ihm verlaufenden Mesoderms freigelegt (N. petrosus superficialis major)
14 N. trigeminus (V/3)
15 Ggl. submandibulare
16 N. petrosus superficialis minor
17 Ggl. N. glossopharyngeus (IX)
18 Chorda tympani
19 N. hypoglossus (XII)
20 N. facialis (VII)
21 Ggl. extracraniale n. vagi (X)
22 Ramus sternocleidomastoideus

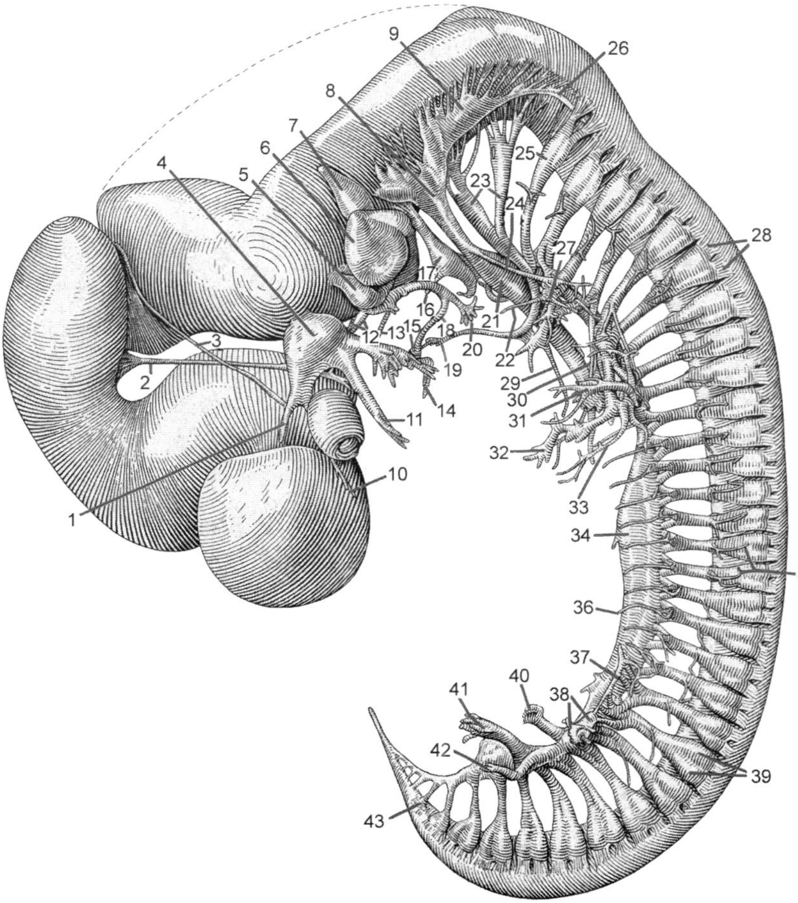

23 N. hypoglossus (XII)
24 N. accessories (XI) (R. lateralis)
25 Ggl. spinale C 1
26 N. accessorius (XI). Mit der Biegung des Neuralrohres in der Nackenregion entstandene Nervenfaserbündel
27 Plexus cervicalis
28 Radix dorsalis n. spinalis
29 Ansa cervicalis (R. descendens)
30 N. phrenicus
31 N. radialis
32 N. medianus
33 N. ulnaris
34 Truncus sympathicus
35 Rami dorsalis n. spinalis Th 7, Th 8
36 Ramus ventralis n. spinalis
37 Längsanastomose
38 N. femoralis
39 Ggl. spinale (Pars superior et inferior)
40 N. obturatorius
41 In der Hauptwachstumsrichtung des Beins gelegener Nerv (N. tibialis)
42 N. fibularis
43 Ggl. spinale (Anlage)

Die Eingeweide in der Kopf-Hals-Region und im coccygealen Gebiet haben wegen des Fehlens der Leibeshöhle nur eine geringe Wachstumsbeweglichkeit. Sie vergrößern sich nur langsam und es kommen keine peripheren Nerven mit sympathischen Ganglien, sondern mit parasympathischen Ganglien und entsprechende Leitungsbahnen zustande (Abb. 29 und 30).

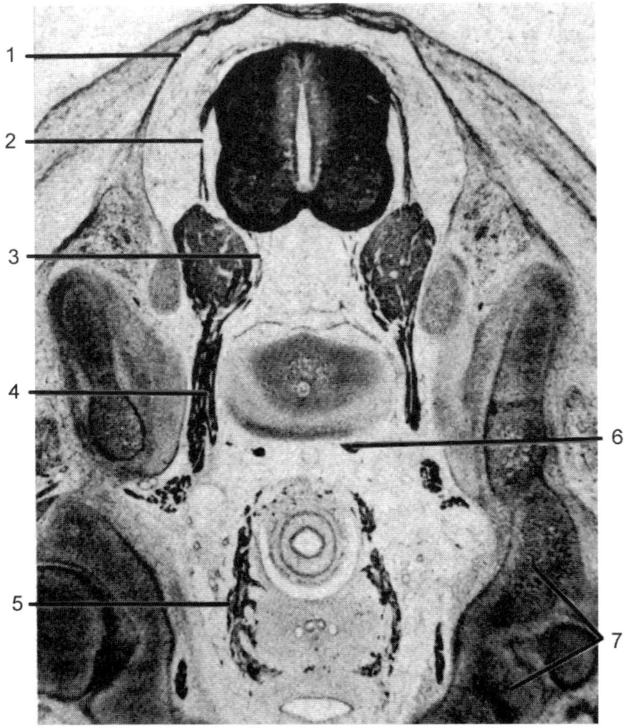

1 Noch desmale Wand des Wirbelkanals
2 Radix dorsalis N. spinalis
3 Radix ventralis N. spinalis
4 Stamm eines N. spinalis (Wurzel des Plexus sacralis)
5 Multipolares Ganglion in der Wand der Uterusanlage
6 Multipolares Ganglion im Übergangsgebiet zwischen Rücken und Eingeweiden
7 Acetablulum mit Caput femoris

Abb. 29 Embryo 27,2 mm groß. Peripherer Teil des Nervensystems. Spinale Ganglien dorsal bei 3. Sympathische Ganglien weiter ventral bei 6 und parasympathische Ganglien noch weiter ventral bei 5.

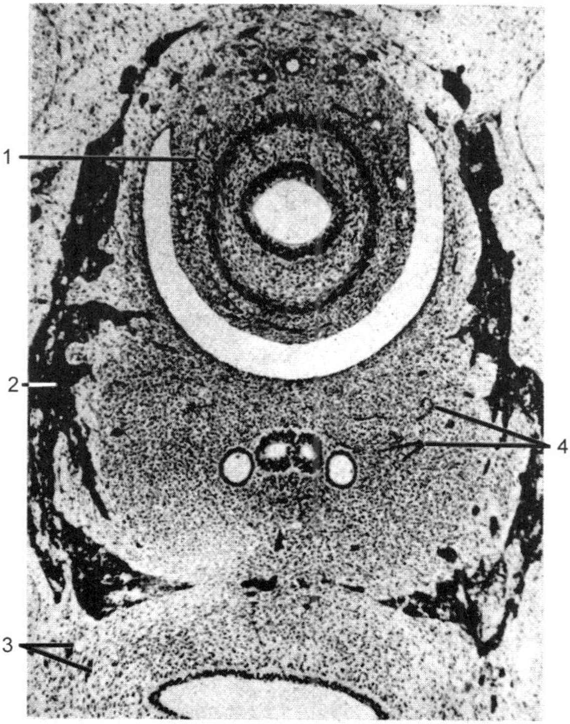

1 Nervenfaserbündel außen an der Längsmuskulatur des Rectum
2 Vielzipfliges (multipolares) Ganglion
3 Nervenfaserbündel mit Neuriten in die wachsende Harnblasenmuskulatur einstrahlend
4 Nervenfaserbündel mit Neuriten in die wachsende Uterusmuskulatur einstrahlend (medial: Müller-Gänge, lateral: Wolff-Gänge, Anlage der Gartner-Gänge)

Abb. 30 Embryo 27,2 mm groß. Rumpfboden mit vegetativen Ganglien des parasympathischen Systems. Ausschnitt aus dem Präparat Abb. 29. Frankenhäuser-Ganglion. Es stellt im Unterschied zu einem bipolaren Spinalganglion, das bipolare Zellen enthält (Abb. 29), ein multipolares Ganglion mit multipolaren Ganglienzellen dar (Ähnlichkeit der entwicklungskinetisch zusammengehörigen Strukturen verschiedener Größenordnungen).

In der letztgenannten Region wird das vom Rumpfboden aus sich nach oben verlängernde Colon durch den nun sog. kaudalen Teil des Parasympathicus (Nn. pelvini) mit Nerven ausgestattet. Diese wachsen nach oben. Dahingegen erreichen die dem Gehirn entstammenden Nerven die Eingeweide durch Nerven, die nach unten wachsen (parasympathische Bahnen der Nn. vagi und der ihnen benachbarten Hirnnerven).

Soweit die Nerven nicht die Eingeweide, sondern die Rumpfwand erreichen, bilden sie dort den peripheren Abschnitt des breit der Umwelt des Embryo zugekehrten (oikotropen) Teils des Nervensystems, der mit Haut und Bewegungsapparat entwicklungskinetisch in engster Beziehung steht.

Wo die Rumpfwand durch lokale Faltungen die häutigen Extremitätenanlagen bildet, entwickelt sich je nach den örtlich verschiedenen Entwicklungsbewegungen dieser Hautbezirke der sog. **Plexus brachialis** bzw. **lumbosacralis** in verschiedener Weise (Abb. 28). In diesem Plexus kreuzen sich die Leitungsbahnen spitzwinklig. Die mehr axial wachsenden Leitungsbahnen (N. medianus bzw. N. tibialis) zeichnen sich durch größere Wachstumsgeschwindigkeit und intensiveres Längenwachstum gegenüber den mehr randständigen Extremitätennerven aus.

> Wo unter den Wachstumsbedingungen, die durch das frühe Flächenwachstum der Haut gegeben sind, Muskelbäuche entstehen, bildet das Nervensystem dicke motorische Nerven, deren Neuriten in die Muskeln eindringen.

Die Neuriten bilden hier in geräumigen Interstitien zwischen den im Querschnitt nur wenig, aber an Länge viel gewinnenden Muskelfasern **motorische Endplatten.** Weit entfernt von ihnen formieren die kernhaltigen dicken Teile der Neuroblasten, aus denen diese Neuriten auswachsen, die motorischen Zentren in den Vorderhörnern (Abb. 27). In diesen dicken **Neuroganglien** genannten Teilen werden die Zellkerne umso größer, je länger die Neuriten werden. Die Kern-Plasma-Relation führt durch das Wachstum der Neuroganglien in den motorischen Vordersäulen (Columnae ventrales) zur Bildung der Intumescentia cervicalis und lumbalis.

Die **sensible Innervation** bleibt zunächst auf die Haut beschränkt. Sie entsteht regelmäßig dort, wo sich das Ektoderm durch Behinderung im Flächenwachstum besonders verdickt. Wo hierbei die Haut parallel der Oberfläche des Embryo eng zusammengedrängt wird, stellen sich ihre Mesenchymmaschen regelmäßig senkrecht zum Ektoderm ein und bahnen damit den Weg für seine Innervation (vgl. Abb. 33 mit Abb. 31).

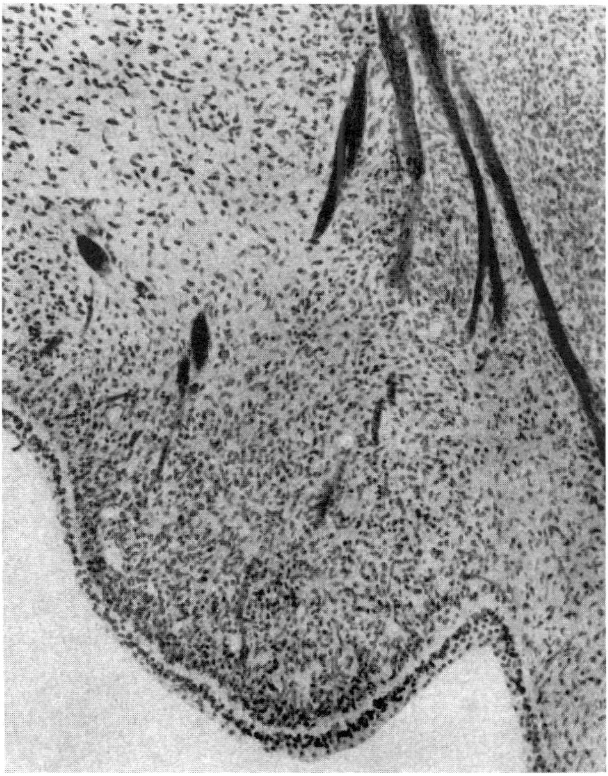

Abb. 31 Embryo 27,2 mm, quer (ca. 120-fach), Ausschnitt aus der Interfemoralregion, ähnlich wie bei Abb. 32. Labium majus von zahlreichen Dendritenbündeln (noch rein sensibel) innerviert.

Die Entwicklungsarbeit bei der Ausbildung der Zentren und Bahnen resultiert aus der Zusammenarbeit des Nervensystems mit allen Organen in seiner näheren und weiteren Umgebung. In diesem Wirkungszusammenhang begrenzen die das Nervensystem umschließenden Gewebe mehr und mehr den Fortgang der Entwicklung. Sie erzeugen zunehmend Wachstumswiderstände und determinieren so die Entwicklungsmöglichkeiten (Potenzen) des ganzen Embryo gegenüber den Einwirkungen (Reizen), denen der Organismus ausgesetzt wird. Im Verlauf dieses Prozesses erscheinen uns die nachgeburtlichen Funktionen des Nervensystems nur noch als sehr eng spezialisierte Funktionen im Sinne von Restleistungen im Vergleich zu seinen ursprünglichen Wachstumsfunktionen.

1 Dünne Oberhaut (Zone schneller Oberflächenvergrößerung), frei von Nerven
2 Dicke Oberhaut (Zone verlangsamter Oberflächenvergrößerung) reich an Nerven
3 Knorpliges Femur
4 Anschnitt des N. tibialis

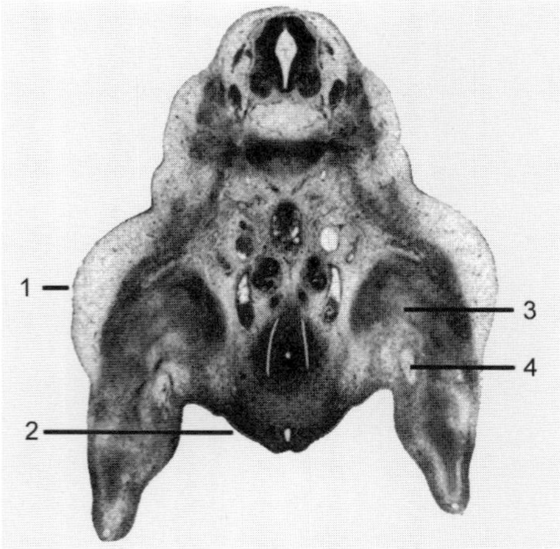

Abb. 32 Embryo, 14 mm groß, quer. Während die Beinanlagen sich ventral einander nähern (Abb. 33), entfernen sie sich vom Rücken. Dabei verdickt sich die Oberhaut ventral, wogegen sie dorsal dünn wird und sich dort durch Zellzerreißungen (Amitosen) entlang ihren Kontaktflächen vergrößert, die sie mit dem Fruchtwasser und dem Mesoderm bildet. Unter dem verdickten Ektoderm verengen sich die interzellularsubstanzgefüllten Lücken des Mesoderms. Dagegen erweitern sich die Mesodermlücken bei dem dünn werdenden Ektoderm. Hier finden wir eine Verschiebung von Interzellularsubstanz aus der in der Tiefe liegenden Muskulatur gegen die Oberhaut (Abb. 32 bei 1).

Untere (weiße) Pfeile ⇨: Bereits weitgehend abgelaufene Wachstumsadduktion der Beinanlagen
Laterale Pfeile ◄┤├►: Quellungswachstum des noch knorpligen Femur
Konvergente obere Pfeile ─►◄─: Haltefunktion des N. ischiadicus
Konvergente untere Pfeile ➞: Verdichtungsvorgänge im Entstehungsgebiet der Symphyse

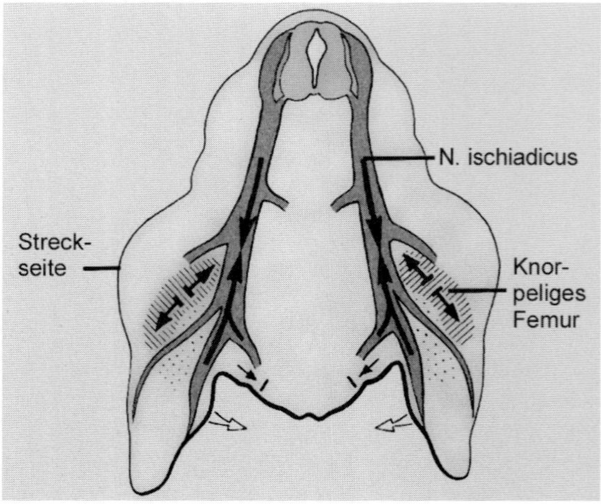

Abb. 33 Im gesamten dorsalen und lateralen Hautabschnitt sind noch keine Nerven nachweisbar, dagegen finden sich in dem ganzen ventralen Hautabschnitt zahlreiche Nerven.

1 Kleinhirn
2 Dens axis und Atlas
3 Pleura
4 Zwerchfell
5 Haltefunktion des Zwerchfells
6 Großhirnhemisphäre
7 Pericard
8 Leber

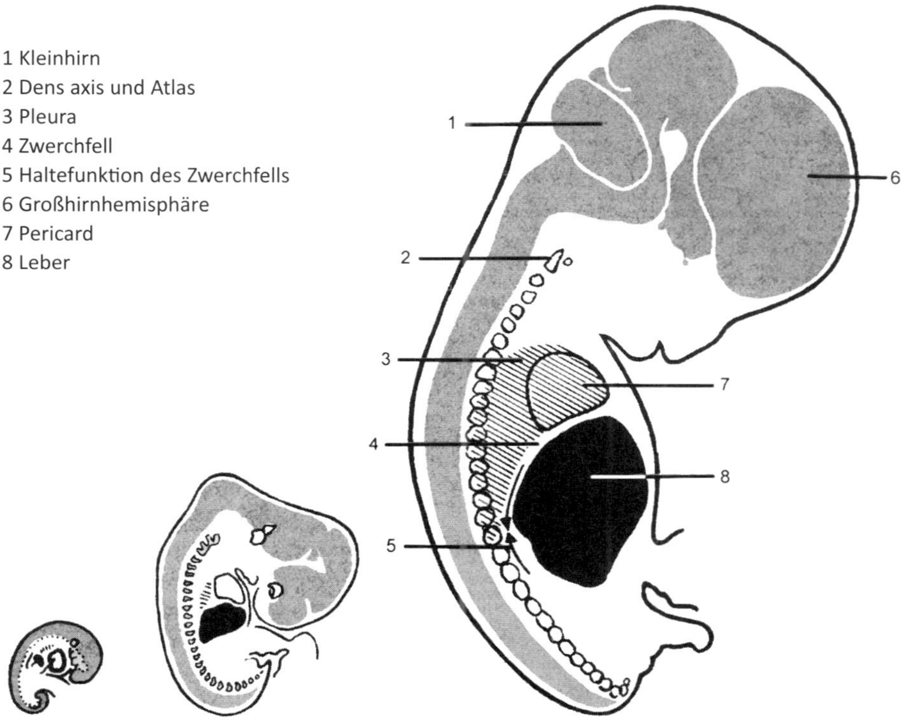

Abb. 34 Embryonen, 4,2 mm; 10 mm; 29 mm. Stadien entsprechend den Schnittserienrekonstruktionen Abb. 21, 28 und entsprechend dem Präparat Abb. 18. Übergang von der Einrollung (Krümmung) des Embryo zur Aufrichtung. Beachte den Descensus der Eingeweide relativ zum Kopf und ihren Ascensus relativ zum Boden des Rumpfs.
Das Mittelfell ist mittels des Zwerchfells an der Lendenwirbelsäule fixiert. Zur Zeit der zunehmenden Aufrichtung des Embryo hält die Pars lumbalis des Zwerchfells die Zwerchfellkuppe an der Lendenwirbelsäule fest, während gleichzeitig die Brust- und Halswirbelsäule den Abstand zwischen der Lendenwirbelsäule und der Schädelbasis vergrößert. Mit Hilfe des Zwerchfells descendieren die Eingeweide relativ zum Kopf. Leber (schwarz). Pleura (schraffiert). Herzbeutel (konturiert).

Die Entwicklung der Struktur im Inneren des Nervensystems

Auch die Vorgänge im Inneren des Nervensystems lassen sich entwicklungskinetisch nur als Komponenten der gesamten Entwicklungsbewegungen des Embryo verstehen. Sie sind also Teilaspekte der Formentwicklung des Nervensystems. Bei der Entwicklung der Wurzeln des Rückenmarks erfuhren wir schon von lagebedingten Fluxionsvorgängen im Cytoplasma der Neuralrohrzellen. Diese wollen wir nun im Hinblick auf die Entstehung der Cytoarchitektonik noch an spezielleren morphologischen Merkmalen kennenlernen.

Im ersten Entwicklungsmonat besteht die Anlage des Nervensystems noch aus gewöhnlichen Epithelzellen. Mit den Fluxion genannten Materialwanderungen innerhalb der Zellen beginnen sich aber typische **Sonderformen von Zellen** herauszubilden. In der Oberhaut entwickeln sich zylindrischen Epithelzellen, im embryonalen Intestinaltrakt finden wir keilförmigen Epithelzellen. Im Unterschied dazu stellen die epithelialen Zellen des älteren Neuralrohrs großenteils kolbenförmige Zellen dar (Abb. 35). Die dicken, kernhaltigen Teile der kolbenförmigen Zellen finden wir von jetzt ab regelmäßig gehäuft in Bezirken des embryonalen Nervensystems vorkommen, die dafür entwicklungskinetisch den notwendigen Platz gewähren. Hier bedingen sie im Fall größerer Anhäufung von Zellkernen (im zentralen wie im peripheren Nervensystem) das charakteristische Strukturbild der **grauen Substanz.** Umgekehrt bedingen die dicht aneinander gedrängten dünnen Teile der Zellen, in denen Zellkerne kaum oder gar nicht Platz haben, das Strukturbild der **weißen Substanz** (Abb. 27; 16 und 17).

> Mit der Bildung des ersten Fortsatzes, den wir beim Neuroblasten als Neuritenanlage bezeichnen, vergrößert sich die Oberfläche des Neuroblasten im Verhältnis zu seinem Volumen. Entlang der Zelloberfläche wird hier viel Cytoplasma zur Bildung der Zellmembran verwandt. Dadurch werden Reaktionsflächen geschaffen, die allmählich für gerichtete submolekulare Prozesse in der Größenordnung von Elektronenbewegungen, d. h. für die Erregungsleitung Bedeutung gewinnen. Die Wachstumsrichtung der Neuriten zeichnet die Richtung der Erregungsleitung vor, die später als elektrischer Strom gemessen werden kann (Abb. 27).

Schon in molekularer Größenordnung bedeutet die Änderung der Relation zwischen Oberfläche und Volumen der Neuroblasten eine Änderung ihres ganzen Stoffwechselfeldes. Je mehr ein Neurit in die Länge wächst, desto mehr entstehen in ihm und im zugehörigen Neuroganglion Stoffwechselbewegungen in karyofugaler Richtung, also vom kernhaltigen Teil des Neuroblasten zur Spitze seines Neuriten. Bei dem nur morphologisch erschlossenen Fluss (Fluxion) reicht das Nahrungsangebot für das Wachstum der Zelle anscheinend nicht aus. In der Regel kollabiert die Zellmembran an der Oberfläche des Neuroganglions und leitet damit die Entstehung von Dendriten ein. Je nach den lokalen Lagebeziehungen der Neuroblasten zu den angrenzenden Zellen nehmen die Dendriten örtlich verschiedene Formen an.

> Die Dendriten funktionieren wahrscheinlich schon embryonal mehr als Rezeptoren denn als Effektoren. Ihre Neuroganglien scheinen Substanzen aus den Dendriten zu entnehmen, um sie in die Neuriten abzugeben. So werden die Dendritenanlagen relativ wasserarm, aber dafür reich an großmolekularen Substanzen z. B. Anlagen der sog. Nissl-Schollen. Es besteht Anlass zu der Annahme, dass die winzigen Spitzen der Dendriten, ähnlich wie Saugwurzeln, bevorzugt in Wasser gelöste Elektrolyte aufnehmen und diese sehr schnell an die Neuroganglien abgeben (Schema Abb. 27).

Die aufgenommenen Substanzen können durch die wachsenden Neuriten karyofugal zu den Erfolgsorganen weitergeleitet werden. Die Neuriten beteiligen sich also am Aufbau der motorischen Innervationsgebiete. Sie entwickeln sich regelmäßig dort, wo im Verlauf des Dehnungswachstums der Muskelzellen eine schnelle Massenzunahme der Muskelfasern in longitudinalen Richtungen erfolgt. Dabei entstehen breite Interstizien zwischen den wachsenden Fasern. Im extremen Gegensatz hierzu liegen die Entstehungsgebiete der Dendriten regelmäßig dort, wo turgeszente Zellen sich so eng aneinanderpressen, dass kaum messbare Interstitien für das Einwachsen von Neuriten freibleiben (Abb. 33 und 31). Die Neuriten und Dendriten beteiligen sich so typisch an sehr verschiedenen Entwicklungsbewegungen.

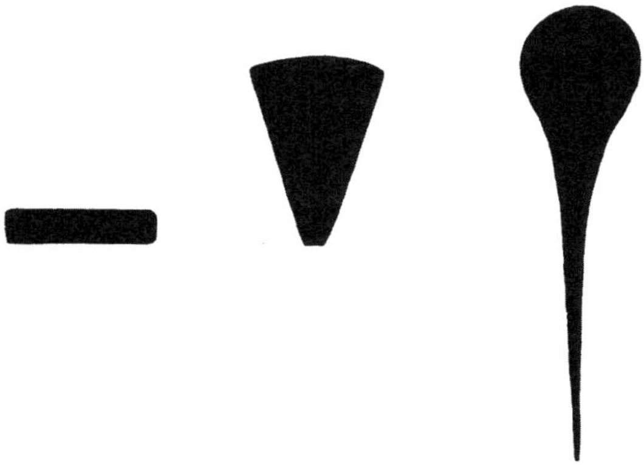

Abb. 35 Links: Zelle eines Plattenepithels. Mitte: Zelle eines Keilepithels. Rechts: Zelle eines Kolbenepithels (Zeltganglion und Zellspitze sind weit voneinander entfernt).

Auch für eine Kolbenzelle gilt das Prinzip des entwicklungskinetischen Zusammenhangs seiner Lageentwicklung, Formentwicklung und Strukturentwicklung. Im Inneren verschiedener kolbenförmiger Zellen lässt sich je nach den lokalen Wachstumsbedingungen bald auf karyofugale, bald auf karyopetale Fluxionen schließen. Nur Fortsätze, die morphologisch auf eine karyofugale Fluxion schließen lassen, nennen wir Neuriten (siehe auch Abb. 27).

Wie Vergleiche unserer Präparate Abb. 32 und 33 mit zahlreichen Präparaten anderer Hautbezirke ergaben, finden sich Dendritenanlagen in der Körperperipherie regelmäßig in Schichten dicht zusammengedrängter Zellen einwachsen. Die Hauptrichtung dieser Zellen steht steil oder senkrecht zur Oberfläche des Embryo (Abb. 31). Hier vermögen die Dendritenanlagen im Falle einer Aufnahme von Flüssigkeit sich in das Gewebe hineinzusaugen.

Niemals finden wir an solchen Stellen Neuriten oder Fortsätze mit breiten Endplatten. Neuriten dringen nur in lockere Interstitien wachsender Muskeln ein. Hier besteht die Möglichkeit, anstatt Substanzen abzutransportieren, solche anzuliefern.

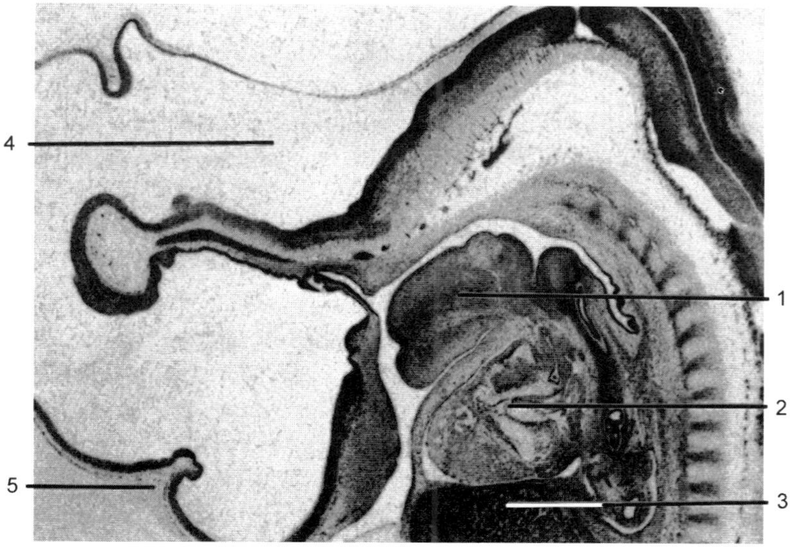

1 Zunge
2 Herz
3 Leber
4 Vierter Ventrikel
5 Noch mesenchymale Schädelanlage

Abb. 36 Embryo 10 mm.
Mit dem Flächenwachstum der dicken Zungenschleimhaut hat sich die Zunge bereits vorgewölbt. In das Entstehungsgebiet der Zungenmuskulatur strahlt der N. hypoglossus ein (Abb. 37).

In der Zungenmuskulatur sind die einwachsenden Neuritenbündel kräftiger und zahlreicher als in allen anderen Muskeln. Der hier extreme Reichtum an breiten Neuritenbündeln ist eine charakteristische Vorbedingung für die spätere Verwendung der Zunge zu den besonders komplizierten Bewegungen beim Sprechen (Funktionsentwicklung der Zungenmuskulatur).

Die wahrscheinlich unterschiedlich gerichteten Fluxionen innerhalb der embryonalen Leitungsbahnen des Nervensystems bilden durch ihren Verlauf über das Rückenmark bereits zu Beginn des 2. Embryonalmonats primitive Reflexbahnen: Die Fluxionsreflexe gehen als Vorbereitung der späteren Erregungsreflexe von der embryonalen Haut durch Neurone (afferent) zum Rückenmark

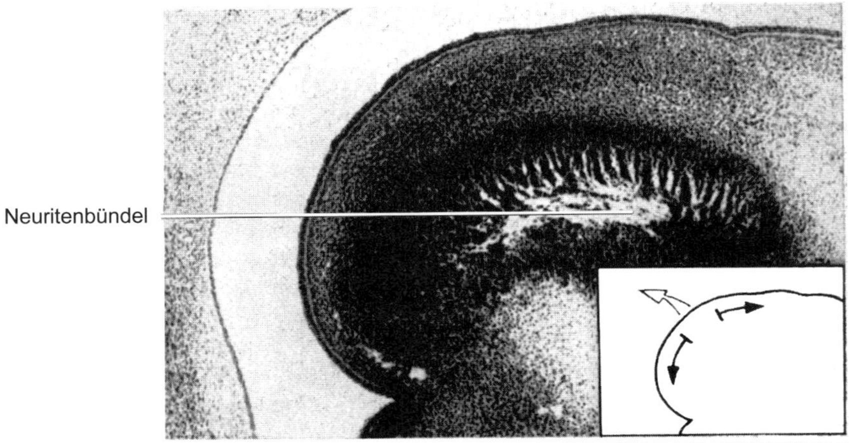

Abb. 37 Zunge eines 14 mm großen Embryo (längs) zur Verdeutlichung der Entstehung einer motorischen Innervation. (Gegenbeispiel zu einer rein sensiblen Innervation wie in Abb. 31).

und von da wieder durch Neurone (efferent) zu den Muskeln. Die primitiven Reflexbögen werden mit fortschreitender Entwicklung allmählich durch das exzentrisch appositionelle Wachstum des Gehirns von übergeordneten Reflexbögen überbaut. Wie alle Untersuchungen zeigen, sind die Leitungsbögen keine elementaren Bauelemente des Nervensystems, sondern Folgen der Neuronenbildung. Schon Neuroblasten sind nervöse Apparate mit Zuleitung, Zentralapparat und Ableitung.

Auch hier gilt wieder sowohl für die peripheren als auch für die zentralen Anteile des Nervensystems grundsätzlich das gleiche Entwicklungsprinzip: schon die Entstehung eines Organs ist der Beginn seiner späteren Leistungen.

Nachdem wir anhand der Abb. 16 und 17 die Entwicklungsbewegungen von Assoziationsbahnen und Kommissurenbahnen kennengelernt haben, fragen wir uns nun: mit welchen Entwicklungsbewegungen entstehen die Projektionsbahnen? Abb. 11 erläutert hierzu, dass die Mantelkante einer Großhirnhe-

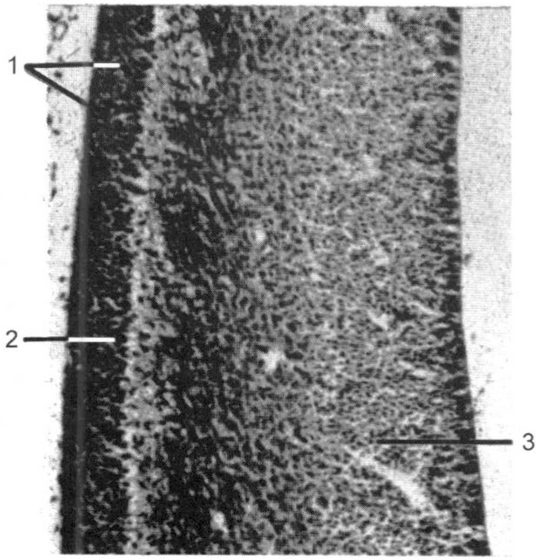

1 Rinde mit Zona molecularis
2 Entstehungszone von Neuriten
3 Noch primitive Matrix

Abb. 38 Embryo 21,2 mm. Laterale Wand des linken Seitenventrikels (120 x).

misphäre sich ausrollt, d. h. also besondere Bewegungsfreiheit hat, sobald sich die mediale Hemisphärenwand in Richtung gegen das schwache Schädeldach vergrößert. Im Verlauf der Ausrollung schiebt sich die oberflächliche Schicht der lateralen Gehirnwand gleitend an der tiefen Schicht entlang. Gleichzeitig dringen ständig Zellen aus der tiefen Schicht der ventrikelnahen Mitosen in die im Flächenwachstum nur wenig behinderte oberflächliche Schicht ein. Die Folge davon ist eine Unterteilung der Gehirnwand in differente Schichten:

- Eine oberflächliche Schicht wird zur oberflächlichen grauen Substanz, zur Rinde.
- Eine tiefe Schicht wird zur grauen Substanz der subkortikalen Zentren, und
- eine dazwischen liegende Schicht wird der Nucleus semiovalis.

Die Rinde nimmt im Verlauf der Oberflächenvergrößerung der Pia an Umfang zu. Dabei wächst ihr Abstand von den zuvor in den Vorderhörnern entstandenen Lagern. Die Zunahme des Abstandes kennzeichnet die Hauptrichtungen der Entwicklungsbewegungen der absteigenden Projektionsbahnen.

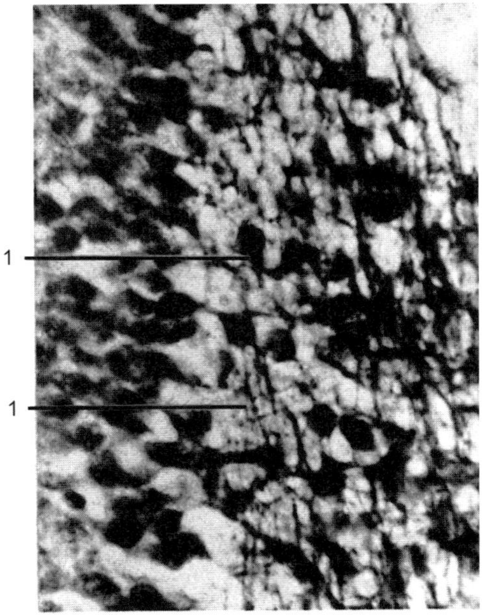

1 Schräg absteigende Projektionsbahnen

Abb. 39 Ausschnitt aus Abb. 38. Region dicht unterhalb 1 der Abb. 38.

Wie wir gesehen haben, entstehen die antibasalen Teile der Hirnrinde später als die laterobasalen. Die untere Rumpfwand mit den unteren Extremitäten entwickelt sich später als das Gesicht und die oberen Extremitäten. Demzufolge versorgen die laterobasalen Teile der motorischen Rinde das Gesicht und die oberen Extremitäten und umgekehrt die antibasalen Teile die untere Rumpfwand und die unteren Extremitäten. Eine scharfe Punkt-Punkt-Projektion zwischen der Hirnrinde und den Organen der Körperperipherie kommt bei dieser Entwicklung nicht zustande, da durch die Vorentwicklung stets schon Neurone in den tieferen Zentren tätig sind. Das Nämliche gilt für die von den kräftig vaskularisierten subkortikalen Zentren aufsteigenden Projektionsbahnen.

Die Differenzierung des Ependyms

Hiermit kehren wir wieder zu den anfangs beschriebenen Entwicklungsvorgängen zurück.

Je größer und dicker das Neuralrohr wird, desto größere Bedeutung bekommen seine Grenzflächen für seine Stoffwechselleistungen. Wie bei jedem Gestaltungsarbeit leistenden frühembryonalen Epithel liegt auch beim Kolbenepithel des jungen Neuralrohrs das sauerstoffverbrauchende Cytoplasma der Zellen hauptsächlich nahe der Kontaktfläche, mit der das Neuralrohr das gefäßreiche Mesenchym berührt – also zunächst außen am Neuralrohr.

Innen, am Kontakt der Neuralrohrwand mit der Neurocoelflüssigkeit liegt zunächst nur der zellkernreiche Abschnitt der Zellen, der dicke Teil der noch primitiven Ependymzellen (Abb. 26 und 23). Die Zellen bilden nahe dieser inneren Grenzfläche, wo sie der Wachstumsarbeit mehr entzogen sind, massenhaft ventrikuläre Mitosen (Abb. 26). Die mit den Mitosen entstehenden Zellen wachsen mit feinsten Fortsätzen nach außen in Richtung auf das ernährende Stroma der Neuralrohrwand. Dabei entsteht in den Fortsätzen durch Nahrungsaufnahme beim Wachstum eine karyopetale Fluxion (Abb. 35). Mit Hilfe dieses Materialtransports keilen sich die Fortsätze zwischen den schon gebildeten älteren Zellen der Neuralrohrwand radiär zur Längsachse des Neuralrohrs ein (Abb. 26 und 23). In der Verkeilungszone werden die dicken Teile der Ependymzellen allmählich gegeneinander versetzt. Die Zahl der Zellfortsätze nimmt in dem mesenchymnahen Gebiet zu. Sie wird dort größer als nahe der Schicht der ventrikulären Mitosen.

Dort beginnen viele Zellen erst mit der Bildung von Fortsätzen. Schon gegen Ende des ersten Entwicklungsmonats sind die Fortsätze der in vielen Reihen übereinanderliegenden Ependymzellen oberflächlich dicht gebündelt. Sie lassen da nur selten einem Zellkern Platz. Die pianahe Schicht erscheint dadurch weiß (Abb. 6). Sie ist die primäre weiße Substanz des Neuralrohrs, während die innere, mehr kernhaltige Schicht die primäre graue Substanz darstellt. Die primäre weiße Substanz ist charakteristisch für die Frühentwicklung des ganzen Neuralrohrs. Sie bildet im Gehirnabschnitt des Neuralrohrs die Anlage der Molekularschicht. Diese liegt später auch noch im makroskopisch großen Gehirn außen.

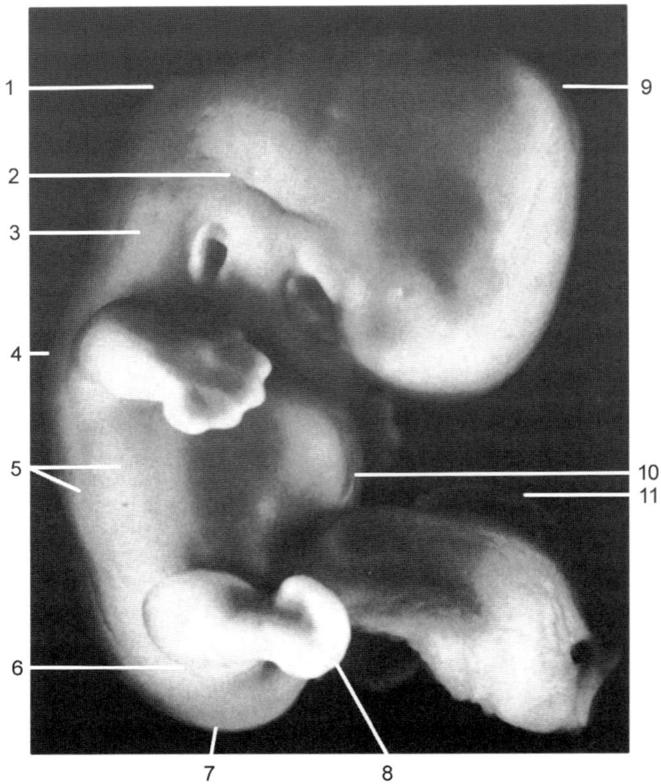

1 Nackenbeuge
2 Schrumpffurche über einer kollabierten Kopfvene
3 M. sternocleidomastoideus
4 Obere Rückenbeuge
5 Lateraler Rumpfwulst (Anlage der M. erector spinae und der Bauchmuskulatur)
6 Basalfurche der unteren Extremität
7 Untere Rückenbeuge
8 Noch vorwiegend epitheliale Anlage der IV. Zehe
9 Scheitelbeuge
10 Lig. ventromediale
11 Dottersack

Abb. 40 Embryo ca. 15,5 mm groß. An der Gestaltung der Extremitäten sind in der abgebildeten Periode außer der Haut bereits Blutgefäße und Knorpel beteiligt. Die früher entstandenen oberen Extremitäten sind schon weiter differenziert als die später entstandenen unteren.

Die ursprünglich weiße Substanz bleibt also im ganzen Nervensystem einheitlich außen lokalisiert. Die spätere subcorticale weiße Substanz des Gehirns ist eine zusätzliche lokale Bildung (Abb. 38).

Die Bildung der Glia

Im Unterschied zum Ependym entsteht der Hauptteil der Glia im Kontaktgebiet des Neuralrohrs mit seinem Mesenchymbett. Nahe dieser Kontaktzone geben die Neuroblasten ihre drahtähnliche Faserform nicht auf, sondern lassen winzige Zwischenräume frei. In sie dringen die wenig differenzierten oberflächlich gelegenen Zellen des Neuralrohrs ein. Sie nehmen die Form kannelierter Säulen an. Nur in der nächsten Nähe der Pia und an den Oberflächen der Nerven behalten die Zellen des Neuralrohrs Deckzellenform. Die so verschieden gestalteten Zellen sind nunmehr typisch für die periphere und zentrale Glia.

Die menschliche Eizelle und damit auch das Nervensystem, das allmählich im Lauf der beschriebenen Entwicklung aus dem Ei entsteht, besitzt in allen seinen morphologisch erkennbaren Teilen eine Eigenart, die nur beim Menschen nachweisbar ist. Sie ist weder rein formal noch rein mechanisch noch rein chemisch zu erklären. Rein chemische Entwicklungsvorgänge kommen nicht vor.

Nach den dargelegten Beobachtungen stellt schon die Entstehung des Nervensystems eine nervös regulatorische Leistung des Embryo dar. Sie bereitet durch die Bildung der Leitungsbögen die gesamten späteren Funktionen des menschlichen Nervensystems vor. Zu dieser Entwicklung der Leistungen gehört vielerlei: Innerlich zahlreiche genetische Voraussetzungen und äußerlich z. B. entwicklungskinetisch: Gelegenheit und unmittelbare Veranlassung.

Alle Entwicklungsbewegungen lassen sich in ihrer Vollständigkeit und Präzision nur als Leistungen eines durch spezifische Gene mit besonderen Materialkonstanten ausgestatteten, schon von der Eizelle vorbereiteten

> Entwicklungssubstrats realisieren. Entwicklungsmechanik ohne Genetik sowie Genetik ohne Entwicklungsmechanik sind nach dem Dargelegten nicht denkbar. Selbst die einfachste chemische Reaktion im Embryo kommt ohne eine Reaktionskinetik bereits in molekularen Dimensionen nicht vor.

Die späten Funktionen des Nervensystems stellen nur Reaktionen auf geringfügige Störungen des Gleichgewichtszustandes dar, den die Entwicklungsvorgänge allmählich nach der Geburt erreichen. Offenbar lässt sich der Organismus nur von mehreren Standpunkten aus perspektivisch richtig sehen.

12 Entwicklungsfunktionelle Untersuchungen am Nervensystem

Erich Blechschmidt

Einleitung

Tatsache: Organe besitzen eine charakteristische Lage, Form und Struktur.
Frage: Gibt es gesetzmäßige Beziehungen zwischen dieser Lage, Form und Struktur?
Thema: Wir untersuchen die Entwicklungsbewegungen des Rückenmarks, um zu sehen, in welcher Weise sich mit der Lage seine Form entwickelt und wie sich im Rahmen seiner Formentwicklung die Struktur ändert. Aus den Befunden schließen wir auf entwicklungsfunktionelle Faktoren des Nervensystems.

Methode

Bestimmung der Entwicklungsbewegungen aus Reihen von Entwicklungszuständen (Schnittserien) an einem möglichst einfach gebauten Abschnitt des Nervensystems, am Neuralrohr und am frühembryonalen Rückenmark junger menschlicher Embryonen (Embryonen mit 10 Somitenpaaren, sowie vor allem Embryonen mit einem größten Durchmesser von 3,4 / 3,7 / 6,3 / 7,5 / 10 / 11 / 14–28 und 37 mm, Abb. 1–12).

Im Hinblick auf nachfolgende Untersuchungen werden die Katalognummern der benutzten Schnittserien meiner Sammlung jeweils in den Bildunterschriften angegeben.

Voruntersuchung: Entwicklungsfunktionelle Untersuchungen, d. h. Bestimmung der Entwicklungsbewegungen an der menschlichen Keimscheibe, am embryonalen Bewegungsapparat und am embryonalen Verdauungsapparat.

Einteilung des Themas:

1. Lageentwicklung des embryonalen Rückenmarks (Abb. 1).
2. Formentwicklung (Abb. 8).
3. Strukturentwicklung (Abb. 9 und 10).

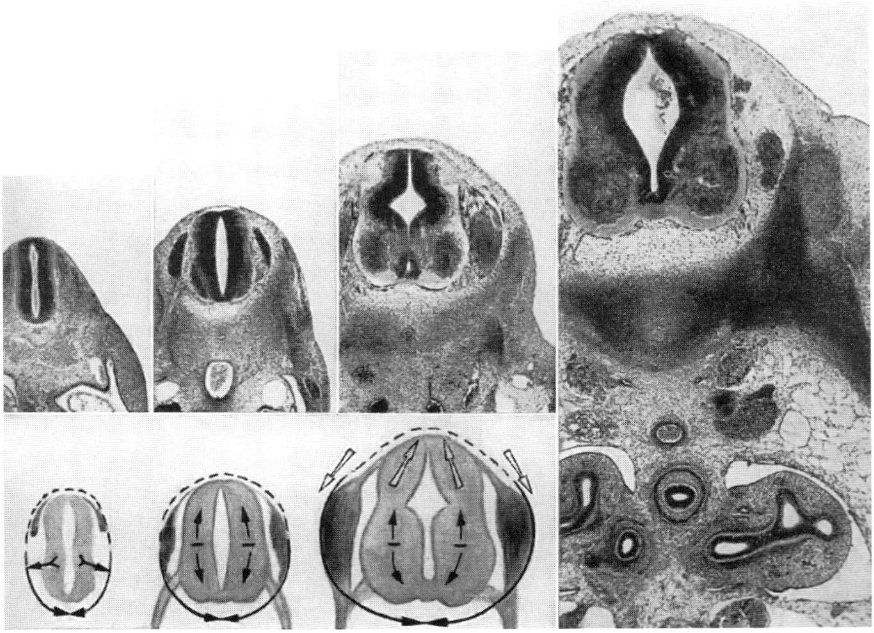

Abb. 1 Lageentwicklung des embryonalen Rückenmarks in Bezug auf die quer getroffene Chorda dorsalis. Von links nach rechts: Stadien von Embryonen mit 3,7 / 6,3 / 7,5 und 11 mm größtem Körperdurchmesser (2169, 2168, 2165, 1685). Stadium links: Abb. 10. Stadium rechts: Abb. 2. Beachte die zunehmende Verdichtung des Bindegewebes im Anlagegebiet des Achsenskelets, die zunehmende Flüssigkeitsanreicherung in der Arachnoidea, die Lageänderung der Spinalganglien und die unterschiedliche Dickenentwicklung des Ektoderm über dem Wirbelkanal und lateral davon. Die Querstriche der Doppelpfeile ◄— —► deuten die Hauptrichtung des perivacuolären (relativ zugfesten) Zellplasmas an. Vergr. 29 x.

Untersuchung

Wir beziehen uns nunmehr auf Befunde, die bisher noch nicht in einem entwicklungsfunktionellen Zusammenhang gesehen worden sind.

Ergebnisse bei der Untersuchung der Lageentwicklung des embryonalen Rückenmarks

Befunde

In Abb. 1 ist die Lageentwicklung des embryonalen Rückenmarks zunächst in transversalen Dimensionen mit der Chorda dorsalis als Bezugssystem darge-

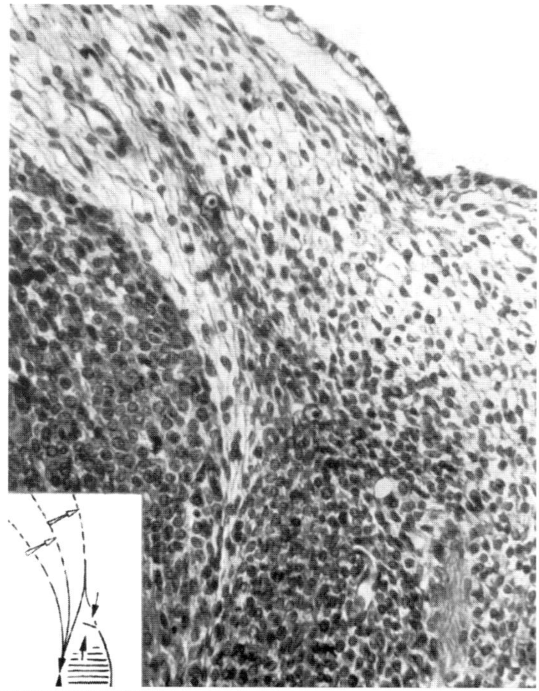

Abb. 2 Differenzierung im Wirbelkanal des zuvor abgebildeten Stadium eines Embryo 11 mm. Beachte das Fehlen der Membrana reuniens (dorsalis) links oben, ihre kräftige Ausbildung lateral und ihren Übergang in die Dura spinalis und deren Kontakt mit der Anlage des Wirbelbogens (unterer Doppelpfeil →←). In Sagittalschnitten finden wir das verdichtete Gewebe der Wirbelsäule im Niveau der segmentalen Arterien seiner wachstumsfunktionellen Beanspruchung entsprechend lokal als primitiver Wirbelkörper differenziert. (25/II/4 1529). Vergr. 200 x.

stellt. Die Präparate sind aus der Rückenregion zwischen dem Anlagegebiet der oberen und unteren Extremität möglichst quer zur Chorda dorsalis so geschnitten, dass die Chorda dorsalis in der ganzen Bildreihe in gleicher Höhe erscheint. In dem links abgebildeten Stadium lässt sich die Chorda bei Lupenbetrachtung der Abbildung noch gut auffinden. Die rohrförmige Anlage des Nervensystems zeigt in der Bildreihe verschiedene Entwicklungszustände, die wir als Vorläufer des Entwicklungszustandes eines Rückenmarks vom Erwachsenen ansehen können.

Unsere Abbildung zeigt uns links ein Entwicklungsstadium des Rückenmarks eines ungefähr 3,7 mm großen Embryo. Neben diesem Rückenmark „im

Stadium 3,7 mm“ ist weiter rechts ein Rückenmark im Stadium 6,3 mm, noch weiter rechts im Entwicklungszustand 7,5 mm und ganz rechts im Stadium 11 mm dargestellt. In den nachfolgenden Abb. 2 und 10 sind Ausschnitte der abgebildeten Vergleichspräparate (3,7 und 11 mm) bei stärkeren Vergrößerungen zur genaueren Orientierung abgebildet.

Was nun die hieraus bestimmbare Lageentwicklung des embryonalen Rückenmarks betrifft, so zeigt unsere Abb. 1 Folgendes:

- Im Stadium 3,7 mm liegt die Rückenmarksanlage noch dicht an der Chorda.
- Im Stadium 6,3 mm ist der Abstand zwischen Rückenmark und Chorda größer.
- Im Stadium 7,5 mm ist der Abstand noch größer.
- Im Stadium 11 mm erreicht der Abstand zwischen Rückenmark und Chorda ein Vielfaches von der Größe des Abstands im Stadium 3,7 mm.

Die Zunahme des Abstandes ist umso auffälliger, als der Embryo zur Zeit der hier interessierenden Lageentwicklung des Rückenmarks sich krümmt. Man könnte erwarten, dass dabei das kurz bleibende Rückenmark sich dicht auf die Wirbelsäule aufpresst. Dies ist aber nicht der Fall. Während im zweiten Entwicklungsmonat, dem unsere Präparate entsprechen, die Entwicklung der Cauda equina schon mikroskopisch sichtbar zu werden beginnt, wird das embryonale Rückenmark nicht fest an das primitive Lig. longitudinale posterius angepresst.

> Während der Entwicklung des Rückenmarks entstehen im Wirbelkanal Spannungsverteilungen, die ein Resultat vielfältigster aufeinander abgestimmter Stoffwechselvorgänge sind.

Wir können sie entwicklungsfunktionell nur in ihrer Gesamtauswirkung, jedoch nicht in ihren chemischen Komponenten feststellen.

Die nun genauer zu bestimmende Lageentwicklung des embryonalen Rückenmarks ist mit einer Differenzierung des embryonalen Bindegewebes in der Umgebung des Neuralrohrs, im besonderen mit der Entstehung der Pia, der

Arachnoidea, der Dura und der knorpligen Wirbelsäule verbunden (Abb. 1). Die Differenzierungsgebiete dieser Organe sind im Stadium 3,7 mm (Abb. 1 links) noch nicht deutlich gegeneinander abgegrenzt und gehen auch in dem Stadium 11 mm noch sehr unscharf ineinander über (Abb. 2).

> In diesen Entwicklungsarealen differenziert sich das Bindegewebe, das während der Entwicklung des Rückenmarks in ein dichtes Gefäßnetz eingeschlossen bleibt, zur Pia (Zone der dunklen Umsäumung des Rückenmarks im Stadium 7,5 mm unserer Abb. 1).

Peripher von der Pia entwickelt sich in der gefäßarmen Zone des Bindegewebes ein flüssigkeitsreicher Hof um das piabedeckte Rückenmark. Dieser Hof ist die Anlage der Arachnoidea (Abb. 1). Die Arachnoidea nimmt in der abgebildeten Entwicklungsperiode der Stadien 6,3–11 mm an Volumen zu. Das Volumen der embryonalen Arachnoidea wird regelmäßig zunächst ventral besonders groß (Abb. 1 rechts bzw. Abb. 6 und 8).

Deutung

Die Befunde gestatten entwicklungsfunktionell folgende Deutung: Die abgebildeten Präparate sind Funktionszustände (Zustandsbilder in vivo abgelaufener Funktionen), im besonderen Momentbilder von Entwicklungsbewegungen. Letztere werden durch die Stoffwechseltätigkeit des wachsenden Neuralrohres gesteuert, das im Vergleich zum umliegenden Bindegewebe aktiv funktioniert. Als „entwicklungsfunktionell" deutbares Merkmal der intensiven Stoffwechseltätigkeit des wachsenden Rückenmarks lässt sich die frühe Entstehung der Pia ansehen. Deren Gefäßreichtum ist stärker als der des umliegenden Bindegewebes. Das embryonale Rückenmark ist ein Hauptmotor in dem ganzen Funktionsgebiet der embryonalen Rückenregion und damit ein Entwicklungspartner bei der normalen Ausbildung der Wirbelsäule. Als Begründung hierfür führen wir zunächst die Entwicklungsbewegungen an, die sich aus der Lageentwicklung des embryonalen Rückenmarks ermessen lassen.

Begründung

> Es lassen sich gesetzmäßige Entwicklungsbewegungen, während der frühembryonalen Lageentwicklung des Rückenmarks in dessen Bindegewebslager nachweisen.

1. Das exzentrische Wachstum des Rückenmarks und die schichtweise Differenzierung des Bindegewebes in der Umgebung des frühembryonalen Rückenmarks

Während die primitive Dura spinalis in den transversalen Dimensionen zunächst ventral vom Rückenmark kurz bleibt und sich dabei abflacht (Abb. 1, unten), nimmt der Raum, den die embryonale Arachnoidea einnimmt, unter Grundsubstanzanreicherung zu (Abb. 1). Dabei drängt sich das wachsende Rückenmark in der Mitte zwischen den paarigen Spinalnervenzellen dorsalwärts in das angrenzende Bindegewebes in Richtung des geringsten Widerstandes vor (konturierte Pfeile ⇨ unter der gestrichelten Linie des Schemas rechts in Abb. 1).

Während dieser Expansion des wachsenden Rückenmarks lässt sich dorsal noch im Stadium 11 mm die Dura nicht von dem benachbarten Bindegewebe unterscheiden (Abb. 2 oben). Dort ist das gesamte Bindegewebe mikropräparatorisch nur wenig zugfest, besonders zerreisslich und ähnlich wie das angrenzende Ektoderm besonders dünn.

Ähnlich lassen sich dünne Epithelien auch sonst regelmäßig an Körperstellen mit besonders schneller Oberflächenvergrößerung nachweisen. Die dünne Haut über dem primitiven Rückenmark erscheint uns nur verständlich, wenn wir im Sinne unserer entwicklungsdynamischen Auffassung einen funktionellen Zusammenhang der verschiedenen Baubestandteile zumindest der ganzen Rückenregion annehmen.

2. Die knorplige Entwicklung des Achsenskeletts

An der Konvexseite der zunächst nur ventral entwickelten Dura wird das embryonale Bindegewebe ähnlich wie an der embryonalen Trachea im Entstehungsgebiet der Trachealspangen mit fortschreitender Abflachung der Dura **verdichtet** (Abb. 1 und 2). Diese Verdichtung schreitet allmählich von ventral nach lateral fort. Noch im Stadium 11 mm (Abb. 2) ist das Begleitbindegewebe des wachsenden Rückenmarks dorsal, lateral und ventral verschieden differenziert. Dorsal fehlt der Vorläufer der Dura spinalis, die Membrana reuniens dorsalis (Abb. 2).

Die Bindegewebszonen zwischen den dicken kranio-caudal übereinander stehenden Spinalnerven im basalen Anlagegebiet der Wirbelbögen schwellen zu voluminösen Knorpelzellen an. Dabei werden die Bindegewebszellen im Übergangsgebiet der Wirbelbogenanlage in die Membrana reuniens dorsalis aus kugelförmigen Zellen zu tellerförmigen Zellen abgeplattet. Die tellerförmig abgeplatteten Zellen erscheinen entlang ihrer ganzen Breitseiten gleichmäßig gequetscht. Sie differenzieren sich in den bekannten Appositionszonen der zunächst noch offenen Arcus (Abb. 8 oben) zu „Knorpel auf knorpliger Grundlage" (Hauptzuwachsgebiet der Wirbelbögen im Gebiet des konvergenten Doppelpfeils Abb. 2).

Der Knorpel an den dorsal zunächst noch kurzen Enden der embryonalen Wirbelbögen (Stadium 11 mm Abb. 2) besitzt Entwicklungsbewegungen, die sich von denen im dorsalen Gebiet der Membrana reuniens unterscheiden (gestrichelte Linie Abb. 2). Sie zeigen ähnlich wie auch sonst die Entwicklungsbewegungen normal entstehenden Knorpelgewebes Merkmale von langsamen Kontusionen. Im Gegensatz zu Osteoblasten betreffen sie nicht nur einzelne Enden von Zellen, sondern die ganzen Zellen (Roux' Arch. 148, 72–91).

Regional vergleichend habe ich die nämlichen Entwicklungsbewegungen an den Enden der embryonalen Rippen, also im Hauptwachstumsgebiet der Rippenknorpel, im Entstehungsgebiet der knorpligen Nasenmuscheln, im Entstehungsgebiet der knorpligen Phalangen und an beliebigen anderen damit vergleichbaren Skeletabschnitten feststellen können. Während die Vorknorpelzellen im Übergangsgebiet zwischen der Membrana reuniens dorsalis und den Wirbelbögen (Stadium 11 mm Abb. 2), nachweislich unter ständig abnehmender Permeabilität für kompliziertere Stoffe sich allmählich fast nur von Wasser, d. h. von kleinen Molekülen, „ernähren" und dabei zu Knorpelzellen „aufquellen", wird das Bindegewebe der Membrana reuniens dorsalis langsam in den Bereich der Skeletbildung des Achsenskelets einbezogen. Dieses rückt dabei entsprechend dem Wachstum des Rückenmarks dorsalwärts vor. Auch dies entspricht wieder unserer Deutung (Abb. 1 eingezeichnete Pfeile ←→).

3. Die Lageentwicklung der Nervenwurzeln und der Spinalganglien

Zur Zeit der Frühentwicklung des Rückenmarks bleiben die queren Abstände zwischen den linken und rechten Wurzeln der Spinalnerven fast konstant (konvergente Doppelpfeile →← unten in Abb. 1). Während das Rückenmark zwischen den Spinalganglien dorsalwärts vorwächst und dort die Haut auseinanderdrängt, bleiben die Spinalganglien lateral liegen. Dabei stellen sich peripher die Spinalnerven anfangs fast in dorsoventralen Hauptrichtungen (Stadium 6,3 mm in Abb. 1), später dagegen allmählich in transversalen Hauptrichtungen ein (Abb. 3).

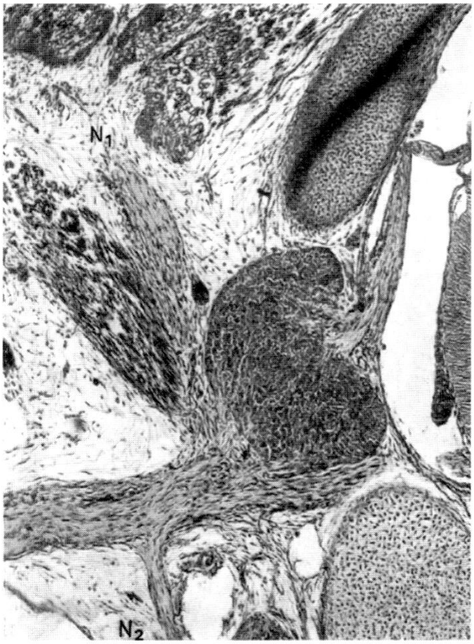

Abb. 3 Lateraleinstellung eines Spinalganglions im Foramen intervertebrale eines 37 mm Embryo. Beachte die stumpfwinkligen Abgänge der Nervenäste (N1) und (N2) vom Stamm des Spinalnerven und die Verflechtung der Nervenfasern dicht lateral am Spinalganglion. Vgl. hiermit Abb. 1. 243/I/1; (1684). Vergr. 60 x.

Im Verlauf dieser Entwicklung überschreiten die größeren Ganglienzellen, die sich in den Nervenwurzeln befinden, nicht die Barriere, welche die Überkreuzungen der Nervenfasern dicht am Foramen intervertebrale im Bereich der Abgangsstellen der Nervenäste (Abb. 3) bilden. In dem Stadium Abb. 3 erscheinen die Ganglienzellen bzw. Ganglienzellkerne an der lateralen Grenze der embryonalen Spinalganglien wie an einem Verkehrsknotenpunkt in ihrer „Wanderung" zur Peripherie aufgehalten.

Regional verglichen lässt sich Ähnliches regelmäßig auch an anderen Ganglien nachweisen. Ich habe z. B. am Ganglion nodosum des N. vagus (X). sowie am Ganglion intra- und extrakraniale des N. glossopharyngeus (IX) und an den peripheren Ganglien des N. trigeminus (V) die nämlichen Verhältnisse beobachtet. Auch dort stauen sich die „wandernden" Zellkerne im Plasma der auswachsenden Nerven vor besonders beengten Stellen.

4. Die lokalen Differenzierungsvorgänge im Inneren der embryonalen Arachnoidea

Untersuchen wir das Bindegewebslager des wachsenden Rückenmarks (Abb. 1) in seinem Bewegungsverhalten, so lassen sich weitere Stützen für die Annahme entwicklungsfunktioneller Faktoren bei der Entwicklung des Nervensystems gewinnen. Wir können folgendes feststellen:

- Während der Frühentwicklung stehen die Bindegewebszellen, die sich im Anlagebereich der Arachnoidea befinden, eng beisammen (Abb. 1 links). Die Anordnung der Bindegewebszellen in der Nähe des Neuralrohrs unterscheidet sich zunächst kaum von der in anderen Bindegewebsarealen. Später nimmt der gegenseitige Abstand der Bindegewebszellen in dem Bindegewebshof, der das piabedeckte Rückenmark umgibt, überall dort, wo die Bindegewebszellen nicht in einem dichten Gefäßnetz liegen, allmählich zu. Auch diese Entwicklungsbewegung ist topogenetisch aufs engste mit der des Rückenmarks verbunden. Die an der Volumenzunahme der embryonalen Arachnoidea erkennbaren Entwicklungsbewegungen sind genau auf die Entwicklungsbewegungen des Rückenmarks abgestimmt (Pfeile in Abb. 8).
- Die Entwicklungsbewegungen, die wir in der primitiven Arachnoidea

nachweisen können, sind an Materialaufnahme aus der Nachbarschaft der Arachnoidea, mithin an „Diffusionsvorgänge" (Stoffwechselbewegungen) gebunden, die nicht von der Stoffwechseltätigkeit des wachsenden Rückenmarks unabhängig sein können. Ihre Intensität nimmt mit der Oberflächenvergrößerung des wachsenden Rückenmarks zu (Abb. 8).

- Die Entfaltung der Arachnoidea erfolgt in drei Raumrichtungen mit verschiedener Geschwindigkeit. Sie ist sehr genau an Bewegungsvorgänge in ihrer Umgebung angepasst. Dies lässt sich durch Bestimmung der räumlichen Dimensionierungen der Maschenräume der Arachnoidea zu Zeit ihrer Entwicklung nachweisen. Schneiden wir bei etwas älteren Embryonen eine schon grundsubstanzreiche Arachnoidea in frontalen Serien, so finden wir das Cytoplasma in allen Dimensionen der Schnittebene ziemlich gleichmäßig vacuolisiert (Abb. 4). Die Zellen zeigen in einer frontalen Bildebene keine Ausläufer in bevorzugten Richtungen. Eine bevorzugte Richtung der Zellfortsätze fehlt hier ebenso wie in den grundsubstanzerfüllten Gewebsvacuolen. Diese werden in Frontalschnitten stets sehr flach getroffen (s. unten). Das Plasma, das infolge der Vacuoli-

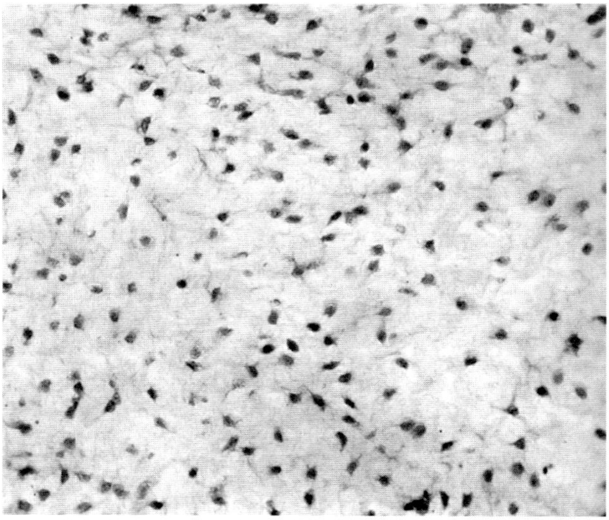

Abb. 4 Vacuolisierung der Arachnoidea in der Region ventral von der A. spinalis ventralis in einem Frontalschnitt abgebildet. Embryo 21 mm, 95/I/1; (2403). Vgl. hiermit die beiden nachfolgenden Abbildungen. Vergr. wie dort 225 x.

sierung schwammig erscheint, zeigt in Frontalschnitten größtenteils die Form von flach getroffenen sehr dünnen Septen. Die Zellkerne zeigen in solchen Präparaten regelmäßig ihr Chromatingerüst durchsichtiger als in Sagittalschnitten (Abb. 5). Auch die Zellkerne sind mit ihrer größten Oberfläche vorwiegend parallel zur Bildebene der Frontalschnitte eingestellt. Sie haben also in der Regel keine Kugelform.

Schneiden wir eine embryonale Arachnoidea ähnlichen Alters wie im Stadium Abb. 4 sagittal, so erscheinen die Grenzen der Gewebsvacuolen sehr viel deutlicher als in den Frontalschnitten (vgl. Abb. 4 mit 5). Ähnliches gilt für Querschnitte (Abb. 6). Das vacuolisierte Bindegewebslager des Rückenmarks läßt nur in Längs- und Querschnitten bevorzugte Ausrichtung erkennen (Abb. 5 und 6).

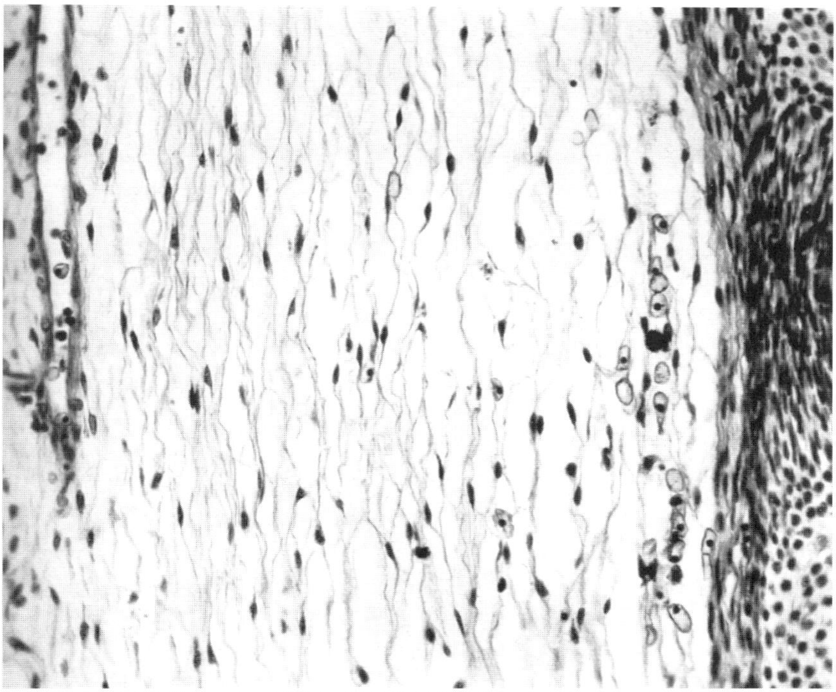

Abb. 5 Vacuolisierung der Arachnoidea eines ähnlichen Embryo wie zuvor, jetzt in einem Medianschnitt abgebildet. Links: A. spinalis ventralis. Rechts: Wirbelsäule. Beachte die Begrenzung der Gewebsvacuolen und das viel dunklere Aussehen der Zellkerne als in der vorigen Abbildung. Embryo 26 mm, (132/I/2 2344). Vergr. 225 x.

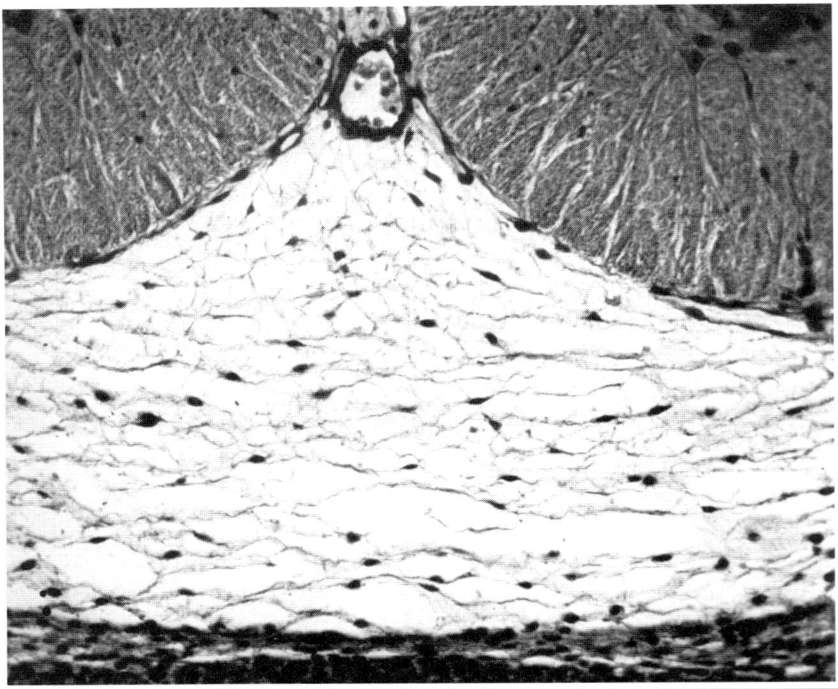

Abb. 6 Vacuolisierung der Arachnoidea eines ähnlichen Embryo wie zuvor, jetzt in einem Transversalschnitt abgebildet. Oben: Rückenmark mit A. spinalis ventralis. Unten: Dura spinalis. Beachte die Vacuolisierung der Arachnoidea. Noch immer ähnliches Aussehen der Gewebsvacuolen und der Zellkerne wie im Sagittalschnitt Abb. 5. Embryo 28 mm, (136/I/3; 2172). Vergr. 225 x.

Die Mehrzahl der Gewebsvacuolen zeigt in sagittalen Schnittebenen eine bevorzugt longitudinale Ausrichtung (Abb. 5) und in den Querschnitten eine bevorzugte Ausrichtung zirkulär zur Längsachse des Rückenmarks (Abb. 6). Zum Unterschied von frontalen Schnittpräparaten weisen sowohl die sagittalen als auch die transversalen Schnittpräparate regelmäßig Zellkerne in Kantenstellung auf. Die Zellkerne absorbieren bei mikroskopischer Untersuchung das durchfallende Licht stärker als in den frontalen Schnitten. Sie erscheinen dunkler als in den frontalen Schnittpräparaten gleicher Dicke. Die Zellfortsätze zeigen sich vorzugsweise nur in einer Hauptrichtung (Abb. 5 und 6). Die Mehrzahl der Zellkerne ist also abgeplattet. Die Zellkerne haben Linsenform. Mit dieser Linsenform sind die meisten Bindegewebszellen der Arachnoidea tangenzial zur Dura eingestellt.

Eine ähnliche Form und Ausrichtung zeigen auch die Gewebsvacuolen. Sie erscheinen in der Mehrzahl, besonders in sagittalen und transversalen Schnittebenen, in elliptischer Form (Abb. 5 und 6). Breite Kommunikationen zwischen den Gewebsvacuolen, wie sie für die ältere Arachnoidea charakteristisch sind, bestehen zunächst nicht. Die grundsubstanzerfüllten Gewebsvacuolen sind in der Nähe des dichten Kapillarnetzes an der Oberfläche des wachsenden Rückenmarks kleiner als weiter peripher davon in der Nähe der Dura. Eine scharfe Grenze besteht nicht. Die Stoffwechselbewegungen bzw. Stoffwechselströme, die den fließenden Grenzen zugrunde liegen, sind weder in dem perivacuolären Plasma noch in dem übrigen diadesmalen Feld der Arachnoidea nachgewiesen. Selbst bei 20–30 mm großen Embryonen kann ein durchgängiger subarachnoidealer Raum nicht beobachtet werden. Auch dann nicht, wenn die gegenseitigen Abstände der Zellkerne und damit die Ausmessungen der Gewebsvacuolen noch größer sind als in den Stadien, die unsere Abb. 4–6 demonstrieren.

Nach diesen Befunden stellt die embryonale Arachnoidea weniger ein fadennetzförmiges Reticulum als ein aus Blasen (wahrscheinlich Druckkammern) bestehendes Polster dar. Diese Feststellung legt die Annahme nahe, dass während frühembryonalen Wachstums in der Arachnoidea Kräfte wirksam werden, die das Rückenmark in dem kranialwärts konisch verbreiterten Wirbelkanal im Sinne der Pfeile Abb. 7 kranialwärts drängen. Die lokal verschieden vacuolisierte Arachnoidea vermag eine feste Anlagerung des Rückenmarks an das Lig. longitudinale posterius auch bei verschiedenen Graden der Krümmung des Embryo zu verhindern. Auch dies entspricht wieder unserer funktionellen Auffassung, die oben in Abb. 1 durch die Pfeile gekennzeichnet worden ist.

5. Entwicklungsbewegungen des Rückenmarks, die in longitudinalen Richtungen nachweisbar sind

In Ergänzung zu Abb. 1 ist in Abb. 7 noch ein Entwicklungsstadium des Rückenmarks eines 21 mm Embryo in einem Längsschnitt dargestellt. Wir sehen dort das Rückenmark in der Nackenregion sagittal geschnitten. Ventral von dem abgebildeten Rückenmark zeigt der Schnitt die embryonale Arachnoidea lokal verbreitert. Das primitive noch immer rohrförmige Organ überragt den Clivus in einem weiten Bogen. Eine ähnlich weit ausladende Biegung des Rückenmarks in kranialer Richtung ist in den vorangehenden Stadien, die denen in Abb. 1 links entsprechen, nicht vorhanden.

Hieraus ergibt sich, dass das embryonale Rückenmark einen Ascensus im oberen Teil des Wirbelkanals durchmacht (Pfeile Abb. 7). Die Hauptrichtung dieses Ascensus ist entgegengesetzt zu der des Descensus der Eingeweide. Auch dieser Sachverhalt weist uns wieder darauf hin, dass bei der Entwicklung des Nervensystems funktionelle Faktoren beteiligt sind. Die

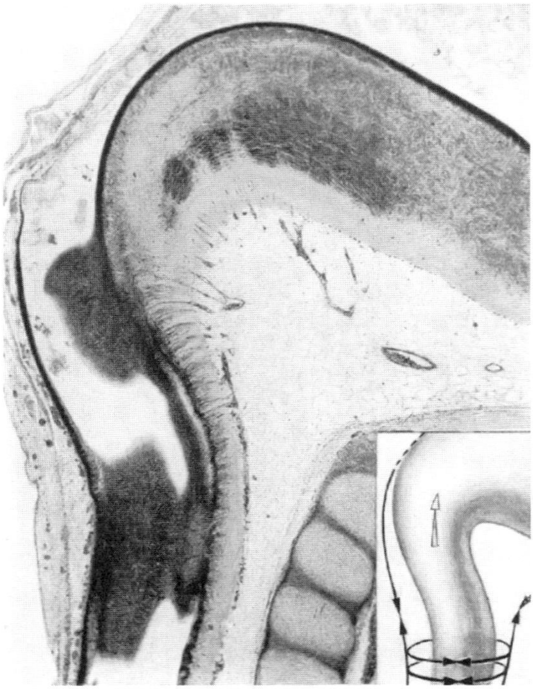

Abb. 7 Lageentwicklung des embryonalen Rückenmarks nahezu in der Medianebene betrachtet (Schnittebene senkrecht zur Bildebene Abb. 1). Gleich alter Embryo wie im Stadium Abb. 4. Embryo 21 mm (46/I/1; 2415). Vergr. 21 x.

konische Form der Dura im Gebiet der in Abb. 7 mit Doppelpfeilen bezeichneten Region begünstigt die Verlagerung des wachsenden Rückenmarks in kranialer Richtung. Den Kräften, die den Ascensus bewirken, stehen die Kräfte, die das wachsende Rückenmark vermittelst der Cauda equina am Sacrum festzuhalten suchen entgegen.

Die Topogenese (Lageentwicklung) des Rückenmarks erlaubt die Aussage, dass der Liquor cerebrospinalis, der den Raum zwischen dem Clivus und dem verlängerten Rückenmark ausfüllt, an der Entwicklung des Nervensystems beteiligt ist. Ich habe auch Struktureigenschaften des embryonalen Rückenmarks gefunden, die mich veranlassen, auch den Liquor im Zentralkanal als mitbeteiligt an der Entwicklung des Nervensystems anzusehen.

Ergebnisse bei der Untersuchung der Formentwicklung des embryonalen Rückenmarks

Befunde

In Abb. 8 ist die Formentwicklung des Rückenmarks dargestellt, die sich im Rahmen der erörterten Lageentwicklung vollzieht. Wir sehen: Im Neuralrohrstadium 3,4 mm (links unten) hat die Rückenmarkanlage noch nahezu die bekannte Gestalt eines doppelwandigen Zylinders mit relativ kleinem Lumen. In dem abgebildeten Stadium 11 mm (links oben) fehlt diese Form. Dort sind Spinalnerven mit dorsalen und ventralen Wurzeln gebildet.

Das ehemalige Neuralrohr hat sich in das primitive, periphere Nervensystem und in das Rückenmark differenziert.

Nunmehr finden wir die äußere Oberfläche des rohrförmigen zentralen Nervensystems entlang der Pia stärker vergrößert als entlang der Flüssigkeit des Zentralkanals. In dem abgebildeten Stadium 28 mm (Abb. 8 rechts) zeigt sich die äußere Oberfläche des Rückenmarks noch mehr vergrößert und seine Innenseite am Lumen des Zentralkanals kleiner geworden als in dem zuvor abgebildeten Stadium. Entlang diesen Grenzflächen hat sich außen die primitive weiße Substanz und innen das primitive Ependym gebildet. Zwischen diesen beiden Grenzschichten ist die embryonale graue Substanz besonders in dem letzten der drei abgebildeten Stadien ventral in seinem Volumen stärker vergrößert als dorsal. Nur im ventralen Teil der grauen Substanz finden wir bei 20–30 mm großen Embryonen schon typische „Ganglienzellen", dagegen dorsal nur kleine und wenig differenzierte Zellen.

Bei Vergleich der Stadien (Abb. 8) lässt sich aus den abgebildeten Entwicklungszuständen eine Entwicklungsbewegung ermessen, welche die Pfeile ⇨ rechts in Abb. 8 demonstrieren. Wie die Pfeile zeigen, führt das wachsende Rückenmark während seiner Formbildung Gleitbewegungen relativ zur Dura aus. Die Oberflächenvergrößerungen, die das embryonale Rückenmark zeigt, und die Oberflächenvergrößerung, welche die Dura aufweist, sind different. Während dieser Oberflächenvergrößerungen bleibt das Rückenmark durch den Wachstumswiderstand der Bindegewebszüge, die den Sulcus ventralis nahezu senkrecht zur Medianebene überqueren, in transversalen Richtungen verklammert. Siehe dazu die Bindegewebszüge zwischen der mit Pfeilen bezeichneten weißen Substanz und dem ventralen Abschnitt der Dura (Abb. 8). Eine ähnliche Verklammerung findet sich dorsal nicht.

> Auch dieser Befund ergibt, dass die Entwicklung des embryonalen Rückenmarks nicht einfach als ein völlig eigenmächtiger Vorgang aufgefasst werden darf. Seine Formbildung steht entsprechend der Lageentwicklung (Abb. 1) entwicklungsdynamisch mit seinen Nachbarorganen in Zusammenhang.

Deutung

Die Auffassung, die wir uns über das embryonale Bewegungsverhalten des Rückenmarks auf Grund seiner Formentwicklung bilden können, ist folgende: Das Rückenmark verwendet seine primitive weiße Substanz, um durch aktive Arbeitsleistung das umliegende Bindegewebe entsprechend Abb. 1 auseinanderzutreiben. Dieses wirkt dem Wachstum des Rückenmarks entgegen. Es funktioniert passiv. Es versucht, die linke und rechte Hälfte des wachsenden Rückenmarks wie in einer Klammer zusammenzuhalten. Durch diese Ver-

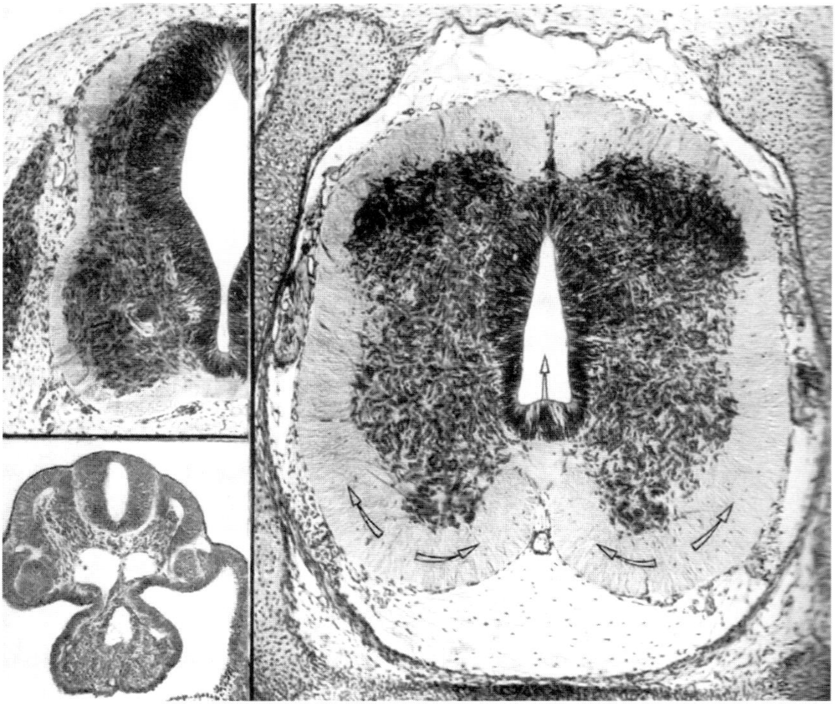

Abb. 8 Formentwicklung des embryonalen Rückenmarks bei 3,4, 11 und 28 mm großen Embryonen. Beachte die verschiedene Stärke der Dura dorsal und ventral sowie die transversale Hängerichtung der ventralen Arachnoidea. Charakteristisch für das exzentrische Wachstum des Rückenmarks erscheint im Stadium 11 mm die weiße Substanz der Bodenplatte als Widerlager für die dorsalwärts wachsenden Seitenplatten gepresst bzw. verdichtet und als Commissur differenziert. In Sagittalschnitten ähnlicher Präparate zeigt sich die Bodenplatte in regelmäßigen Abständen von den Rückenmarksästen der A. spinalis ventral tief eingekerbt (vgl. hiermit die Bildunterschrift Abb. 2). 54/I/1, 27/I/2, 136/I/3; (2238, 2232, 1668). Vergr. 60 x.

klammerung beteiligt sich das Bindegewebe an der Ausbildung des Sulcus ventralis.

Die Formentwicklung des Rückenmarks ist eine Äußerung des ortsbedingten exzentrischen Wachstums. Die komplizierten Vorgänge der Formentwicklung sind nur ein Teil von den umfassenderen Prozessen der Lageentwicklung. Der Zusammenhang der Entwicklungsvorgänge, die in den verschieden großen Körpergebieten stattfinden, kann deshalb nicht allein mit analytischen Methoden, die sich nur auf Vorgänge einer bestimmten Größenordnung beziehen, erforscht werden.

Begründung

Das Bindegewebe, das im 3,4- und 11-mm-Stadium ventral vom Rückenmark die Arachnoidea bildete, wurde während der Einrollung des Rückenmarks, die zur Entwicklung des Sulcus ventralis führt (Stadium 28 mm Abb. 8), nicht in mediolateraler Richtung zusammengeschoben. Sie zeigte sich mit zunehmender Oberflächenvergrößerung des Rückenmarks in transversalen Richtungen gestreckt (Stadium 28 mm Abb. 8).

> Die Anordnung der Bindegewebszüge, die den Sulcus ventralis einnehmen, entspricht der Bauweise eines Halteapparates.

Während das Bindegewebe ventral vor dem Sulcus seine quere Ausrichtung bekommt, treten in der nahezu kernfreien Außenschicht des Rückenmarks, also in der embryonalen weißen Substanz, keine zirkulären Faserungen auf. Je mehr der zirkuläre Umfang des Rückenmarks zunimmt (Stadium 28 mm), desto mehr wird in der gesamten Außenschicht des wachsenden Rückenmarks eine Radiärstruktur erkennbar (Abb. 8 rechts), die sich bei Anwendung der üblichen Stichelungsmethode als eine zunehmend radiäre Verfestigung entlang von Längsspalten erweist.

> Eine solche radiäre Verfestigung der nervösen Substanz ist nur unter der Annahme denkbar, dass die wachsende Außenschicht des Rückenmarks mit dem Druck ihrer relativ flüssigen Baubestandteile das umliegende Bindegewebe aktiv auseinandertreibt. Die Außenschicht wird also nicht etwa durch die tiefer liegende graue Substanz „gedehnt". Die gesetzmäßige Verteilung von druckfähiger Flüssigkeit und zugfähigem Plasma genügt, um das wachsende Rückenmark zu den beschriebenen Entwicklungsbewegungen fähig zu machen.

Die beschriebene Formentwicklung des embryonalen Rückenmarks lässt sich damit nicht nur als eine Vorbereitung künftiger nervöser Erregungsleitungen, sondern auch als ein zu den Entwicklungsbewegungen des ganzen Rückens in unmittelbarer entwicklungsfunktioneller Beziehung stehender Prozess auffassen. Dies stützt unsere Behauptung, dass die Formentwicklung (Abb. 8) ein gesetzmäßiger Bestandteil der Lageentwicklung (Abb. 1) ist.

Ergebnisse bei der Untersuchung der Strukturentwicklung des embryonalen Rückenmarks

Befunde

Wir ziehen nunmehr noch jüngere Entwicklungsstadien zur mikroskopischen Untersuchung heran. In Abb. 9 ist ein Querschnitt eines menschlichen Embryo, der etwa zehn Somitenpaare besitzt, dargestellt. Der junge Keimling ist erst wenig gekrümmt. Er ist erst wenig in die Amnionhöhle eingestülpt. Der Keimling hat in dem abgebildeten Schnitt noch das typische Aussehen einer etwas kräftigen Keimscheibe. Am Totalpräparat war das Neuralrohr caudal und anticaudal im Gebiet des Neuroporus anterior und posterior noch weit offen.

In dem abgebildeten Entwicklungszustand sehen wir das Neuralrohr noch nicht wie in den Stadien unserer ersten Abbildungen weit von der Chorda dorsalis abgehoben, sondern noch in breitem Kontakt mit ihr. Das Mesoderm, das sich seitlich vom Neuralrohr befindet, stellt noch eine massive Platte dar, in der die Zellen mit zarten Ausläufern bis an das Ektoderm und Entoderm heranreichen. In dieser Platte stehen die Zellkerne lokal dicht zusammengedrängt. Sie umsäumen sowohl im Neuralrohr als auch im Gebiet der Ursegmente und Seitenplatten regelmäßig Flüssigkeitsherde. Diese erscheinen im Bereich des Zentralkanals als Amnionflüssigkeit, die noch nicht in Fruchtwasser und Liquor cerebrospinalis bzw. Ventrikelflüssigkeit geschieden ist. Sie füllt in den Somiten die sog. Ursegmenthöhlen aus und stellt in den von den Seitenplatten begrenzten Gebieten die seröse Flüssigkeit der embryonalen Leibeshöhle dar.

Die Flüssigkeitsherde im Zentralkanal, in den beiden im Schnitt eröffneten Somitenhöhlen und im Coelom sind somit alle von einem kernreichen Mantel umschlossen, der sich ohne eine scharfe Grenze nach außen in kernarme Zellschichten fortsetzt. Das Hauptmassiv der Zellleiber liegt peripher von den kernreichen Zellschichten. Die Ursegmente (Somiten), die Ursegmentstiele und die Seitenplatten im Sinne der deskriptiven Embryologie entsprechen nur den relativ kernreichen Teilen des Mesoderm. Sie sind **keine** selbständigen, in sich geschlossenen Zellverbände bzw. einzelne Zellgruppen des Mesoderm. Echte subepitheliale Spalträume, wie sie auf Grund der früher angewandten Färbemethoden wegen der dabei blassen Färbung der kernfreien Teile des Zellplasmas angenommen wurden, gibt es nicht. Diese Spalträume, die zu ausgedehnten „Wanderungen" von Mesenchymzellen während der sog. Auflösung der Ursegmente Veranlassung geben sollen, kann ich in meinen Präparaten nicht feststellen.

Schon in diesem frühen Entwicklungsstadium lässt sich im Innern des rohrförmigen, noch rein epithelialen Nervensystems eine unterschiedliche Struktur in seinen dorsalen, ventralen und lateralen Abschnitten nachweisen (Abb. 9). Ventral finden wir die Epithelzellen des Neuralrohrs scharf an eine dicke Basalmembran angrenzen. Die Zellen haben hier schon in dem abgebildeten jungen Stadium ein ähnliches Aussehen, wie es später die Bodenplatte besitzt. Dorsal

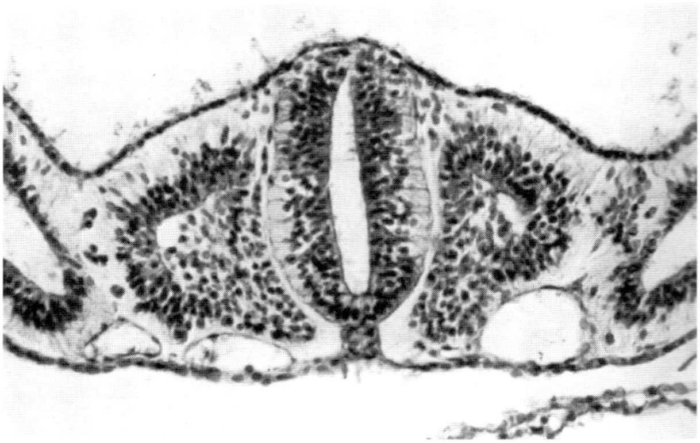

Abb. 9 Strukturentwicklung des Neuralrohrs und des angrenzenden Bindegewebes eines menschlichen Embryo, an dem im frischen Zustand 10 Somitenpaare erkennbar waren. Entwicklungszustand eines noch radiär strukturierten Neuralrohrs zum Vergleich mit dem Stadium 3,7 mm Abb. 10. Die basale Cytoplasmaanreicherung deutet darauf hin, dass die Zellkerne einem lokalen Vacuolisierungsdruck im Cytoplasma ausweichen und sich deshalb vorwiegend in der Schicht der „ventriculären Mitosen" aufhalten. Die Kernarmut entlang der Basalmembran ist kein spezifisches Merkmal der Rückenmarksentwicklung. Während des Wachstums zeigen auch sonst dicke Epithelien regelmäßig basales Cytoplasma. Während die Zellkerne sich verschmelzen, verbreitern sich die scheinbaren Zellgrenzen zu Zellleibern, die Kerne aus der Schicht der ventriculären Mitosen aufnehmen. 290/I/1; (2398). Vergrößerung wie bei der nachfolgenden Abbildung 225 x.

dagegen finden wir keine Basalmembran. Die Grenzen zwischen Epithel und Bindegewebe sind dort (histochemisch dargestellt) unscharf.

Latero-ventral finden wir das Mesoderm nahe der kräftigen-zugfesten Basalmembran zwischen den Aortenanlagen und dem Neuralrohr entlang der Chorda in dem abgebildeten Stadium eingekeilt.

Exkurs: Zur Zeit der Entstehung der Neuralwülste vergrößern sich die Winkel zwischen dem Ektoderm und Endoderm seitlich unter der Neuralrinne. In diesen Winkeln lockert sich das Bindegewebe (Mesoderm) auf. In dem Auflockerungsgebiet entstehen die Aorten (Differenzierung als Folge eines lokal veränderten Stoffwechselstroms). Die primitiven Aorten sind also zum Teil ein Entwicklungswerk (Genefakt) des primitiven Epithels der Neuralrinnen. Nach Ausbildung der Somiten sind die Aorten links und rechts neben der Chorda intersegmental (abhängig von der Lage der Somiten) an das Neuralrohr geklammert. Die Lage der intersegmentalen Blutgefäße bedingt die spätere Gliederung des Achsenskeletts.

Dieses eingekeilte Mesoderm stellt als Zipfel der Ursegmente die primitiven Sklerotome dar.

Dorsal ist eine ähnliche Bildung nicht nachweisbar. Dort haben die Zellen ein indifferentes Aussehen. Dort findet man bekanntlich nicht Mesodermzellen aus den Somiten „auswandern", sondern es kommen dort neue Bindegewebszellen (Mesodermzellen) aus der Ganglienleiste am Dach des Neuralrohrs. Diese „wandern" aus dem Winkel zwischen dem Neuralrohr und dem Ektoderm in Richtung gegen die Ursegmente aus (Abb. 9 oben). Der Zellverband erscheint nicht wie die Mesodermzellen zwischen dem Entoderm und der Bodenplatte des Neuralrohrs eingeklemmt, sondern im Gegenteil frei beweglich.

Wie ein Vergleich von Abb. 9 mit 10 ergibt, sind die sog. Sklerotome keine etwa durch Mitosenreichtum ausgezeichneten Sprossen der Somiten, sondern zu Keilen umgeformte Teile der schon entwickelten Somiten, die mit zunehmendem Wachstum des Neuralrohrs ihren Abstand der Ursegmente allmählich vergrößern (vgl. Abb. 9 mit 10).

Trotz der Verschiedenheit der Präparate Abb. 9 und 10 zeigen beide Querschnitte sowohl im Epithel der Neuralrohrregion als auch im angrenzenden bindegewebigen Mesoderm eine vergleichbare Struktur, die im Schema Abb. 10 durch Pfeile gekennzeichnet ist. Das Schema in Abb. 10 gilt sowohl für das photographierte Präparat Abb. 10 als auch für den Schnitt Abb. 9. Beidemal haben die Anlagen der Sklerotome die Form von Hängematten. Die Hauptrichtungen der Epithelzellen im angrenzenden Neuralrohr haben eine auffallende Ähnlichkeit mit den Hauptrichtungen von Knorpelzellen in Knorpelplatten, die während ihres Wachstums eine Stemmkörperfunktion parallel zur Knorpeloberfläche besitzen (divergente Pfeilpaare mit Querstrich ←→ in Abb. 1 und 10).

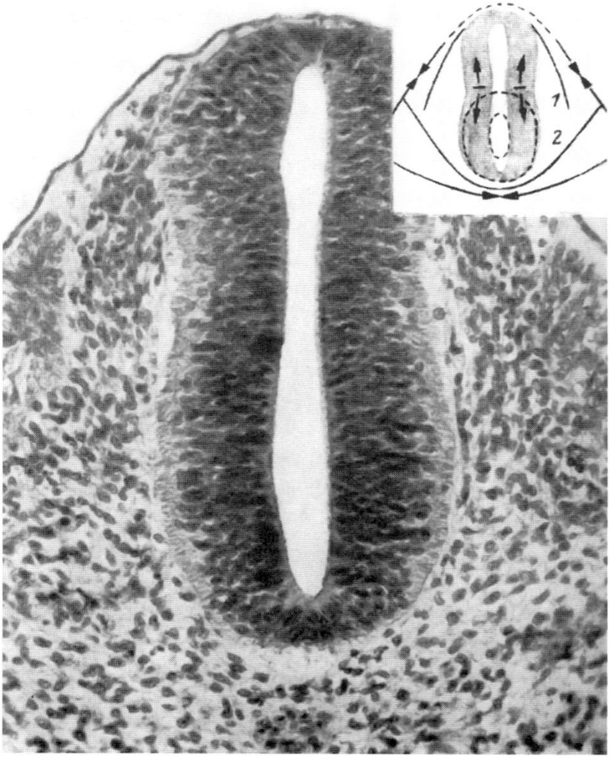

Abb. 10 Strukturentwicklung des Neuralrohrs und des angrenzenden Bindegewebes eines 3,7 mm Embryo. Dasselbe Präparat wie in Abb. 1 links. Beachte am Bildrand (links oben) den weiten Abstand der dorsalen Ursegmentkante vom Rückenmark und beachte außerdem, dass die Zellen der Deckplatte noch keine Bögen bilden wie in Abb. 11 (s. hierzu wieder das Bewegungsbild Abb. 1). Neuralrohr geklammert. Die Lage der intersegmentalen Blutgefäße bedingt die spätere Gliederung des Achsenskelets. 32/III/1; (2188). Vergr. 225 x.

Wie Mikropräparationen ergaben, ist das epitheliale Neuralrohr (ähnlich wie embryonaler Knorpel) quer zu seiner Hauptrichtung zugfest abgesteppt. Zwischen den zugfesten Bestandteilen des Epithels sind die mehr flüssigen eigentlich turgeszenten Zellbestandteile des epithelialen Zellgewebes fest eingeschlossen. Die zugfesten Bauelemente erscheinen nicht immer als Zellgrenzen. Vielfach lassen sie sich als das Plasma noch unausgewachsener Zellen erkennen, deren Zelleib noch wenig vacuolisiert ist. Es ist möglich, dass an dieser ungleichen Verfestigung des Neuralrohrs durch Vermittlung des Ependym der Liquor des Zentralkanals beteiligt ist.

Deutung

Auch diese Befunde lassen wieder die entwicklungsfunkionelle Deutung zu: Während das Neuralrohr heranwächst, verdrängt es durch aktive Arbeitsleistung (also aktiv funktionierend) das angrenzende Bindegewebe. Die Expansion, die dabei stattfindet, erfolgt nicht überall an der ganzen Oberfläche des Rückenmarks gleichmäßig, sondern schon vor Beginn der Bewegungsvorgänge, die wir durch die Entwicklungsreihe (Abb. 1) nachweisen konnten, hauptsächlich dorsal. Während dieses Wachstums funktioniert der basale Teil des Neuralrohrs (also die Anlage der Bodenplatte) in der Entwicklungsphase Abb. 9 als relativ feste Unterlage. Dieser basale Teil des rohrförmigen Nervensystems ist relativ älter und, wie wir aus der intensiven Färbbarkeit ersehen, wasserärmer als der dorsale Abschnitt des primitiven Rückenmarks (Helligkeitsunterschiede der Boden- und Deckplatte Abb. 9).

Analoges gilt für das angrenzende Bindegewebe. Auch dieses wächst ventral weniger intensiv als dorsal. Die dorsalen Abschnitte der primitiven Rückenanlage funktionieren als eine Entlastungszone. Dorsal vollzieht sich die Zellvermehrung im Neuralrohr entsprechend seiner oben beschriebenen Lage- und Formentwicklung leichter als ventral.

> Nach dieser Auffassung besteht nicht nur zwischen der Lage und Form, sondern auch zwischen der Form und Struktur des frühembryonalen Nervensystems ein gesetzmäßiger Zusammenhang.

Begründung

Entwicklungsbewegungen, die bei der Strukturentwicklung des embryonalen Rückenmarks nachweisbar sind: In Abb. 11 ist der Rückenmarksquerschnitt eines 14 mm großen menschlichen Embryo in derselben Vergrößerungen dargestellt wie in Abb. 12. Die erste Abbildung zeigt einen Ausschnitt aus der dorsalen Region desselben Schnittpräparates, von dem Abb. 12 einen Ausschnitt aus der ventralen Region gibt. Die beiden Ausschnitte entsprechen ungefähr dem Stadium, das in Abb. 4 links wiedergegeben ist.

Wir sehen: Die dorsale Region (die Flügelplatte) enthält im Schnitt Abb. 11 massenhaft ventriculäre Mitosen. Dagegen die ventrale Region (die Grundplatte) und besonders die Bodenplatte, ist arm an solchen (Abb. 12).

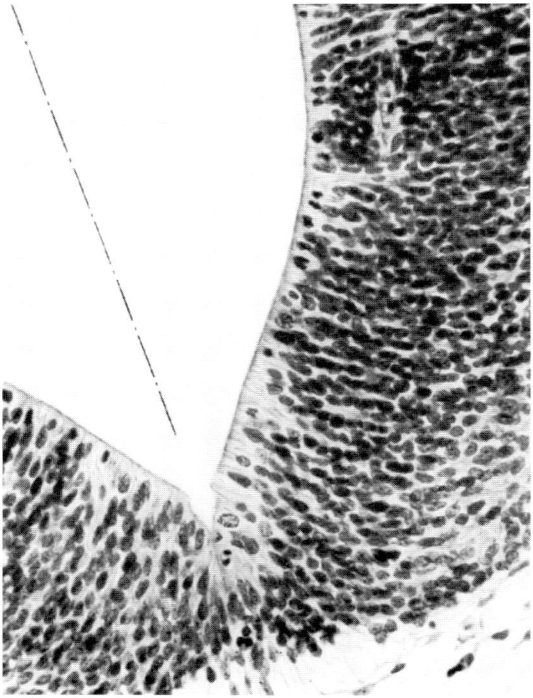

Abb. 11 Strukturentwicklung des Rückenmarks eines 14 mm Embryo (2411). Ausschnitt aus der dorsalen Region desselben Präparats wie Abb. 12. Zur Orientierung ist ein Schnitt durch die Medianebene als gestrichelte Linie eingezeichnet. Beachte die zahlreichen ventriculären Mitosen in der Deckplatte und Flügelplatte. (Beachte die bogenförmigen Kernreihen.) Vergrößerung wie bei der nachfolgenden Abbildung 267 x.

Zur Orientierung über diese Verteilung der Mitosen wurde in beiden Abbildungen die Medianebene durch eine gestrichelte Linie markiert. Sie entspricht der Medianebene in Abb. 1. Die abgebildete Verteilung der Mitosen ist regelmäßig während der ganzen uns hier interessierenden Entwicklungsperiode in beliebigen Schnitthöhen des embryonalen Rückenmarks nachweisbar. Auch dieser Befund stimmt wiederum mit unseren oben in Abb. 1 beschriebenen Entwicklungsbewegungen überein.

Er stützt erneut unsere Auffassung, dass die ventralen Abschnitte des wachsenden Rückenmarks verhältnismäßig alte, schon in funktioneller Beanspru-

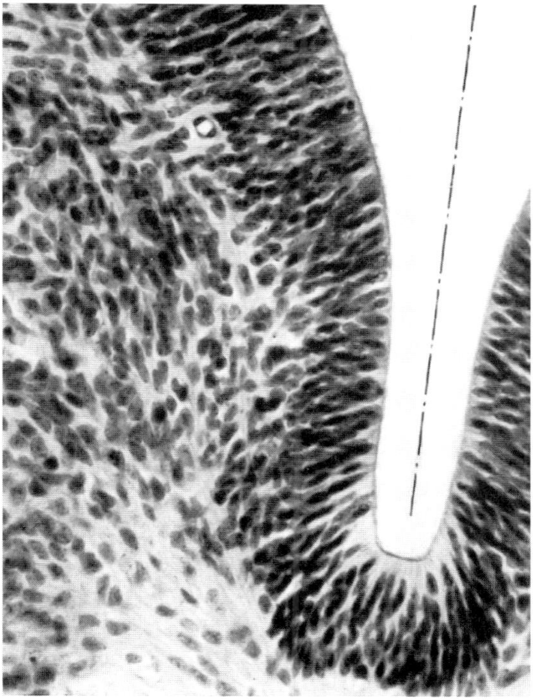

Abb. 12 Fortsetzung des Präparats zuvor. Beachte die Armut an ventriculären Mitosen in der Grundplatte und im besonderen das Fehlen von Mitosen in der transversal durchschnittenen Bodenplatte (vgl. zur Schnittorientierung Stadium 11 mm Abb. 8). Die Bodenplatte ist zur Zeit der Krümmung des Embryo relativ zur Deckplatte in kranio-caudaler Richtung verkürzt, in Querfalten gelegt und dementsprechend mit ihrer Faserstruktur quer ausgerichtet. Das perivacuoläre Cytoplasma bildet hier die vordere Commissur (unterer Bildrand). Vergr. 267 x.

chung stehende, Organabschnitte sind, dass dagegen die dorsalen Teile des Rückenmarks relativ junge Zuwachsgebiete bedeuten.

Auch dieses Ergebnis befriedigt wieder die Forderungen unseres Bewegungsbildes Abb. 1, mit dem wir annehmen mussten, dass das Rückenmark dorsal geringeren Wachstumswiderstand überwindet als ventral. Regional vergleichend habe ich auch in anderen Körperregionen regelmäßig feststellen können, dass Mitosen sich dort gehäuft finden, wo die „äußeren Funktionen", d. h. funktionelle Beanspruchung durch Einflüsse von außen, relativ gering waren. Umgekehrt konnte ich mitosenarme Gebiete regelmäßig in Geweben mit relativ großer äußerer Beanspruchung finden.

Auch nach diesem Ergebnis besteht somit zwischen der Lageentwicklung, Formentwicklung und Strukturentwicklung des Rückenmarks ein gesetzmäßiger Zusammenhang. Damit soll nicht gesagt sein, dass der angenommene funktionelle Zusammenhang auf eine einfache Formel zurückgeführt werden kann. Mit unseren Befunden kann nur festgestellt werden, dass für die normale Entwicklung des Nervensystems entwicklungsfunktionell bestimmte Rahmenbedingungen gelten. Hierin unterscheidet sich im Prinzip das Nervensystem weder vom Verdauungsapparat noch vom Bewegungsapparat (1954/55). Auch dort sind die morphologisch nachweisbaren Entwicklungsbewegungen der während der Differenzierung einander benachbarten Organe in gesetzmäßiger Weise aufeinander abgestimmt.

Schlussfolgerung

In den verschiedensten Disziplinen der modernen Biologie scheinen sich heute übereinstimmende Ansichten anzubahnen. Die mit experimentellen Methoden bis jetzt vor allem auf botanischem Gebiet gut begründete Ansicht, dass die örtlich verschiedenen Entwicklungsvorgänge, die wir Differenzierungen nennen, nicht „organisatorisch", sondern „organisch" zustande kommen, lässt sich auch durch Untersuchungen der menschlichen Ontogenese stützen.

Die Stoffwechselzusammenhänge, die wir beim Menschen aus den **Entwicklungsbewegungen** ablesen können, sind nicht nur von den qualitativen Eigenschaften der Ausgangssubstrate im Ei, sondern auch von den quantitativen Änderungen der **Stoffwechselbedingungen**, die das Wachstum des Körpers mit sich bringt, abhängig. Durch diese quantitativen Änderungen werden die Entwicklungsprozesse in den verschiedenen Körperteilen eines Embryo relativ zueinander gehemmt!

> Beim Wachstum eines Embryo nimmt die gegenseitige Abhängigkeit seiner Körperteile zu. Während der Organismus sich differenziert, spezialisieren sich die Leistungen seiner Organe. Mit dem Grad einer Spezialisierung nimmt der Umfang der Entwicklungsmöglichkeiten des ganzen Embryo ab. Je komplizierter die Differenzierungen werden, desto deutlicher wird die Mechanisierung. Deshalb eignen sich die hoch kompliziert gebauten menschlichen Embryonen zur Untersuchung der mechanischen Faktoren der Differenzierung sehr viel besser, als die in erster Linie physiologisch interessierenden primitiveren Embryonen von Kaltblütern und Insekten. Um eine Übersicht über die komplizierten Entwicklungsvorgänge beim Menschen zu bekommen, sind Kenntnisse von den Entwicklungsbewegungen unerlässlich.

Zusammenfassung

Es werden die Entwicklungsbewegungen des embryonalen Rückenmarks und des umgebenden Bindegewebes beschrieben. Dabei wird im Anlagegebiet der Meningen ein Bindegewebe mit platten Zellen nachgewiesen.

> Es wird festgestellt, dass das embryonale Rückenmark sich nicht völlig eigenmächtig, sondern in engem funktionellem Zusammenhang mit dem Bindegewebe in seiner Umgebung entwickelt.

Während das Bindegewebe dem wachsenden Neuralrohr dorsal stärker als ventral ausweicht, findet ein appositionelles Wachstum des Neuralrohrs an seiner dorsalen Seite statt. Das appositionelle Wachstum des Neuralrohrs bedingt die unterschiedliche Lokalisation der großen Rückenmarkszentren und der Spinalganglien.

> Das Neuralrohr ist ein Bildungsfaktor der primitiven Meningen und damit indirekt ein wichtiger Formator des Achsenskelets. Die früher vermeintlichen Sklerotome sind in Wirklichkeit primitive Meningen. Das desmale Achsenskelett geht aus ventralen Teilen der primitiven Meningen hervor. Die spätere Wirbelsäule ist eine Nachstruktur des desmalen Achsenskeletts.

Die Befunde zeigen wieder, dass die Art und Weise vieler Entwicklungsvorgänge zum Teil nur mit morphologischen Methoden ermittelt werden kann. Embryologische Untersuchungen unter funktionellen Gesichtspunkten erfordern noch viele topogenetische Forschungen. Durch die Untersuchung wird die Ansicht, dass Ganglien in loco entstehen, eingehend begründet.

Literatur

Blechschmidt, E.: Gesetzmäßigkeiten der Entwicklungsbewegungen bei der Organbildung. Naturwiss. Rdsch. 7, 503–506 (1954).

Blechschmidt, E.: Embryologische Untersuchungen unter funktionellen Gesichtspunkten. Acta anat. (Basel) 24, 339–392 (1955) (1).

Blechschmidt, E.: Der entwicklungsfunktionelle Bau der menschlichen Ohrmuschel. Acta anat. (Basel) 1955

Blechschmidt, E.: Entwicklungsfunktionelle Untersuchungen der menschlichen Keimscheibe. Morph. Jb. 91 (1) (1956).

Blechschmidt, E.: Entwicklungsbewegungen im Differenzierungsgebiet von Osteoblasten. Roux' Arch. 148, 72–91 (1955) (2).

Blechschmidt, E.: Entwicklungsfunktionelle Untersuchungen am Eingeweidesystem. Der entwicklungsfunktionelle Bau der glatten Muskulatur. Morph. Jb. 96. (1955) (3).

Blechschmidt, E.: Entwicklungsfunktionelle Untersuchungen am embryonalen Bewegungsapparat. (Entwicklungsfunktionelle Faktoren bei der Entstehung des Extremitätenskelets.) Acta anat. (Basel).

Bünning, E.: Grundvorgänge bei der pflanzlichen Formbildung Naturwiss. Rdsch. 8, 213–221 (1955). Sensenig, E. C.: The Early Development of the Human Vertebral Column, Carnegie Publ. 583, 21–41 (1949), ebenda ausführliche Literaturangaben über die deskriptive Anatomie der Wirbelsäulenentwicklung.

Register

Da die Texte aus verschiedenen Quellen stammen und in verschienen Zeiträumen entstanden sind, ist die Nomenklatur mitunter nicht einheitlich verwendet, so sind Inhalte z. B. zu „Commissurenbahnen“ sowohl unter „C“ als auch unter „K“ zu finden.

E

F

G

H

W

Z

Quellenangaben der Originalschriften, die als Grundlage für die Kapitel in diesem Buch verwendet wurden.

Teil I - Gesicht

1 Elementarprozesse der Gesichtsbildung (Erich Blechschmidt) · Separatdruck aus „Image", Medizinische Bilddokumentation Roche
2 Das Antlitz des menschlichen Embryo (die Entstehung des Gesichtsausdrucks) (Erich Blechschmidt) · Sonderdruck aus „Die Waage", 4, 1965, Band 4
3 Die Physiognomie in der Embryonalzeit des Menschen (Erich Blechschmidt) · Sonderdruck aus „Die Waage", 1, 1968, Band 7
4 Die Entstehung eines Os frontale (Erich Blechschmidt) · Separatdruck aus „Image", Medizinische Bilddokumentation Roche
5 Die Entwicklungsbewegungen der menschlichen Augenblase (Erich Blechschmidt) · Ophthalmologica 153: 291–308 (1967)
6 Die Differenzierungsbewegungen der menschlichen Nase (Erich Blechschmidt) · Z. Morph. Antrhop. 48, 3, 213–226, Stuttgart, November 1957
7 Die Entstehung des Unterkiefers (Erich Blechschmidt) · Vortrag auf der Jahrestagung der Deutschen Gesellschaft für Kieferorthopädie am 25.5.1972 in Erlangen

Teil II - Artikuläre Mechanik und Flüssigkeitsdynamik

8 Funktionsentwicklung des Skeletts und der Muskulatur (Erich Blechschmidt) · Sonderdruck aus Zeitschrift für Anatomie und Entwicklungsgeschichte, 112. Band, 4. Heft, 1943, S. 417–447 (Auszug)
9 Die Entwicklungskinetik der Schädelnähte (Joannis Kontokollias) · Z. Morph. Antrop. 57, 1, 29–40, Stuttgart, September 1965
10 Vacuolisierungsvorgänge in den embryonalen Meningen und im Neuralrohr (Erich Blechschmidt) · Zeitschrift für Anatomie und Entwicklungsgeschichte, Band 120, S. 45–71 (1957)

Teil III - Nervensystem

11 Die Entwicklung des menschlichen Nervensystems – die Entstehung der Gehirntätigkeit (Erich Blechschmidt) · C.J. Hogrefe, Göttingen und Stuttgart
12 Entwicklungsfunktionelle Untersuchungen am Nervensystem (Erich Blechschmidt) · Zeitschrift für Anatomie und Entwicklungsgeschichte, Band 119, S. 112–130 (1955)

Weitere Publikationen von Erich Blechschmidt

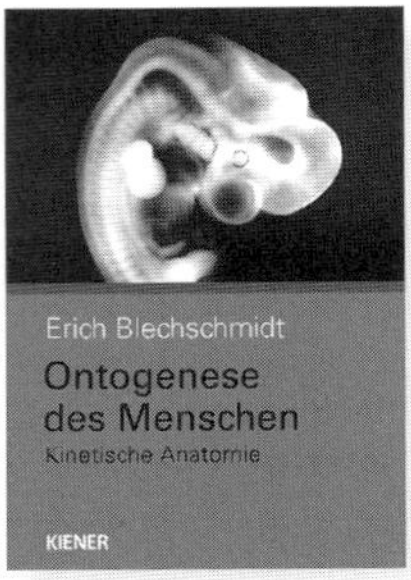

Ontogenese des Menschen
Kinetische Anatomie

ISBN 978-3-943324–03–7
222 Seiten (Hardcover)
180 Abbildungen

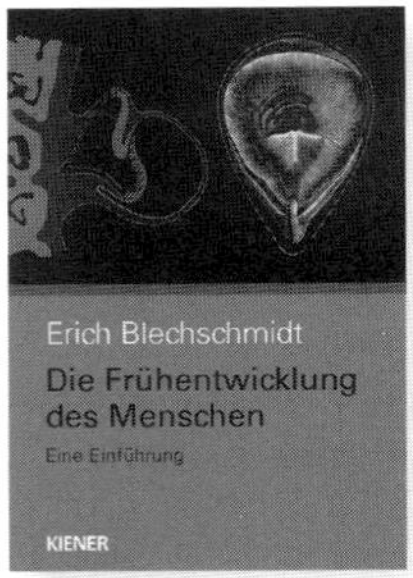

Die Frühentwicklung des Menschen
Eine Einführung

ISBN 978-3-943324-00-6
240 Seiten (Softcover)
über 100 z.T. farbige Abbildungen

Dieses Buch gibt einen Überblick über die Form- und Strukturveränderungen des menschlichen Körpers von der Befruchtung über die Embryonalentwicklung bis zum Erwachsenen. Es beschreibt die Formveränderungen des Embryo in den verschiedenen Entwicklungsstadien, die damit einhergehende Entstehung von Organen und die fortschreitenden Veränderungen ihrer Form und Lage, was wiederum zur Entstehung neuer Gewebeformen führt.

Die Forschungsergebnisse des Embryologen Erich Blechschmidt weichen grundlegend von den Standards einer deskriptiven und funktionellen, mikrobiologisch orientierten Embryologie ab. Sie bringen Aspekte und Fakten zum Thema Evolution und Lebensbewertung, die heute im Rahmen der Gentechnik, des Klonens, der pränatalen Diagnostik und der Stammzellenforschung neu betrachtet werden. Mit diesem Buch wird der ontogenetisch-biodynamische Ansatz von Blechschmidt wieder zugänglich gemacht.

Für alle, die die Embryologie verstehen wollen. Vor allem für alle Therapeuten, die bei der Diagnose und Behandlung ihrer Patienten nicht nur auf Teilaspekte des Menschen blicken, sondern den Menschen als Ganzes beachten möchten.

Mit der Zusammenstellung der vorliegenden von Blechschmidt verfassten Texte wird dem interessierten Leser ein Einstieg in die Grundlagenforschung von Erich Blechschmidt ermöglicht und ein Verständnis für eine kinetische Embryologie und Anatomie vermittelt.

Für dieses Buch wurden drei Schriften des Embryologen Erich Blechschmidt überarbeitet:

- Vom Ei zum Embryo
- Die Frühentwicklung des Menschen.
  Die lokalen Wachstumsmodifikationen im Stoffwechselfeld des menschlichen Keims
- Sein und Werden.
  Die menschliche Frühentwicklung

Die Grundlagen einer biodynamischen Beschreibung der Wachstumsleistungen des Embryo sind für Therapeuten in Klinik und Praxis von Bedeutung – aber auch für alle, die den Menschen nicht als Produkt von Physik und Chemie verstehen, sondern ganzheitlich sehen und behandeln wollen.

KIENER www.kiener-verlag.de